Chad Starkey　Sara D. Brown

骨科与运动损伤
Orthopedic &
Athletic Injury
检查手册
Examination Handbook

第 3 版
Third Edition

〔美〕　查德·斯塔奇　　编　著
　　　　莎拉·D. 布朗

朱　伟　龙绍华　盛　伟　主　译

天津出版传媒集团
天津科技翻译出版有限公司

著作权合同登记号：图字：02-2017-1

图书在版编目（CIP）数据

骨科与运动损伤检查手册／（美）查德·斯塔奇
（Chad Starkey），（美）莎拉·D. 布朗（Sara D. Brown）
编著；朱伟，龙绍华，盛伟主译. —天津：天津科技
翻译出版有限公司，2018.6
书名原文：Orthopedic & Athletic Injury
Examination Handbook
ISBN 978-7-5433-3738-1

Ⅰ.①骨… Ⅱ.①查… ②莎… ③朱… ④龙… ⑤盛
… Ⅲ.①骨疾病—诊断—手册 ②运动性疾病—损伤—诊断
—手册 Ⅳ.①R680.4-62 ②R873.04-62

中国版本图书馆 CIP 数据核字（2017）第 200707 号

中文简体字版权属天津科技翻译出版有限公司。

授权单位：F. A. Davis
出　　　版：天津科技翻译出版有限公司
出 版 人：刘 庆
地　　　址：天津市南开区白堤路 244 号
邮政编码：300192
电　　　话：(022)87894896
传　　　真：(022)87895650
网　　　址：www.tsttpc.com
印　　　刷：天津市银博印刷集团有限公司
发　　　行：全国新华书店
版本记录：890×1240　32 开本　17 印张　450 千字
　　　　　2018 年 6 月第 1 版　2018 年 6 月第 1 次印刷
　　　　　定价：128.00 元

（如发现印装问题，可与出版社调换）

每次我说错话而你开始怀疑，

你就是我梦中的那个人，

我要不要画一颗心给你呢？

Chad Starkey, PhD, AT, FNATA

Professor

Coordinator, Division of Athletic Training

College of Health and Human Services

Ohio University

Athens, OH

致我在波士顿大学的同事们，
感谢你们源源不断的好奇心、
奋发向上的进取心和
每一天都那么快乐的童心。

Sara D. Brown, MS, ATC

Clinical Associate Professor

Director, Programs in Athletic Training

College of Health and Rehabilitation
  Sciences: Sargent College

Boston University

Boston, MA

主译简介

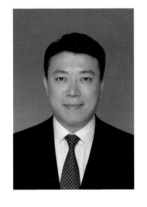

朱伟，1968年12月出生。医学硕士，骨科主任医师。国家安全生产监督管理总局矿山医疗救护中心煤矿创伤研究分中心副主任，中国矿山骨科联盟主席，煤炭总医院骨科研究所副所长。从事骨科临床工作26年，在创伤、矫形、骨肿瘤等骨科领域具有丰富的临床经验。主持完成的"损伤控制骨科在矿山事故致骨盆损伤中的应用"科研项目获得了部级科技成果二等奖。作为主要成员完成的"双臂外固定器的研制及生物力学研究"科研成果获得了部级科技进步三等奖。

在核心专业杂志上发表论文30余篇，主译了欧洲最新、最权威的创伤骨科临床指南书《骨与关节创伤》，翻译了《急诊与现场急救实用指南》等著作。

兼任中国煤矿创伤学会第八届委员会副会长兼秘书长，中华医学会创伤学分会煤矿创伤学组秘书长，国际矫形与创伤外科学会(SICOT)中国部创伤学会第一届委员会常务委员，中国医药教育协会骨质疾病专业委员会第一届常务委员，北京医学会骨科学分会第十二届委员会委员，北京医学会骨科学分会第十二届委员会创伤学组委员，中国抗癌协会第六届肉瘤专业委员会保肢学组委员，北京医学会科技咨询与开发专家组成员，《中国骨与关节杂志》第一届编辑委员会编委，《中国煤炭工业医学杂志》编委。

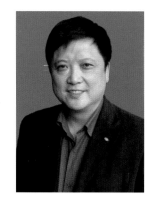

龙绍华，1962年11月出生，汉族，中共党员，主任医师。湘雅萍矿合作医院(萍矿总医院)院长，国家安全生产监督管理总局矿山医疗救护中心萍乡分中心副主任、秘书长，院骨科学及康复医学学科带头人，萍乡市安源区第十届人大代表、萍乡市第十三届政协委员。

兼任中国煤炭学会会员，中华医学会创伤学分会煤矿创伤学组委员，中国煤矿创伤学会第八届委员会副会长，江西煤炭学会医学专业委员会主任委员、秘书长，中国矿山骨科联盟副主席，中国矿山骨科联盟江西联盟主任委员，国际矫形与创伤外科学会(SICOT)中国部创伤学会委员，中国医学救援协会会员，中国医学救援协会煤矿分会常委，中国药学会会员，中华医学会会员，江西省康复医学会常委，江西中西医结合骨科学会委员，萍乡市医学专家库成员，萍乡市医学会灾难分会主任委员，萍乡市骨科学会常委，萍乡市中医学会常务理事。擅长创伤救治与骨伤、骨病的治疗及康复评定、诊断与治疗及医院管理工作。发表论文20余篇，出版专著(含参编)五部，有三项成果通过鉴定，达到国内领先水平，并获萍乡市科技进步奖。

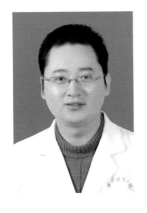

盛伟,副主任医师,九三学社社员。2017年荣获"西塞名医"称号,现任国家安监总局矿山医疗救护中心黄石分中心主任,湖北省黄石市矿务局医院副院长兼大骨科主任。

兼任国际创伤与矫形外科学会(SICOT)中国部创伤学会委员,中华医学会创伤学分会委员,中华医学会手外科分会中南地区委员,中国研究型医院学会骨科创新与转化专业委员会周围神经损伤修复学组委员,中国煤矿创伤学会常委,国家安全生产监督管理总局矿山医疗救护中心学术委员会常委,中国矿山骨科联盟副主席,中国煤炭创伤学会湖北煤炭矿山创伤研究中心主任,湖北省黄石市创伤外科学会副主任委员。研究方向:创伤骨科,手足显微、创面修复,腕关节镜。主译出版《头颈区局部皮瓣应用解剖与临床》《近指间关节骨折与脱位临床治疗手册》,参译《骨与关节创伤》等专著。

译者名单

主　译　朱　伟　龙绍华　盛　伟

主　审　张　柳　吴国兰　张传军

副主译　高清元　元占玺　王云清　张秉文
　　　　王　强　赵隆队　杨　敬　林　敏

译　者　陈代全　王　军　马　林　周祖忠
　　　　周　华　张文峰　何保华　傅余良
　　　　吴　帆　尹红兵　冯声昌　王应利
　　　　王晓信　冯勇强　谭庆强　雷兆华

中文版序言

　　我国是幅员辽阔、人口众多的国家,自然灾害、事故灾难等突发事件相对多发、频发,往往会造成大量的人员受伤,并且伤情复杂,诊断困难,容易延误治疗。另一方面,社会的快速发展,人们生活习惯的改变,骨科与运动损伤所致的疾病已成为与人们生产劳动、日常生活密切相关的常见病、多发病。如何准确地做出诊断,是骨科与运动损伤疾病得到及时、有效治疗,获得良好治疗效果的关键所在。

　　矿山医疗救护中心在全国范围内建立了完善的矿山医疗救护网络,不仅承担矿山医疗救护工作,还承担着属地医疗卫生工作,拥有许多优秀的医疗救护专业人才。许多矿山医院骨科专业的诊断治疗技术已达到国内先进水平。

　　本书的译者是我国矿山医疗救护工作中的中青年骨干人才,他们思维敏捷、业务精湛,具有积极进取、开拓创新的精神。他们抓住了规范查体这一疾病诊断中的重要环节,组织翻译了 *Orthopedic & Athletic Injury Examination Handbook*(《骨科与运动损伤检查手册》),详细介绍了骨科与运动损伤疾病查体与特殊试验规范化检查标准与流程。本书内容详尽,图文并茂,译文通顺,对临床外科医师而言,是一本极具价值的专业参考书。相信这部译著能够使读者受益。特向译者及出版单位致以敬意,感谢你们付出的辛勤劳动。

　　为推动形成中国特色应急管理体制,提高防灾、减灾、救灾能力,确保人民群众生命财产安全和社会稳定,国务院新组建了应急管理部。矿山医疗救护中心归属应急管理部管理,所承担的职责也随之扩大。因此,我们必须发扬努力拼搏、刻苦钻研的优良传统,不断提高医疗管理与技术水平,努力做好我国应急医疗救护工作。

矿山医疗救护中心　主任
煤炭总医院　院长
中华医学会创伤学分会煤矿创伤学组　组长

张柳

2018 年 5 月

前　言

　　这本手册计划成为第 4 版 *Examination of Orthopedic and Athletic Injuries*（EOAI4）的参考技术手册以及实验室与临床参考指南，它不涉及描述临床诊断过程的复杂性和（或）潜在病理的自然进程。

　　在适用情况下，我们使用图表来呈现一个综合过程的诊断证据。代表评分者间及评分者内的可靠性、灵敏性、特异性、阳性和阴性率的评分范围的数值均来自于 EOAI4 的附录。12 或 12 个以上数据点的度量范围用 95% 置信区间计算，5~11 个数据点的用四分位数间距计算。对于那些 2~4 个数据点的检验，则是报告最小值、最大值和中位数。解释这些图表的过程以及描述的统计定义参见内文。

　　如果有问题或意见，我们鼓励指导教师和学生联系我们。查德的邮箱地址是 scalenes@gmail.com，莎拉的通讯地址是 sara@bu.edu。也欢迎大家浏览我们的 Facebook 网页：facebook.com/EOAI4。

目　录

第 1 部分
检查的基本原理

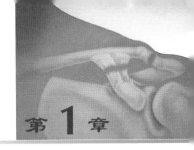

检查流程 第1章

检查大纲:本书所采用的检查模式的关键因素概览。

既往病史

■ 建立基本信息

- 年龄,活动度,职业,优势肢

■ 建立既注局部受伤史

- 受伤时间(年/月/日)
- 发病次数
- 是否看过医生或者其他医务工作者?
- 是否固定了?如果是,固定了多久?
- 是否接受过外科手术?手术类型?
- 活动是否受限?持续时间?
- 是否有后遗症?(抑或是痊愈?)
- 这次受伤是否与既往发病相似?两次又有怎样的不同?

■ 确定总体的健康状况

(用药情况,精神状态,慢性病或者急性病,等等)

现病史

■ 确定主诉症状

- 患者的身体功能水平?有什么参与局限性?

- 就日常生活(ADL)和(或)日常运动而言,患者主要的问题和由此产生的活动受限是什么?
- 当前的情况持续多久了?
- 损伤机制是什么?
- 患者采取的自救措施(比如冰敷、休息或是继续活动)及其效果

■ 确定疼痛相关信息

- 疼痛部位、类型和模式:有什么变化?
- 什么行为会加重或减轻疼痛?
- 与特殊的运动要求有关的疼痛模式

■ 确定活动和(或)职业需求的变化

- 活动中有什么变化?
- 是否有新的活动模式?
- 是否有新的设备?
- 日常生活会有什么变化?

■ 其他相关信息

- 身体其他部位有什么疼痛和(或)其他症状?
- 感觉上有什么变化吗?
- 有捻发音、卡住、锁紧感吗?

功能评估

- 患者有哪些功能受限表现?
- 什么损伤导致功能受限?
- 哪一个问题最严重?

视诊 *

- 明显的畸形
- 水肿和颜色改变
- 身体姿势
- 伤疤、开放性伤口、割伤或擦伤

触诊 *

- 压痛的区域
- 组织密度改变(瘢痕、抽搐、肿胀、钙化)
- 身体畸形
- 温度改变
- 纹理

关节与肌肉的功能评估 *

- 主动活动范围
  - 评估患者活动难易程度、疼痛情况、活动范围(通过角度测定进行量化)
- 徒手肌力测试
  - 评价肌肉疼痛和肌无力
- 被动活动范围
  - 评估与主动活动范围、疼痛、终末感和活动范围的差异(通过角度测定进行量化)

关节稳定性测试 *

- 应力试验
  - 与对侧相比,评估患者疼痛加重和(或)松弛度增加或减少
- 关节活动度
  - 与对侧相比,评估患者疼痛加重和(或)可动性的增加或减少

选择性组织测试 *

- 激发试验
  - 压力加重疼痛/症状和(或)表明不稳定
- 缓解试验
  - 施力按压会减轻疼痛或其他症状

神经功能评估 *

- 感觉
  - 评估脊髓神经根和外周神经的感觉功能
- 运动
  - 检测脊髓神经根和周围运动神经功能
- 反射
  - 评估脊髓水平反射功能

血管评估 *

- 毛细血管再灌注
  - 对灌注是否充足进行评估
- 远端脉搏
  - 对血供是否充足进行评估

鉴别诊断

- 包括鉴别诊断过程无法排除的所有诊断
- 最好通过排除所有潜在的鉴别诊断给出临床诊断

处理

- 预后
  - 预测可能的短期和长期干预结果
- 干预措施
  - 根据已经确定的损伤、活动受限和参与局限性等情况,确定治疗目标(比如恢复活动等)

* 双侧对比结果

病史

表 1-1	未受伤肢体在检查过程中的作用
阶段	**相关性**
病史	既往病史:确定损伤前的健康基准,确定可能影响当前问题的疾病 现病史:复制损伤机制、主诉、活动受限和参与局限性
功能评估	提供有关病情如何影响患者执行相关任务的能力的信息;可能受到手臂优势的影响
望诊	对患者浅表组织的对称性、排列和颜色提供参考
触诊	对患者的骨骼对称性、排位、组织温度、组织密度或其他畸形以及触痛增加的表现提供参考
关节和肌肉功能评估	为识别与活动范围、肌力和运动时疼痛相关的损伤提供参考
关节稳定性测试	为患者的终末端感觉、活动度过度或不足以及疼痛提供参考
选择性组织测试	为患者某一韧带、关节囊和肌肉肌腱单位以及身体器官的疾病提供参考
神经功能测试	对患者的感觉、反射和运动功能提供参考
血管检查	对患者受累肢体的血液循环提供参考

表 1-2	转诊提醒
所见症状	**可能的活动性病理或病情**
胸痛	充血性心力衰竭
眩晕	心肌梗死
呼吸急促	脾脏破裂
左臂不明原因疼痛	
脚踝/双腿不明原因肿胀	
不明原因的体重增加	
不明原因的体重减轻	肿瘤(癌症)
痣或其他急性皮肤肿瘤	
皮肤损伤愈合缓慢	
血便	
持续不断的夜间疼痛	
肉眼血尿	肾结石
沿输尿管走行的侧腹部疼痛	肾/膀胱感染
与上述相关的下背部疼痛	
丧失平衡/协调感	神经系统受累
失去意识	
两侧反射亢进	
急性反射减退	
肌肉不能自主收缩	
不明原因的全身性肌无力	
肠或膀胱功能障碍	
发烧、寒战和(或)盗汗	全身性疾病或感染
隐匿性关节痛或骨痛	强直性脊柱炎(脊柱)
	类风湿性关节炎
	莱姆病
	骨髓炎
	骨肉瘤
	化脓性关节炎
	痛风
闭经	妊娠
严重痛经	异位妊娠

框 1-1　**疼痛评定量表**

视觉模拟量表(VAS)

极度 ▬▬▬▬▬▬▬ 无疼
疼痛　　　　　　　 痛感

　　请患者在一条 10cm 长的线上标记出能代表当前疼痛强度的点。通过测量线上的点与最右端点的距离(以厘米计)计算出 VAS 量值。

数字评定量表(NRS)

无疼 ├┼┼┼┼┼┼┼┼┼┤ 极度
痛感 0 1 2 3 4 5 6 7 8 9 10 疼痛

　　请患者在从 0 (代表没有痛感)到 10(代表难以想象的极度痛感)的数字中圈出一个最能代表当前疼痛水平的数字。这种评分法只使用整数。

　　VAS 和 NRS 都是用于量化患者在一定时间内疼痛程度的常用测量方法。它们也可用于测量治疗前后的疼痛值。

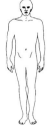
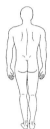

McGill 疼痛问卷

A.你的疼痛在什么部位？

　　请在右侧的图形中标出让你感觉疼痛的区域。如果您感觉疼痛源于外部，请标记"E"，如果源于内部，则标记"I"。如果疼痛既源于内部又源于外部，请标记"B"。

B.疼痛分级指数

　　用来描述疼痛的**词汇**有很多,如下列举。请您从下面所列不同词语中,圈出最能确切描述出您当前所感受到的疼痛情况的词语。在每一类的词语中,只选出一个词语,但无需从每一类中都选出一个词语——*仅标记出对您的疼痛描述得最精准的那些词语即可。*

1.忽隐忽现的痛感	2.跳痛	3.刺痛	4.尖锐刺痛	5.针刺痛
颤动的痛感	反射痛	钻痛	切割样痛	压痛
搏动的痛感	突发痛	钻孔痛	撕裂样痛	啃噬痛
一跳一跳的痛感		刺伤痛		绞痛
打击样疼痛				压迫痛
冲击样疼痛				

6.拖拽痛	7.热痛	8.麻刺感	9.钝痛	10.一触即痛
牵扯痛	灼痛	痒痛	肿痛	紧缩痛
猛扭样痛	滚烫的痛感	擦痛	外伤痛	锉磨痛
	烧灼痛	叮咬痛	酸痛	
			沉重感痛	
11.疲累的	12.病恹恹的	13.可怕的	14.惩罚的	15.不适的
筋疲力尽的	憋闷的	惊人的	严罚的	难以言状的
		骇人的	残忍的	
			恶毒的	
			杀人的	
16.烦人的	17.弥散痛	18.紧绷的	19.凉的	20.持续的
麻烦的	放射痛	麻木的	冷的	恶心的
惨烈的	渗透性疼痛	拉扯的	冰的	苦恼的
激烈的	穿刺痛	挤压的		可怕的
难以忍受的		撕裂样		折磨的

疼痛评估表,比如 McGill 疼痛问卷,通常用于患有复杂疼痛问题的患者。在 A 部分中,患者明确疼痛的区域,以及疼痛的深度。B 部分为患者提供了针对疼痛强度和性状的描述语。视觉模拟量表和数字评定量表常常作为结果测量的一部分。

表中图片来源:Starkey, C: *Therapeutic Modalities* (ed 4). Philadelphia: F.A. Davis, 2013, pp. 49－50.

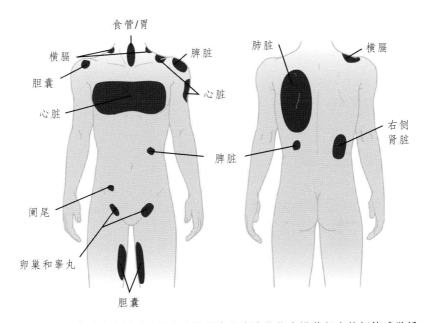

图 1-1　内脏牵涉性痛图示。源自内脏器官的疼痛往往会沿着相应的躯体感觉纤维辐射到不同身体区域。

10　骨科与运动损伤检查手册

视诊

选择性组织测试 1-1

踝围测量

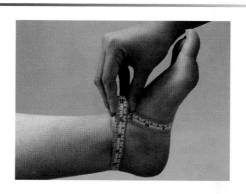

周长测量法提供了一种可量化并且可重复的肢体体积测量方法。

患者体位	仰卧位
检查者位置	站于测试部位
评估步骤	请勿使用布制成的卷尺(它们容易被拉伸和老化)。测量踝关节围度,应使用 8 字形技法。首先,让患者的踝关节保持 20° 跖屈;然后,将卷尺的零点定位在内踝或外踝的前缘;接着,将卷尺绕到第五跖骨上,然后继续环绕内踝再返回到起点。
	1.将卷尺拉紧,读取圆周长度(按厘米或英寸计量)。
	2.测量 3 次,记录结果并求取平均值。
	3.对未受伤肢体重复上述步骤进行测量。
阳性测试结果	两边脚踝的踝围测量结果存在着显著差异
结果提示	有临床意义的最小差异值约为 1cm
循证证据	

测量结果的可靠性

差　　　　中等　　　　　好

0

0.98

触诊

表 1-3 组织密度发生改变的可能原因	
组织感觉	**可能原因**
关节触感似海绵	滑膜炎
肿胀,皮温升高	血液积聚,感染
致密增厚	瘢痕组织形成
密实/黏稠感	凹陷性水肿
肌张力增加	肌肉痉挛,肌肉肥大
坚硬	骨质增生(外生骨疣)

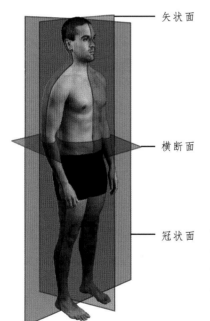

矢状面

横断面

冠状面

图 1-2　身体的主要平面视图。矢状面将身体分为左侧和右侧两个部分;横断面将身体平分成上、下或近端或远端两个部分。正面(冠状面)将身体分为前和后两个部分。冠状面的运动围绕前后轴发生;矢状面中的运动发生在内外侧轴的周围;在横断平面中的运动围绕垂直轴发生。

12 骨科与运动损伤检查手册

关节和肌肉功能评估

角度测定法 1-1

角度测定法指南

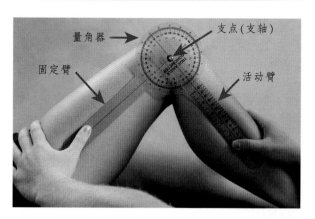

通过训练和实践，工作人员可以此法测量出精准而且可量化的患者主动、被动运动幅度(ROM)数据。每个关节的支点、固定臂和运动臂都有不同的标记点。关节运动度也可以使用倾斜仪或者电子测角仪以及智能手机APP测量[27]。

测角仪的组成部分	量角器：以度为单位，测量运动弧。全圆测角仪有一个360°的量角器；半圆测角仪有一个180°的量角器。 支点：支点是测角器旋转轴的中心。 固定臂：固定臂从量角器延伸出来，是量角器的一部分。 移动臂：移动臂是角度测量仪的一部分，其独立于量角器，能围绕由支点形成的圆弧移动。
测量步骤	1.通过被动运动关节，评估终末感觉，估算运动幅度。 2.根据估算的运动幅度，为待测量关节选择尺寸和形状都合适的角度测量仪。 3.将关节定位在起始位置。

角度测定法 1-1

角度测定法指南(续)

4.确定关节运动轴的中心位置。

5.找到与关节的运动轴对齐的近端和远端标记。

6.将测角器的支点对准关节轴线。

7.将固定臂与身体近端部分对齐;将运动臂沿着身体远端部分对齐。

8.从角度测量仪上读取并记录测量起始值。

9.根据运动幅度移动关节远离身体部分的肢体。

10.按照步骤 5 和 6 重新操作角度测量仪。

11.从角度测量仪上读取并记录最终值。

记录结果

角度测量仪的数据记录有多种不同的方式和记录格式。大多数方法将中立位记为"0",并且从此点开始记录移动数据。比如,膝关节伸直 10°和膝关节屈曲 120°将记录为:

$$10°-0°-120°$$

在患者不能达到起始 0°的位置的情况下,0 这个数字将作为第一个记录值或者被省略掉。比如,在运动幅度中,膝关节伸展不到 10°将被记录为:

$$0°-10°-120°或者 10°-120°$$

请不要在记录过程中使用负数。

肌力测试

肌力测试 1–1

肌力测试指南

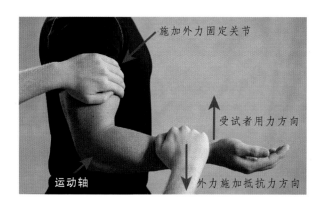

施加外力固定关节

受试者用力方向

运动轴

外力施加抵抗力方向

　　测量单个肌力或肌肉组的力时使用这些步骤(肌力测试)。测试的具体操作方法将在本书中各相关章节详述。

患者体位	确定患者姿势,使被测肌肉(或肌肉群)必须抵抗重力。
测试者位置	根据需要固定被测关节的近端,同时测试者要对关节的远端施加抵抗力。
测试步骤	1.在关节附近施加外力使之稳定,以将关节与被测试的运动/肌肉(或肌肉群)隔离开。此时注意不要施加阻力。
	2.指导患者执行所要求的运动,例如前臂旋后,使肘关节屈曲。
	3.如果患者活动能够对抗重力达到运动幅度,则起始级别记为"适中"或"3"的等级。
	4.将关节定位在运动幅度的中部并施加阻力。指导患者"努力保持姿势,不要让我能移动你的身体"。之后逐渐加大这种抵抗力。
	5.尽可能远离待测关节施加阻力,但不越过远端关节。

关节和肌肉
功能

肌力测试方法 1-1

肌力测试指南(续)

6.确保正在被测试的关节远端的肌肉放松。

7.如果患者运动无法对抗重力达到运动最大幅度,请将身体部位重新定位到重力消除位置,并请求患者再次尝试执行主动关节活动(AROM)。

阳性测试结果	与对侧相比运动能力减弱和(或)有疼痛
结果提示	测定结果记录(数字形式或者文字形式)含义如下:
	正常(5/5):受试者能对抗最大阻力。测试者无法抵抗受试者的力。
	好(4/5):患者能对抗适度的阻力。
	适中(3/5):患者能移动身体达到最大运动幅度以对抗重力。
	差(2/5):患者能在重力最小的体位达到最大运动幅度移动身体。
	极差(1/5):患者无法运动,但是肌肉收缩明显可见。
	零(0/5):无法感觉到患者肌群收缩。

AROM:主动运动幅度;ROM:运动幅度

关节被动运动幅度

表1-4	被动运动幅度的生理性(正常的)终末感觉

终末感觉	结构	举例
柔软的	软组织接触	膝关节屈曲(大腿后面和小腿后面的软组织之间接触)
紧实的	肌肉拉伸	髋关节屈曲与膝关节伸展(腘绳肌群的被动弹性伸展)
	囊性结构拉伸	掌指关节伸展(掌侧伸展)
	韧带拉伸	前臂旋后(下方桡尺关节、骨间膜、斜索的掌侧、桡尺韧带拉伸)
坚硬的	骨骼相互接触	肘部伸展(尺骨的鹰嘴与肱骨的鹰嘴窝的接触)

数据来源:Norkin, CC, and White, *DJ: Measurement of Joint Motion: A Guide to Goniometry* (ed 4). Philadelphia: F.A. Davis, 2009.

表 1-5	被动运动幅度的病理性(非正常的)终末感觉	
终末感觉	**描述**	**举例**
柔软的	运动中，比正常情况下发生的时机可能早些也可能晚些；或者发生在正常情况下终末感觉是紧致的或者坚硬的关节位置；触感松软	软组织水肿 滑膜炎
紧实的	运动中，比正常情况下发生的时机可能早些也可能晚些；或者发生在正常情况下终末感觉是柔软或者坚硬的关节位置	肌张力增加，关节囊、肌肉、韧带缩短 骨关节炎
坚硬的	运动中，比正常情况下发生的时机可能早些也可能晚些；或者发生在正常情况下终末感觉是柔软或者紧致的关节位置；触感像是有骨块	关节游离体 异位骨化 骨折
痉挛的	自主的或者非自主的肌肉收缩导致关节运动受阻	炎症 肌肉撕裂 关节不稳
空的	疼痛导致关节运动过程无法达到最大幅度，因此没有真实的终末感觉；除了患者的保护性肌僵直或者肌肉痉挛外，没有其他抵抗的感觉	急性关节炎症 滑囊炎 脓肿 骨折 心理因素导致

数据来源：Norkin, CC, and White, *DJ: Measurement of Joint Motion: A Guide to Goniometry* (ed 4). Philadelphia:F.A. Davis, 2009.

关节稳定性测试

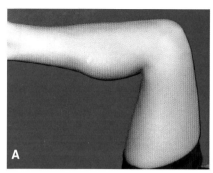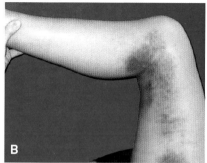

图 1-3 临床松弛度。Godfrey 试验表明患者采取仰卧位，髋关节和膝关节屈曲至 90°，后交叉韧带（PCL）支撑胫骨。(A)检查者扶持脚踝处。(B)当后交叉韧带撕裂时，胫骨近段会下垂（详见第 10 章）。

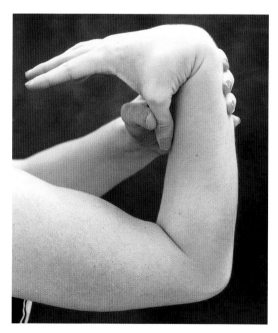

图 1-4 确定全身松弛度（关节过度活动）。有些患者的所有关节可能先天性松弛。测试这种松弛度的一个简单方法是让患者尝试将拇指拉到前臂。

张力测试

表 1-6	韧带松弛的分级系统	
分级	韧带终端感觉	受损情况
I	坚固的(正常的)	轻微拉动韧带,有少量的(如果有的话)纤维撕裂。有疼痛感觉,但是松弛程度与对侧肢体大致相当
II	软的	纤维组织部分撕裂。关节面之间的相互作用增加,或者与另一面相比关节线显著"开放"
III	空的	韧带完全撕裂。动作过度,运动受到继发的限制,比如肌腱的限制

关节内运动的评估

关节内作用的评估通常采用 7 个分值的量表,得分为 3 表示运动正常。分值代表的含义如下:

0 分:强直

1 分:大幅度下降

2 分:略有下降

3 分:正常

4 分:略有增加

5 分:大幅度增加

6 分:急剧增加;病理性改变

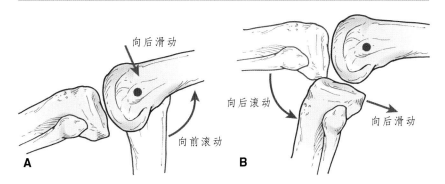

图 1-5　凹凸规则。(A)移动凸出的关节表面,沿着相反的方向滚动和滑动,以抵消自然平移。(B)移动关节的凹形关节面,在同一方向上滚动和滑动。

神经系统检查

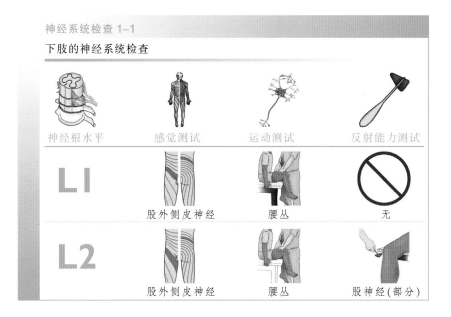

神经系统检查 1-1

下肢的神经系统检查

神经根水平	感觉测试	运动测试	反射能力测试
L1	股外侧皮神经	腰丛	无
L2	股外侧皮神经	腰丛	股神经(部分)

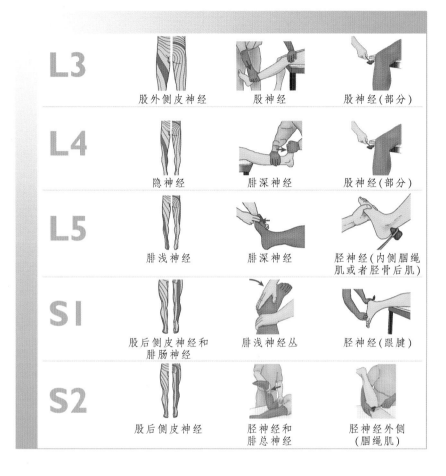

L3	股外侧皮神经	股神经	股神经(部分)
L4	隐神经	腓深神经	股神经(部分)
L5	腓浅神经	腓深神经	胫神经(内侧腘绳肌或者胫骨后肌)
S1	股后侧皮神经和腓肠神经	腓浅神经丛	胫神经(跟腱)
S2	股后侧皮神经	胫神经和腓总神经	胫神经外侧(腘绳肌)

神经系统检查 1-2

上肢的神经系统检查

 神经根水平	 感觉测试	 运动测试	 反射能力测试
C4	 锁骨上神经	 耸肩-肩胛背神经	 无
C5	 臂外侧上皮神经	 腋神经	 肌皮神经
C6	 前臂皮肤外侧 前臂外侧皮神经	 肌皮神经(C5 和 C6)	 肌皮神经
C7	 桡神经	 桡神经	 桡神经
C8	 尺神经(混合的)	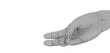 正中神经	 无
T1	 臂内侧皮神经	 臂内侧皮神经	 无

感觉测试

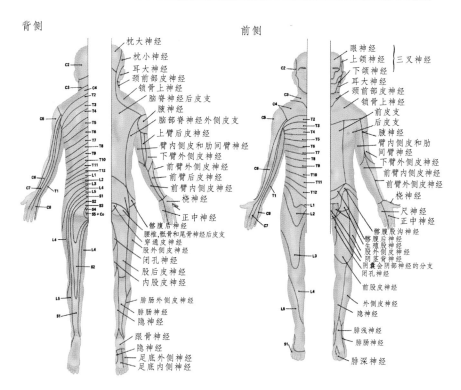

图 1-6　身体前后的皮肤神经支配。脊神经后根感觉纤维支配的皮区在左侧,则对应的周围神经位于右侧。该图描述了从每个神经根接收感觉传入的皮肤区域。请注意,这里指向很多不同的皮肤区。

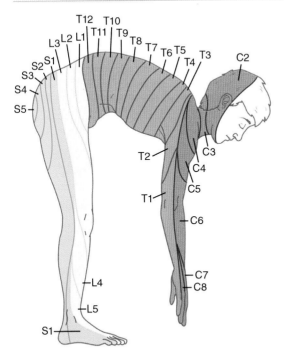

图 1-7　当身体处于四足位置 (即双手双脚着地) 时, 脊神经后根感觉纤维支配皮区的顺序和位置就变得有规律, 从 C2 (没有 C1 支配皮区) 头骨开始, 推移至 S5 尾骨。

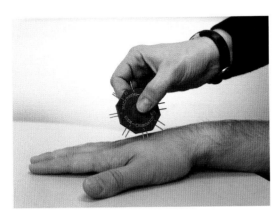

图 1-8　两点辨别测试。该测试方法可用来检测感觉丧失量。正常结果是患者可以区分距离 4~5mm 的点。

反射测试

表 1-7	腱反射分级
分级	**反应**
0	没有引起反射
1+	反射减退：加强试验引起的反射
2+	正常的反射
3+	反射亢进(活跃)
4+	**阵挛性**过度活跃

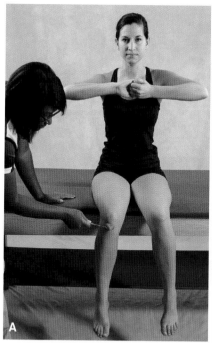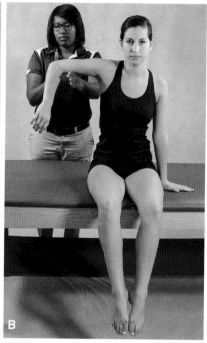

图 1-9 Jendrassik 手法。(A)为了在下肢反射测试期间促进肌肉功能,请让患者尽力将手握住并向外拉,如图所示。(B)为了方便上肢反射测试,请让患者将足部的内侧面彼此相抵。

C5 神经根反射

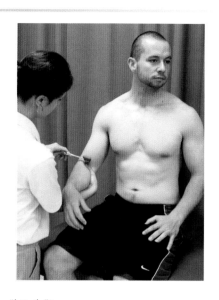

肌肉	肱二头肌
患者体位	坐位,视线远离受试侧方向
测试者位置	站在受试者身边,托住前臂,大拇指放在肌腱上
测评步骤	用反射锤敲击测试者的大拇指
神经分布	肌皮神经
神经根	C5、C6

反射测试 1-2

C6 神经根反射

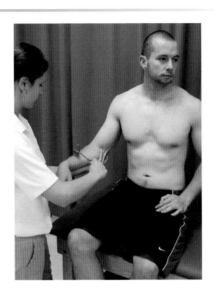

肌肉	肱桡肌
患者体位	坐位,视线远离受试侧方向。肘关节被动屈曲至 $60°\sim90°$ 之间
测试者位置	轻握住受试者的手臂
测评步骤	用反射锤敲击肱桡肌腱的远端部分,也可以敲击近端肌腱
神经分布	桡神经
神经根	C5、C6

反射测试 1-3

C7 神经根反射

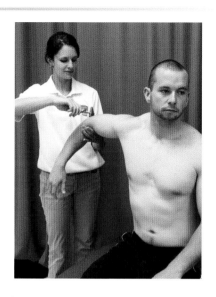

肌肉	肱三头肌
患者体位	坐位,视线远离测试的一侧
检测者的位置	抬起患者的胳膊,使肩部外展 90°,并且使肘部弯曲成 90°
测试过程	使用反射锤轻轻敲击远端肱三头肌肌腱
神经支配	桡神经
神经根	(C6)、C7、C8

反射测试 1-4

L4 神经根反射

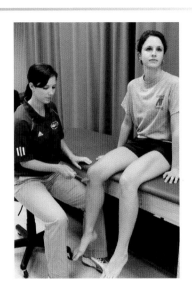

肌肉	髌腱(股四头肌)
患者体位	患者膝关节屈曲,坐在桌子的边缘,视线转向测试的另一侧
测试者的位置	站在或坐在测试者的旁边
测试过程	用反射锤敲击髌腱
神经支配	股神经
神经根	(L2)、L3、L4

反射测试 1-5

L5 神经根反射(胫后肌)

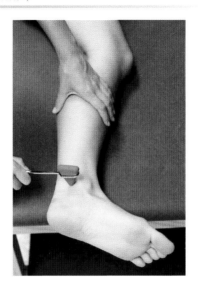

肌肉	胫后肌
患者体位	患者侧卧,测试侧在下
	测试脚离开桌子的边缘
测试者的位置	测试者站立或坐在患者身边
测试过程	测试者用反射锤敲击靠近内踝近端的胫后肌腱
神经支配	胫神经
神经根	L5、(L4、S1)

L5 神经根反射(内侧腘绳肌腱)

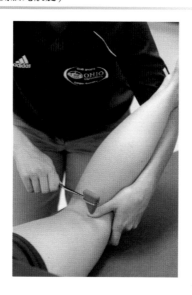

肌肉	内侧腘绳肌腱
患者体位	俯卧位,膝关节轻度屈曲,视线远离受试侧
测试者的位置	站立或坐在患者身边,拇指放置在高于内侧关节线的半腱肌上
测试过程	用反射锤敲击手指
神经支配	胫神经
神经根	L5、S1、(S2)

反射测试 1-7

S1 神经根反射

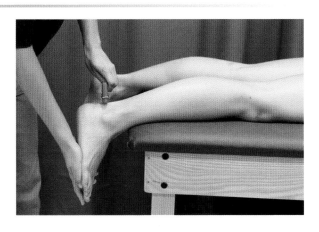

肌肉	跟腱(小腿三头肌肌群)
患者体位	俯卧位,测试脚离开桌子边缘
测试者的位置	站立或坐在患者身边,用手支撑在脚的中立位
测试过程	用反射锤敲击跟腱
神经支配	胫神经
神经根	S1、S2

反射测试 1-8

S2 神经根反射

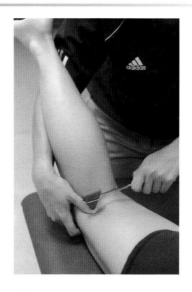

肌肉	股二头肌
患者体位	俯卧位,膝关节屈曲至约 20°
测试者的位置	站立或坐在患者身边 大拇指放在关节线近端的股二头肌腱上
测试过程	用反射锤敲击大拇指
神经支配	胫神经、腓总神经
神经根	L5、S1、S2、(S3)

血管测试

表 1-8	四肢血管闭塞症状
动脉缺血	**静脉闭塞**
脉搏减弱	肢体远端水肿
毛细血管再充盈减少	脱掉袜子后明显可见"凹痕"
青紫发绀	颜色变黑

选择性组织测试 1-2

毛细血管再充盈试验

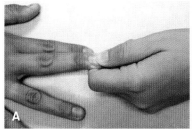
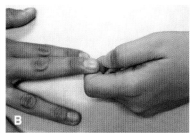

毛细血管再充盈测试可以提供流向四肢的血液的质量和数量的总体信息。

患者体位	手指:坐位或仰卧位。手指末端处于重力中等的位置(水平面)
	脚趾:仰卧位
测试者的位置	在患者面前或旁边
测试过程	观察甲床的颜色
	(A)挤压指甲,使甲床颜色变白或变成较浅的颜色,并保持5秒钟
	(B)释放压力,并记录恢复到甲床的开始颜色的再充盈速度
	重复实验其他手指或脚趾,然后在对侧肢体进行
阳性测试结果	明显缓慢或不能恢复指甲的自然色彩
实验结论	单侧:动脉或供应手指的小动脉血管堵塞
	双侧:可能存在全身性心血管损害或疾病
证据	文献中缺乏数据或结论不确定

系统回顾

心肺系统

表 1-9	休克的症状和体征

快速、较弱的脉搏

血压降低

急促、表浅的呼吸

过度口渴

恶心呕吐

皮肤苍白或发青

焦虑不安或易怒

嗜睡或意识丧失

心率

选择性组织测试 1-3

桡动脉搏动测定心率

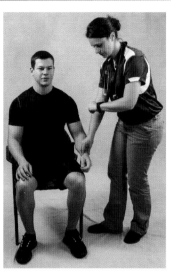

　　触诊桡动脉,用大拇指按在患者手腕桡侧面的掌侧的桡动脉上,确定脉搏的频率、强度和节律。

患者体位	坐位
测试者的位置	使用食指和中指确定桡动脉位置
测试过程	记录 15 秒间隔的脉搏数,并将该数乘以 4,以确定每分钟的搏动次数。检查者还尝试确定脉搏的强度:有力或较弱
阳性测试结果	心率超出预期值或偏离任何基准值 跳跃或不规则脉搏
实验指标	确定心率的质量和数量:正常(普通人群):60~100 bpm 训练有素的运动员:40~60 bpm 心动过速:大于 100 bpm 心动过缓:小于 60 bpm
注释	应定期记录和复查基础心率 注意搏动的节奏和力量
证据	文献中尚无数据或结论不确定

血压

选择性组织测试 1-4

血压测试

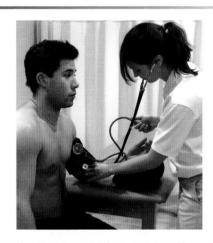

肱动脉血压评估。根据收缩压和舒张压的测试结果,患者的血压分为高血压、高血压前期、正常或低血压。

患者体位	如果可能,应取坐位;支撑上臂,使上臂中段处于心脏水平位置
测试者的位置	应在患者前方或旁边,以便读出血压袖带上的测量计
测试过程	血压计(袖带)固定在上臂上方,袖带的下边缘大约比肘前窝高 1 英寸(1 英寸≈2.54cm)。许多袖带上有箭头,箭头必须与肱动脉对准。听诊器放置在肱动脉上
	袖带充气至 180~200 mm Hg(1mmHg≈0.133kPa)。
	以每秒 2mm 的速度从袖带缓慢释放空气,直到听到第一声脉动
	在读数时,请注意听到第一声脉动时的数值(即收缩压)
	继续慢慢地从袖带释放空气(约 2mmHg/sec),注意听到最后一声脉动所对应的数值,即舒张压
	记录精确到 2 mmHg
阳性测试结果	高血压:收缩压大于 140 mmHg,舒张压大于 90 mmHg
	高血压前期:收缩压为 120~139 mmHg,舒张压为 80~89 mmHg

选择性组织测试 1-4

血压测试(续)

	正常： 收缩压为 90~119 mmHg,舒张压为 60~79 mmHg 低血压： 收缩压小于 90 mm Hg,舒张压小于 60 mmHg
结果提示	低血压可能表明休克或内出血 高血压表明存在高血压
注释	在参加体检前,应获得运动员每年的基础血压,并应与当前的数据进行比较 体形较大的患者可能需要使用较大的血压袖带。袖口太小会产生血压增高的误差。袖带的袖口大小范围应该可以包裹80%的手臂[44]。袖带最低宽度必须达到从肩膀顶部到肘突鹰嘴的66%,并能完全环绕上臂[45] 同一患者每次重复测量时,应使用同一只手臂 高血压的诊断需要在不同日期获取多次高读数才可确认 说话、突然暴露在较冷的环境、近期饮酒、测量手臂的位置不正确和袖带尺寸不合适都可能导致舒张期或收缩期血压读数超过±5 mmHg 的误差[44]
证据	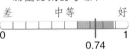

mmHg=毫米汞柱

心脏听诊

选择性组织测试 1-5

心脏听诊

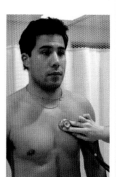
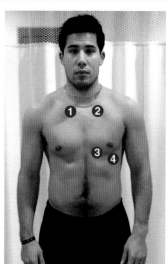

心脏听诊可识别有无异常心音。

患者体位	坐和(或)站立
测试者的位置	站在患者的右侧
测试过程	在四个位置听:
	1.第2和第3肋骨之间的胸骨右缘:主动脉瓣区
	2.第2和第3肋骨之间的胸骨左缘:肺动脉瓣区
	3.第5和第6肋骨之间的胸骨左缘:三尖瓣区域
	4.第5和第6之间的左锁骨中线:二尖瓣区域
阳性测试结果	任何与典型的第一心音"咚"和第二心音"哒"不同的心杂音均需转诊内科医生。 例如,见表15-5
结果提示	一系列不同的心脏病病况
注释	听诊器不要放在衣服上听诊
证据	文献中尚无数据或结论不确定

表 1-10	不同心音的例子	
心音	**心脏状态**	**可能的解释**
第一心音"咚"	正常的心脏收缩	心脏二尖瓣和三尖瓣关闭
第二心音"哒"	正常的心脏舒张	主动脉瓣和肺动脉瓣膜关闭
音调较低第一心音"咚"	不正常的心脏收缩	与贫血或其他血液成分的变化有关
音调较高第一心音"咚"	不正常的心脏收缩	动脉瘤
		瓣膜关闭不全;可听到血液反流
拍击的第二心音"哒"	不正常的心脏舒张	摩擦音
		心内膜炎;心包炎

呼吸系统

呼吸音

选择性组织测试 1-6

肺部听诊

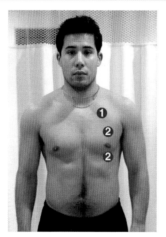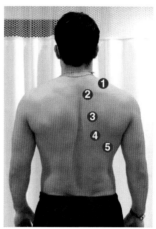

从前后胸壁进行肺部听诊,以确定呼吸的质量和数量,注意有否异常声音。

患者体位	坐位
测试者的位置	站在患者身边,比较理想的位置是有向后移动的空间
测试过程	指导患者缓缓且深入地通过口腔呼吸。在每一水平位置听左边,然后听右边

身体前部:

1. 锁骨正下方锁骨中线

2. 乳腺组织的乳头线上方和下方

身体后部:每侧有 5 个听诊点,注意不要在肩胛骨上听诊

1. 在肩胛冈上方

2. 在肩胛冈水平

3. 肩胛骨中部

4. 肩胛骨远端

5. 肩胛下角下方

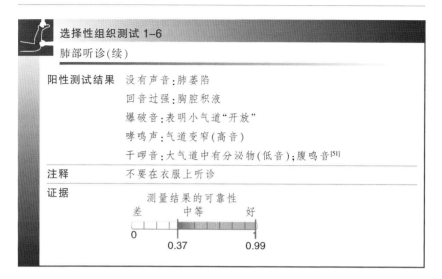

选择性组织测试 1-6
肺部听诊(续)

阳性测试结果	没有声音:肺萎陷
	回音过强:胸腔积液
	爆破音:表明小气道"开放"
	哮鸣声:气道变窄(高音)
	干啰音:大气道中有分泌物(低音);腹鸣音[51]
注释	不要在衣服上听诊
证据	

测量结果的可靠性

差　　　　中等　　　　好

0　　　　0.37　　　　0.99

消化系统

腹部听诊

选择性组织测试 1-7

腹部听诊

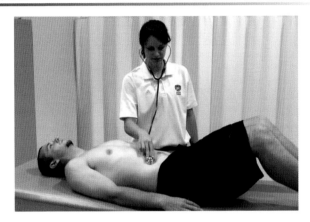

　　腹部听诊。可以通过听诊肠鸣音,来判断腹部、中空器官、肺和下行血管的状况。虽然腹部通常会有咕咕声,但腹部创伤会减少或消除这种声音。

患者体位	仰卧,屈膝
测试者的位置	站在患者身旁
测试过程	如有可能,请检查排空膀胱的患者
	肠鸣音:将听诊器的隔片轻轻地放置在右下腹部,持续30秒。可以每5~10秒钟听到中度咕咕声为正常。如果没有听到,请听所有其他腹部位置
	听杂音(湍流空气流过障碍物的声音):在右边或左边上腹部的上缘,以及右边或者左边下腹部的下缘
阳性测试结果	高音或叮咚的肠音提示可能有不全梗阻或早期完全肠梗阻
	没有声音提示可能存在继发于完全梗阻或**腹膜炎**的肠道麻痹。为了确定肠音真的听不到,请持续听5分钟

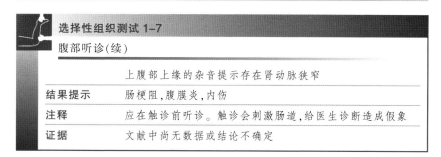

选择性组织测试 1-7

腹部听诊(续)

	上腹部上缘的杂音提示存在肾动脉狭窄
结果提示	肠梗阻,腹膜炎,内伤
注释	应在触诊前听诊。触诊会刺激肠道,给医生诊断造成假象
证据	文献中尚无数据或结论不确定

腹部触诊

腹部四分区(针对患者)

	右侧	左侧
上腹部	肝(胆囊炎或肝破裂) 胆囊(无创伤时疼痛表明存在胆囊疾病)	脾脏(底端肋骨下的僵硬提示存在脾脏创伤)
下腹部	阑尾(反弹痛压痛提示存在阑尾炎) 结肠炎(结肠炎或憩室炎可引起疼痛) 骨盆炎症导致弥漫性疼痛	结肠炎(结肠炎或憩室炎可引起疼痛) 骨盆炎症导致弥漫性疼痛

选择性组织测试1-8

腹部叩诊法

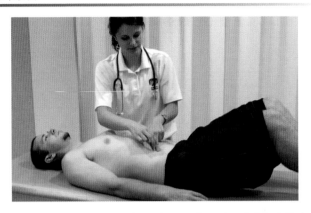

　　测试者用手指尖轻轻敲打腹部四分区,进行叩诊。叩诊产生的声音与腹下组织的密度相关。固体(或充液)部位会产生低沉的嘭嘭声;中空部位会产生更大的共振声音。

患者体位	仰卧,屈膝
测试者的位置	站在患者身边 测试者轻轻地将一只手掌放在要检验的部位 用另一只手的食指和中指轻轻敲击放在患者腹部的那只手的远端指间关节
测试过程	用上面的一只手的指尖快速敲击下面一只手的中节指骨 注意听腹内回声 在紧实器官的部位有低沉的重击声。 中空器官可发出清脆的**共振**声音
阳性测试结果	在正常情况下发出回声的部位发出一种比较厚重的,像敲击固体的回声
结果提示	腹腔中有内出血
证据	测量结果的可靠性 差　　　中等　　　好 0　　0.36　　　1

泌尿生殖系统

尿液分析

选择性组织测试 1-9

"清洁中段"尿液分析试纸

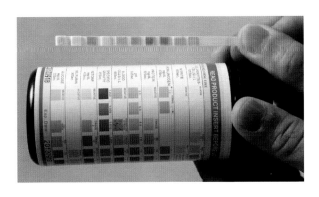

尿液分析试纸可提供有关患者健康和相对水合程度的信息。

测试过程	用肥皂和水清洗外尿道和周围区域,然后用水冲洗。为了清洗尿道,要把初始尿液流入马桶或"脏物"收集容器然后在干净的样品杯中收集 1~2 盎司 * 的尿液再将试纸条浸入样品杯,浸入和读取数据时间需按照制造商的建议来操作
实验结果	试纸上的颜色与制造商提供的数值相匹配

结果提示	参数	正常值	解释
	比重:	1.006~1.030	糖尿病,水化过度,肾衰竭
			读数高:脱水;心脏或肾衰竭
	pH 值:	4.6~8.0	读数低:慢性阻塞性肺病,糖尿病酮症酸中毒
			读数高:肾功能衰竭,尿路感染
	葡萄糖:	<0.5	糖尿病、应激

选择性组织测试 1-9

"清洁度捕获"尿液分析试纸(续)

葡萄糖脱氢酶:		
酮类:	0	厌食,营养不良,酒精中毒,糖尿病
蛋白质:	0~8.0	充血性心力衰竭,多囊肾病
血红蛋白:	微量	尿路感染,肾脏疾病或创伤
RBC:	0	肾病或创伤,肾结石,膀胱感染, 尿路感染

注释　上面仅列出部分解释。读数偏高或偏低应该由医生进行解释。饮食和运动水平等因素可以改变尿分析读数

证据　尿血

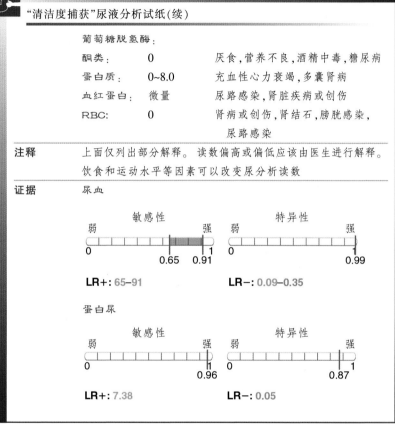

敏感性
弱　　　　　　强
0　　　　0.65　0.91　1

特异性
弱　　　　　　强
0　　　　　　0.99

LR+: 65-91　　**LR−:** 0.09-0.35

蛋白尿

敏感性
弱　　　　　　强
0　　　　　　0.96

特异性
弱　　　　　　强
0　　　　0.87

LR+: 7.38　　**LR−:** 0.05

RBC = 红细胞

*1 盎司 =28.41mL

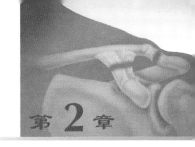

急性病症的检查和处理

第 2 章

重要发现

表2-1	需要立即转诊的发现
阶段	**发现**
病史	报告有一个或几个肢体感觉或运动障碍(经神经系统检查确认)
	报告有明显的胸痛
	报告有呼吸困难(例如过敏,气胸)
视诊	明显的骨折
	明显的关节脱位
	意识丧失
	发绀
	胸部扩张不对等
触诊	骨连续性中断,提示骨折或关节脱位
	关节结构排列不齐
关节和肌肉功能评估	肌肉无力(继发于脊髓或周围神经损伤)
关节稳定性测试	明显的关节不稳定
神经系统测试	感觉功能障碍
	运动功能障碍
	反射的病理改变
	不能维持平衡,协调障碍,以及其他脑部损伤的症状和体征
血管检查	脉搏减弱或消失
	静脉血淤积,提示静脉回流受阻

48   骨科与运动损伤检查手册

现场的检查

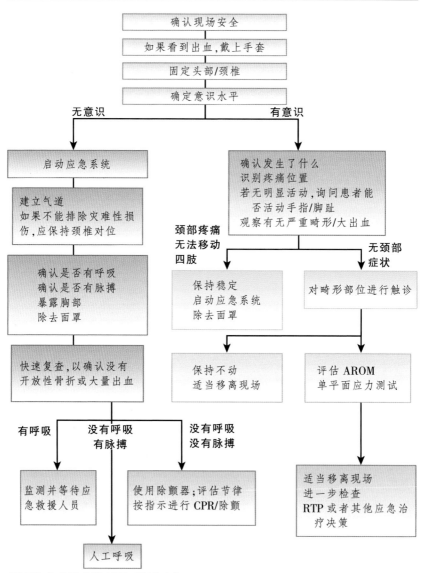

AROM=主动活动度;RTP=返回工作

图 2-1   现场决策过程示意图

脉搏

类型	特点	结果提示
加速	脉搏>150 次/分钟 (bpm) (>170bpm 常有致命结果)	颅底压力升高,休克
跳动	脉搏迅速达到高于正常的强度,然后迅速消失	心室收缩和外周压力降低
短缺	脉搏在桡动脉跳动次数少于心脏跳动次数	心律失常
高张力	脉搏跳动力量增大;抑制桡动脉脉搏需要更大压力	脑创伤
低张力	短、快、虚弱的脉搏快速下降	心力衰竭,休克

呼吸频率和模式

- **快而浅的呼吸**:肋骨骨折;内部损伤;休克
- **深而快的呼吸**:肺栓塞;哮喘
- **嘈杂刺耳的呼吸**:气道阻塞

依据节律和吸气与呼气间的关系对异常呼吸模式做进一步分类。

类型	特点	结果提示
长吸式呼吸	吸气延长,试图呼气无缓解	脑桥创伤
比奥呼吸	过度呼吸停搏后的周期性呼吸暂停	颅内压升高
潮式呼吸	呼吸加深、加快后的周期性呼吸暂停	额叶或脑干创伤
缓慢呼吸	每分钟呼吸少于 12 次	中枢神经系统破坏
胸式呼吸	呼吸时膈膜不动,只有胸部扩张;缺少正常的腹部活动	膈神经或其神经根破坏

现场病史

- 疼痛位置
- 外周症状
- 损伤机制
- 相关的声音和症状
- 损伤病史

现场的视诊

- 运动员体位
- 损伤部位的视诊
- 呕吐
- 皮肤颜色
- 出汗

现场的触诊

骨性结构的触诊

- 骨骼对位
- 骨擦音
- 关节对位

软组织触诊

- 肿胀
- 疼痛部位
- 肌肉或肌腱缺陷

现场的关节与肌肉功能评估

- 主动活动范围
- 力量评估
- 被动活动范围

- 负重状态(下肢损伤)

现场的关节稳定性测试

- 单平面测试
- 双侧对比

现场的神经系统检测

- 脑震荡
- 脊柱损伤
- 骨折或脱位

现场的血管评估

- 毛细血管再充盈
- 静脉堵塞(远端水肿的形成)

立即处理

现场检查一经完成，必须马上做出关于如何处理运动员的决定。可能的结论是：

- 无需夹板固定：运动员凭借自己的力量离开现场。
- 无需夹板固定：运动员在协助下离开现场。
- 无需夹板固定：将运动员直接送往医院。
- 需要夹板固定：运动员步行离开现场(上肢损伤)。
- 需要夹板固定：运动员在协助下离开现场(下肢损伤)。
- 需要夹板固定：将运动员直接送往医院。

夹板固定

框 2-1

夹板固定的原则

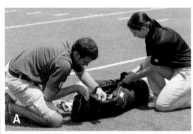
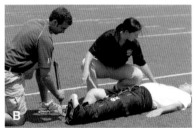

　　在大多数运动医疗机构,均采用市面上销售的夹板来固定身体部位,而上肢损伤常用夹板固定于躯干。无论使用哪种类型的夹板,夹板固定应在三维空间内限制关节和(或)骨骼的移动。

1.除非医生另有指示,否则应将患肢用夹板固定在发现时体位。

2.确定感觉和皮肤温度的基线水平,以便发现任何变化。

3.固定损伤位置近端和远端的关节。

4.损伤后会很快形成水肿。夹板的固定要考虑到水肿并根据肿胀程度做定期调整。

5.为了检查毛细管血再充盈情况,尽可能不覆盖损伤的手指或脚趾。要定期评估毛细血管再充盈。

6.固定后,定期询问运动员有关疼痛加重,感觉减弱或改变,以及皮肤温度的变化。

转移

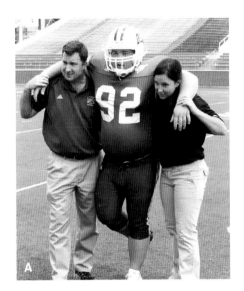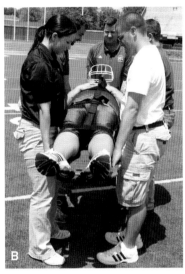

图 2-2 不同的运动员转移技术。(A)协助行走;(B)全脊柱板。

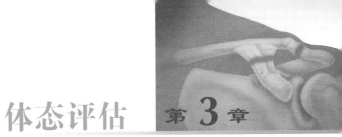

体态评估 第 **3** 章

临床体态检查

表 3-1	体态影响因素
因素	**举例**
神经病症	继发于胸长神经抑制的翼状肩胛骨
肌力失调	继发于腹肌力量减弱的骨盆角度增大
关节活动性高	膝反屈
关节活动性低	屈曲挛缩
肌肉伸展性降低	继发于腘绳肌紧张造成的骨盆角减小
骨性畸形	继发于胫骨内外扭转的内八字或外八字
双下肢不等长	功能性脊柱侧凸
疼痛	止痛体位(例如：侧弯颈椎以减轻神经根受压)
缺乏体态意识	后天养成的不良习惯(例如：懒散地坐在椅子上)

视诊

视诊 3-1

体型的分类

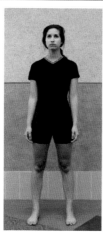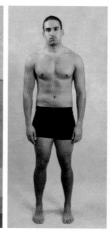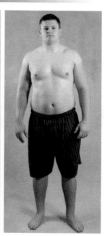

	瘦型体质	粗壮型体质	肥胖型体质
表现	细长,瘦小;较低的体重指数	中等身材,体格健壮;平均值的体重指数	敦实身材;相对高的体重指数
关节形状	小而平的关节表面	中等的关节表面	大的、凹凸有致的关节面
肌肉质量	肌肉块最小,肌肉单薄	肌肉中等	较大的肌肉块
关节灵活性	增加	正常范围内	降低
关节稳定性	降低	正常范围内	增加

体态外观检查

 视诊 3-2

理想体态评估

侧面	前面	后面
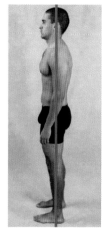	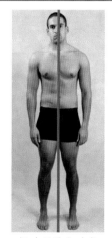	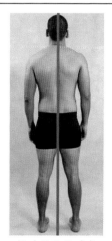
相对于垂线对齐	相对于垂线对齐	相对于垂线对齐

下肢

- 外踝：偏后
- 胫骨平行于垂线，脚掌与胫骨垂直
- 股骨外上髁：偏前
- 大转子：被垂线平分

- 足：均匀分开在垂直线两侧
- 胫骨嵴：轻度外旋
- 膝关节：垂线均匀隔开
- 髌骨：朝正前方
- 关节与关节间角度一致
- 外踝、腓骨头、髂嵴两侧均等

- 足：均匀分开在垂直线两侧
- 足轻微外旋：可见两外侧脚趾
- 膝关节垂线均匀隔开
- 关节与关节间角度一致

视诊 3-2
理想体态评估(续)

侧面	前面	后面
躯干		
• 胸正中部:垂直线均分	• 脐:垂直线均分,但腹部手术后可能会改变 • 胸骨:垂直线均分 • 颈静脉切迹:垂线平分	• 骶正中嵴:垂直线均分 • 棘突:垂直线均分 • 椎旁肌肉左右对称
肩部		
• 肩峰:垂直线均分	• 肩峰:均匀地与垂线隔开 • 两侧肩高相等或优势侧略低 • 三角肌、前胸肌群左右对称,轮廓清晰	• 肩胛骨的边界:均分于垂直线两侧 • 肩峰:均匀地与垂线隔开 • 三角肌、后胸部肌肉左右对称 • 肩高相等或优势侧略低
头颈部		
• 颈椎体:垂直线均分 • 外耳道:垂直线均分	• 头:垂直线均分 • 鼻梁:垂直线均分 • 额骨:垂直线均分	• 颈椎棘突:垂直线均分 • 枕骨隆突:垂直线均分

双下肢不等长

选择性组织测试 3-1

确定双下肢不等长的木板方法

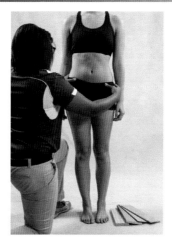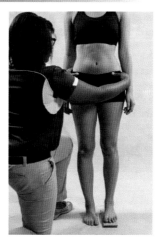

确定双下肢不等长的木板方法。将已知厚度的木板放置在较短肢体下端。

患者体位	站在一个坚固的平面上,足与肩等宽,两腿均匀受力
测试者的位置	站在患者前面
评定步骤	记录髂嵴的起始水平
	如果确定高度不相等,则用已知高度(以毫米计)的木板放在较短的腿下面,直到髂嵴高度相等
	通过各块木板高度的相加来计算腿长差
阳性测试结果	10~20mm 的腿长差异会影响步态。早年腿长就有差异的患者可以耐受更大的差异。运动员或每天大多数时间都站立的人难以耐受
注释	当髂嵴水平时,触诊髂前上棘(ASIS)的高度。如果高度不同,则该患者的髋骨不对称
证据	

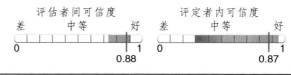

评估者间可信度				评定者内可信度		
差	中等	好		差	中等	好
0		0.88	1	0		0.87	1

选择性组织测试 3-2

检测腿长不等的卷尺测量方法

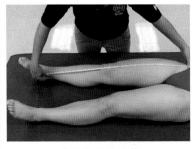 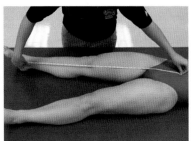

真正的腿长不等　　　　　　　　　表面上的腿长不等

卷尺测量腿长不等的方法

患者体位	仰卧位
测试者的位置	站于患者一侧
评定步骤	真正的LLD:测量从ASIS开始到胫骨内踝端点的长度。双侧都要做
	表面的LLD:测量从肚脐开始到胫骨内踝端点的长度。双侧都要做
阳性测试结果	10~20mm 的腿长不等会影响步态
注释	两侧骨标志点测量差异表示真正的(结构性)腿长不等。双侧从脐开始的测量表示功能性腿长不等
	有些临床医生用外踝尖作为远端参考点
证据	

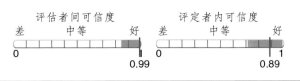

评估者间可信度　　　　　　　评定者内可信度

差　　中等　　好　　　差　　中等　　好

0　　　　　　　1　　　0　　　　　　　1

0.99　　　　　　　　0.89

ASIS=髂前上棘,LLD=腿长不等

触诊

前面

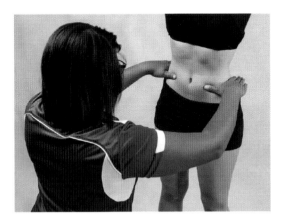

图 3-1　找到髂嵴的高度。

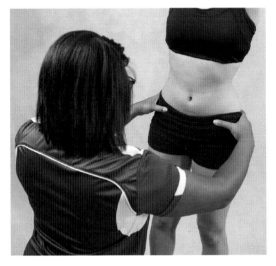

图 3-2　确定髂前上棘。

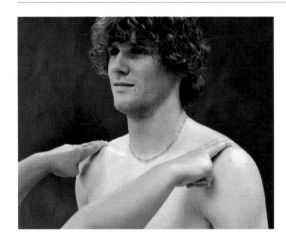

图 3-3 确定肩膀水平点。

后面

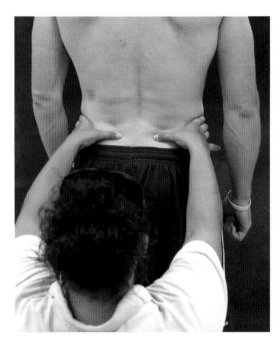

图 3-4 触到髂后上棘。

框 3-1

静息时肩胛骨体位

| 垂直方向肩胛骨位 | 水平方向肩胛骨位置 |

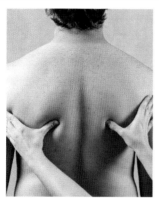

用肩胛下角作为标志点比较肩胛骨的垂直对位。正常高度均为 T7-T9。

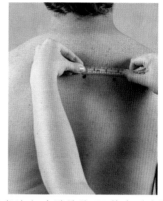

患者站立时测量从 T4 棘突到肩胛骨内侧边缘的距离。患者主动缩回肩胛骨可重复测量。正常静息值为约为 6cm。增大的数值代表外张的肩胛骨,减少代表收缩的肩胛骨。

| 肩胛骨旋转 | 肩胛骨外层 |

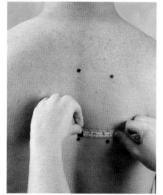

测量第 7 椎体与肩胛下角的距离。增大代表肩胛骨上旋。

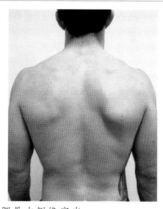

肩胛骨内侧缘突出。

当下角(不是整个内侧缘)凸出并伴有肩胛骨的前倾角增大时,假性翼状是明显的。

肌肉长度评估

评估下肢肌肉

肌肉长度测试 3-1

腓肠肌的评估

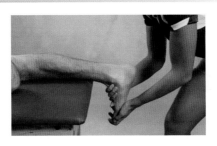

患者体位	俯卧位,足伸出桌子边缘,膝关节充分伸展
测试者的位置	一手触诊 STJ,另一手抓住足
评估步骤	当 STJ 位于中立位时,踝关节背屈
	可以将外髁作为轴线测量 ROM,远侧臂与足底平行,近侧臂与腓骨对齐
阳性测试结果	小于 10° 的背屈会影响正常步态, 小于 15° 的背屈会影响正常跑步步态
结果提示	腓肠肌紧张可造成足、踝、膝的病理性过度使用
可能的病理	足底筋膜炎,跟骨骨骺炎,跟腱炎,跟骨滑囊炎,髌股关节病
注释	测量比目鱼肌的长度可以用膝关节屈曲最少 60° 时的背屈 ROM 进行评估
证据	

评估者间可信度

差　　　中等　　　好

0　　　　　　　0.88　　　1

STJ=距下关节;ROM=活动范围

肌肉长度测试 3–2

腘绳肌群测试

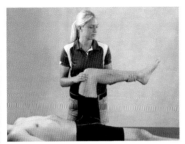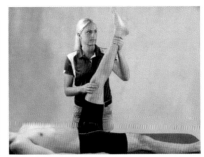

患者体位	仰卧位
测试者的位置	站于患者一侧,屈膝屈髋各 90°
评估步骤	大腿稳定于屈髋 90°,膝关节伸直
阳性测试结果	膝关节伸直减少 20°或运动不对称
结果提示	腘绳肌的紧张可影响膝关节、大腿、髋关节、脊柱
可能的病理	肌肉撕裂、髋股关节障碍、坐骨结节炎、腰背部功能障碍
证据	

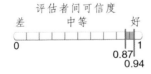

评估者间可信度

差　　　中等　　　好

0　　　　　　　0.87　1
　　　　　　　　　0.94

肌肉长度测试 3-3

股直肌评估测试

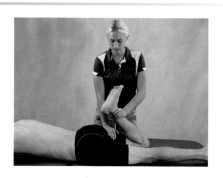

患者体位	俯卧位
测试者的位置	位于患者一侧
评估步骤	膝关节屈曲
	将测角器轴放在外上髁测量运动幅度。远端臂与外侧髁对准,近端臂对准大转子
阳性测试结果	与正常侧有 10° 或更大差异
结果提示	四头肌过紧可影响膝关节、大腿、髋关节、脊柱
可能的病理	肌肉撕裂、髌股关节障碍,腰背部功能障碍
注释	本测试也可见 Ely 测试(见第 9 章)
证据	

评估者间可信度

差　　　　中等　　　　好

0　　　　　　　　　　　1

0.88

评估上肢肌肉

肌肉长度测试 3-4
肩内收肌评估

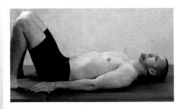 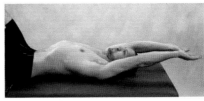

起始体位 完成后体位

患者体位	仰卧屈膝,手臂置于两侧
测试者的位置	位于患者一侧
评估步骤	患者屈曲肩关节超过头部,试图将手臂放在桌子上
阳性测试结果	患者不能将手臂屈曲到头上方或者腰椎离开桌面
结果提示	背阔肌和大圆肌缩短
证据	缺少或未收入文献

肌肉长度测试 3-5

胸大肌评估

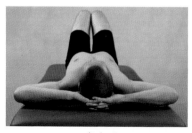 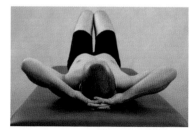

正常表现　　　　　　　　　　　阳性表现

患者体位	仰卧位,屈膝,手臂外展、外旋,肘部屈曲,双手相握枕在头下
测试者的位置	位于患者头侧
评定步骤	患者尽力将肘部平放于桌面
阳性测试结果	肘部不能靠近桌面 测量从肩峰后面到桌面的距离(cm),以便确定客观基准
结果提示	胸大肌过紧会造成圆肩和头前倾体位,不过更常见的是胸小肌的短小
证据	缺少或未收入文献

肌肉长度测试 3-6

胸小肌的评估

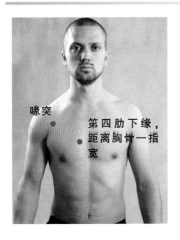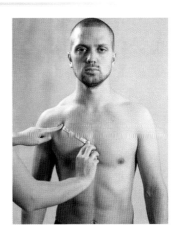

喙突

第四肋下缘，距离胸骨一指宽

患者体位	坐位或站位
测试者的位置	位于患者一侧
评估步骤	找到喙突的内下缘
	找到第四肋骨的前下缘，距离胸骨外侧一指宽
	用卷尺测量两点间的距离(cm)[26]
阳性测试结果	左右侧距离不等
	虽然标准值尚未确定，但 14.1cm 被认为是正常，8.1cm 被认为是病理性
结果提示	胸小肌紧张可能造成肩前倾体位,也可造成头前倾体位
	胸小肌紧张和肩胛骨后倾受限和上举时外旋受限有关,两者都会引起撞击的发展
证据	ICC(与数字化测量相比):0.82~0.86

常见的体位偏差

足部体位指数

足部体位指数(FPI)旨在提高足部体位分类的可靠性和有效性,如旋后、中立位或旋前位(图3-5)。FPI使用5点Likert量表来评定足部位置的六个方面:

1.距舟骨叠合
2.外踝的上下曲度
3.跟骨冠状面位置
4.距舟关节部位隆起
5.内侧纵弓的高度
6.前足在后足上的外展或内收(过多足趾征)

每项评估从-2到+2的评分。负值表示旋后位,正值代表旋前位。将分数相加,采用复合数。成年人,正常分数为+1~+7,平均值为+4(轻度旋前)。≤-3或≥+10被认为是病理状态。

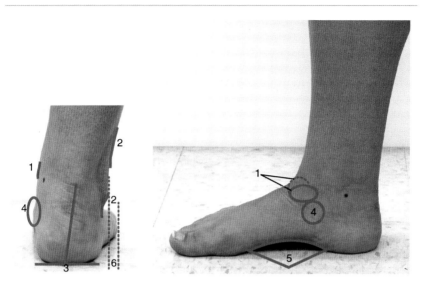

图 3-5 由 FPI 定义的足旋前后视图。1.距舟骨叠合;2.外踝的上下曲度;3.跟骨冠状面位置;4.距舟关节隆起;5.内侧的纵弓的高度;6.前足在后足上外展/内收。

脊柱和骨盆

视诊 3-3

脊柱过度前凸体态

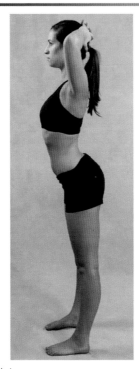

观察到的偏差	腰椎前凸增大
	骨盆前倾
	髋部呈轻微弯曲
潜在病因	紧张或缩短的髋屈肌或背伸肌
	无力或伸长的髋伸肌或腹肌
	体位感觉差
产生的力和适应	继发于腰大肌紧张的腰椎体剪切力增大
	腰椎小关节的压力增大
	后腰椎韧带和前髋韧带的适应性缩短
	前腰椎韧带和后髋韧带的伸长
	腰椎间孔的缩窄

视诊 3-4

脊柱后凸–前凸体态

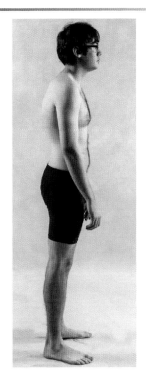

观察到的偏差	骨盆前倾
	髋关节屈曲
	腰椎前凸增大
	胸椎后凸增大
	常伴有头前倾和肩前倾
潜在病因	体位感觉差
	髋屈肌和背伸肌紧张或缩短
	髋伸肌或躯干屈肌无力或伸长
产生的力和适应	胸前肌肉的适应性缩短
	胸椎旁肌伸长
	加在胸椎后面和腰椎前面韧管结构上的张力增大
	腰椎小关节上压缩力增大
	胸椎体前部的压力增大

视诊 3-5

背部下凹体态

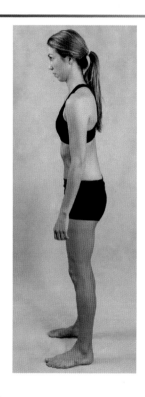

观察到的 偏差	膝反屈
	髋关节伸展
	骨盆后倾
	腰骶区前移
	腰椎处于中立位或最小屈曲位
	下胸段、胸腰段曲度增大（下胸段后凸增大引起躯干后移以补偿 L5/S1 的前移）
	常伴有头前倾和肩前倾
潜在病因	体位感觉差
	髋伸肌紧张或缩短
	髋屈肌或下腹肌无力或伸长
	总体肌肉力量减弱

视诊 3-5

背部下凹体态(续)

产生的力 髋关节前部和下胸椎后方的韧带结构的伸长或张力增加
和适应 髋关节后部和下胸椎前方的韧带结构适应性缩短或承受的压力
增加

膝后软组织结构的张力增大,膝前方受压

L5/S1 剪切力增加

视诊 3-6

平背体态

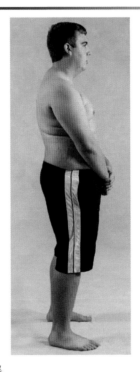

观察到的偏离	髋关节伸展
	骨盆后倾
	腰椎前凸减小和下胸椎后凸减小
	上胸椎后凸和颈椎前凸增大
	常伴有头前倾
潜在病因	臀部伸肌和腹部肌肉缩短或收缩
	髋屈肌和背部伸肌无力/伸长
	体位感觉差
产生的力和适应	髋关节后方、腰椎和下胸椎前方、上胸椎和颈椎后方和上胸部软组织适应性缩短并受压力
	髋关节前方、腰椎和下胸椎后方、上胸椎和颈椎前方软组织适应性伸长并受张力

视诊 3-7

脊柱侧弯体态

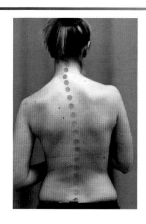

胸椎左弯。注意所产生的对称的肩胛骨位置。

观察到的畸形	脊柱冠状面弯曲
潜在病因	结构性脊柱侧凸：椎骨异常
	功能性脊柱侧凸：肌肉不平衡,腿不等长
产生的力和适应	一侧小关节受压；对侧小关节分离
	弯曲凹面上的躯干肌肉缩短或收缩
	弯曲凸面上的躯干肌肉无力或伸展
	脊柱和胸廓的活动性减弱
	深呼吸时胸部扩张不对称
	肺功能下降(胸部超大)
	受累及的关节上机械应力模式改变
	若因肢体不等长引起：
	腰椎、长腿的髋关节、膝关节会有退行性病症
	因长下肢肌肉活动增强而引起肌肉过度应用
	长肢体过度内旋伴有功能障碍

肩部和肩胛骨

视诊 3-8

前肩体态

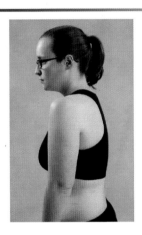

观察到的 畸形	肱骨头位于额平面身体平分线的前方 盂肱关节内旋 伴有头前倾
潜在病因	前肩带肌肉缩短或过度发达(主要是胸小肌) 肩胛骨稳定肌肉(中斜方肌,菱形肌,下斜方肌)无力或伸长 体位感觉差 颈椎和胸椎的矢状面排列异常 姿势肌肉疲劳 乳房过大 重复的职业性和运动性姿势
产生的力 和适应	抬高上肢时限制肩胛骨上旋、后倾、外旋

头部前倾体位

视诊 3-9
头部前倾体位

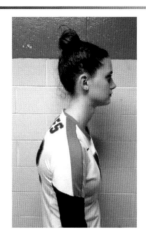

观察到的畸形	下颈椎屈曲
	中颈椎变平或屈曲
	上颈椎伸展
	伴有肩部前倾
潜在病因	佩戴双光眼镜
	视力差,需要佩戴眼镜
	肌肉疲劳和无力
	体位感觉差
	其他体态偏差的补偿机制(职业活动和日常生活活动)
产生的力和适应	枕下肌、斜角肌、上斜方肌和肩胛提肌适应性缩短
	颈椎前屈肌和肩胛降肌的延长和无力
	上颈椎活动减少伴中颈椎的补偿性高度活动
	肩关节异常(盂肱关节);肩下沉
	颈部活动范围的减少

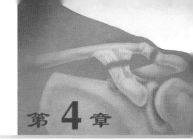

步态评估 第 **4** 章

步态分析

框 4-1

步态分析

　　使用步态分析书面记录工具可确定步态周期中有无重要事件出现。在准备分析之前,参考下列步态分析指南:

1.事先准备好场地及工具。

2.检查时避免杂乱的背景。

3.让患者身着不会限制关节观察的衣服。

4.确保患者的步行速度是自行选择的;否则,步态会改变。

5.确定好自己的位置,以便查看个体部分(例如,如果你要观察前足的旋前与旋后,你需要蹲下以使视线与患者的足一致)。

6.多视角观察(正位、后位以及两侧视角),但不能角度倾斜。

7.观察时先局部后整体,再局部。

8.进行多次观察或测试。

9.在患者赤脚和穿鞋时分别进行分析。

10. 标记所有视频文件。

步态术语

框 4-2

常用空间步态术语

	定义	结果释义	成人标准
步长 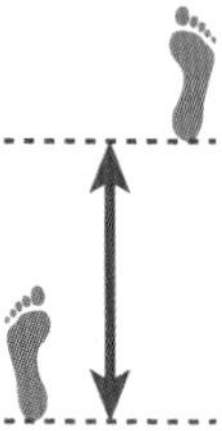	两脚相邻着地点之间的距离	应该左右对称;因减少触地时间而缩短;因一侧肢体疼痛或损伤而缩短;因双侧身体受伤(如,下腰痛)或复杂性疾病如多发性硬化而缩短;因速度增加而增长	75±1.6cm
步宽 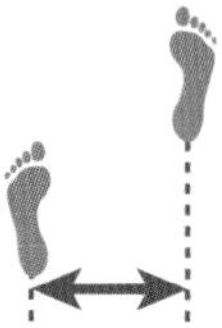	对侧脚依次的接触点的中间距离	起平衡的功能;如果增加,怀疑疾病(如创伤性颅脑损伤,臀外展肌群收紧,内耳感染);通常在速度增加时减小,甚至能看到交叉步	8.2±0.8cm
步幅 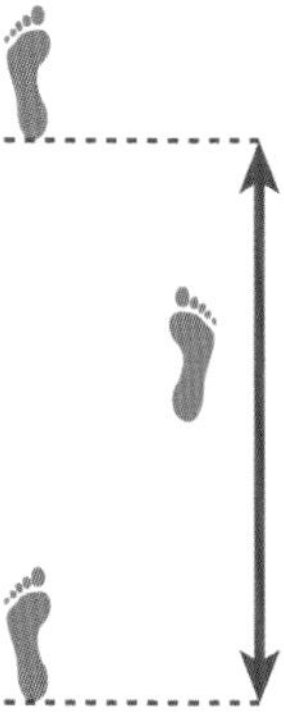	同侧脚接触点的直线距离,是两个连续步子的长度	同步长	150±3.2cm

框 4–2

常用空间步态术语(续)

	定义	结果释义	成人标准
足角	足角(从脚后跟到第二趾的虚线)与前进线形成的角	下肢站立时,负值提示内旋(脚尖朝内),正值提示外旋(脚尖朝外)	+10度提示轻度外旋是正常的

框 4–3

常用时间步态术语

	定义	结果释义	成人标准
步频	以每分钟步数来计算	慢速<70 步/min 快速>120 步/min	约 107 步/min
速率	每单位时间走路的距离,如每秒行走的米数或厘米数	功能性残疾的整体预测标准	约 140±4.8cm/s
舒适的步行速度	"自由速率"或者患者所选择的感觉最自然速度	花费最少能量的速度,随着年龄而降低	80m/min
站立时间	单侧肢体触地时所花的时间总和	行走速度慢时时长增加;行走速度快时时长减少;肢体疼痛侧站立时间减少	约占总步态周期的 60%
摆动时间	单侧肢体非触地时所花的时间总和	行走速度快时时长增加	约占步态周期的 40%

框 4-3

常用时间步态术语(续)

	定义	结果释义	成人标准
双脚支撑时间	双侧肢体同时触地时所花的时间总和;出现在两站立相之间的时间:(1)当右侧肢体首次触地期时左侧肢体在摆动前期;(2)当右侧肢体在摆动前期时左侧肢体首次触地期	行走速度慢时时长增加,行走速度快时时长减少	每个双侧支撑占总体站立时间的10%(占步态周期的20%)

步态位相

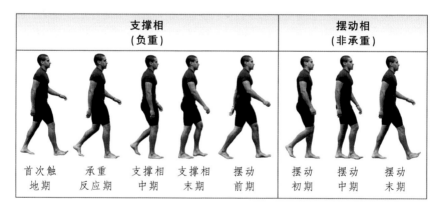

支撑相 (负重)					摆动相 (非承重)		
首次触地期	承重反应期	支撑相中期	支撑相末期	摆动前期	摆动初期	摆动中期	摆动末期

图 4-1　步态位相。

支撑相

框 4-4
支撑相

迈步周期	支撑相(60%)				
	首次触地期	承重反应期	支撑相中期	支撑相末期	摆动前期
肢体支撑	双侧肢体支撑		单侧肢体支撑		双侧肢体支撑
%全部周期	0%~2%	0%~10%	10%~0%	30%~50%	50%~60%
关键事件	脚跟着地	全足底触地	单侧肢体支撑	脚跟触地	脚趾触地
肌肉活动					
髂腰肌	在支撑相末期变活跃，髋关节异常伸展				
臀大肌	位置较低的部分收缩用来控制髋关节屈曲，位置较低的部分也可收缩以辅助控制防止侧骨盆下降				
臀中肌和臀小肌	收缩用来限制侧骨盆下降和髋关节内旋				
腘绳肌腱	离心性收缩在踝关节着地时作用于膝关节，在髋关节收缩控制髋关节屈曲				

图表 4-4（续）

支撑相（续）

股四头肌	首次触地期离心性收缩控制膝关节屈曲，在支撑相中期向心性收缩开始伸直				
踝背屈肌	离心性收缩防止足部拍击地面				
踝跖屈肌	在支撑相中期离心性收缩限制背屈，支撑相末期出现向心性收缩未发起跖屈				
足内在肌	在承重重时收缩，将脚转为刚性结构				
关节角度					
髋关节角度	30°屈曲；轻度外旋	30°屈曲；股骨达到外旋峰值然后开始内旋	25°屈曲到0°；股骨内旋和轻度内收	0°到10°伸展；股骨继续内旋和内收	20°伸展到0°；股骨达到内旋峰值然后开始外旋后加轻微外展
膝关节角度	0°屈曲；胫骨外旋	20°屈曲，开始外旋同时伸膝	20°屈曲到0°；胫骨外旋	5°屈曲到0°；胫骨外旋	
距小腿关节角度	中立或者轻度跖屈	达到最大的7°跖屈	达到最大15°背屈，小腿向前移动超过脚	5°~10°背屈向跖屈	
距下关节角	5°旋后；快速变为旋前	10°旋前	5°旋前；旋后到中夹位置	5°旋后	10°旋后

摆动相

摆动相

步态周期	摆动相(40%)		
	摆动早期	摆动中期	摆动末期
全部周期(%)	60%~73%	73%~87%	87%~100%
关键事件	肢体加速	足廓清	肢体减速
肌肉活动			
髂腰肌	开始时向心性收缩屈曲髋关节,然后作为屈曲髋关节的持续动力变得不活跃		
臀大肌	很大程度上不活动		
臀中肌和臀小肌	很大程度上不活动		
腘绳肌腱	向心收缩以发起膝关节屈曲(仅在低速行走时)		
股四头肌	股直肌用于限制膝关节屈曲,且在初触地之前,四头肌群活动为触地进行准备		
踝背曲肌	在摆动相向心收缩辅助足廓清		
踝跖曲肌	很大程度上不活动		
足内在肌	很大程度上不活动		
关节角度			
髋关节角度	0°~20°屈曲;股骨外旋至中立	20°~30°屈曲;股骨外旋	30°屈曲;股骨外旋
膝关节角度	30°~70°屈曲;胫骨内旋	30°~0°屈曲;胫骨外旋	0°;胫骨外旋
距骨小腿关节角度	最大达到20°因为趾足廓清迅速背屈	中立	中立
距下关节角度	旋前	中立	5°旋后

患者评估的基本方法

表 4-1	损伤对步态周期中支撑相的影响			
		代偿		
损害	首次触地期	承重反应期	支撑相中期	支撑相末期
背屈减弱	增加距下关节旋前前足外展	增加和延长跗骨关节的旋前		脚趾离地能力下降,脚跟提前抬起
外侧的小腿或大腿肌肉无力	变化的足/地面接触点	距下关节旋前增加胫骨旋转增加	旋后减弱	脚趾离地能力下降
臀回旋肌无力	足尖内收步态	股骨旋转增加		
后足内翻	距下旋前增加近小腿内侧和足的压力增加	过度的旋前		
第一跖列可移动性减低	前足和中足位置改变	前足和跗骨关节间不稳定	地面反作用力分布的改变	脚趾离地能力下降脚跟提前抬起翻转能力降低
第一跖列跖屈	第一跖列触地	距下关节旋前减少	提早翻转减震能力降低	增大了第一跖列的压力
前足内翻		增加和延长的旋前	延迟旋后	不完全翻转,足趾离地力量降低
前外翻足		早期旋后,减震能力降低	足趾离地力量减小	
跗骨联合	距下关节运动降低或缺如			
胫骨扭转	代偿性距下关节旋前增加			

表 4-1　损伤对步态周期中支撑相的影响(续)

损害	触地时	负荷反应	代偿	
			站立中期	站立终末期
股骨前倾	足尖内收步态 因内旋继发距下 　关节旋前增加			
下肢不等长	代偿性的长腿旋 　前和短腿旋后			

表 4-2　损伤对步态周期中摆动相的影响

损害	摆动相初期	代偿	
		摆动相中期	摆动相末期
腘绳肌无力		膝关节屈曲减低 　导致步长缩短	
臀屈肌无力	髋关节屈曲动力降 　低导致不能达到足 　廓清,代偿性的臀 　部抬高导致步长缩 　短		
腘绳肌撕裂或 　者坐骨神经 　疾病			膝关节伸展减小, 　腿触地的减速 　能力减弱
下肢不等长	摆动相时短腿侧骨盆 　下降		
髋关节外旋肌 　收紧	足尖外展(外八字脚)		

观察步态分析发现

步长缩短

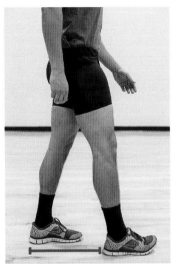 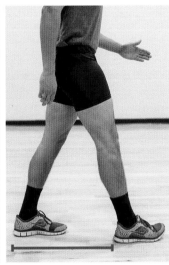

图 4-2　步
长缩短。

不对称的手臂摆动

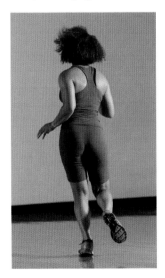

图 4-3　不对称的手臂摆动。

足尖内收或外展步态

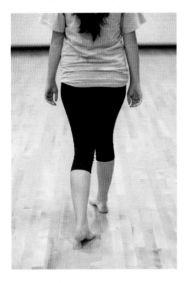

图 4-4　走路时左下肢的足尖内收。

补偿性步态偏差

框 4-6

补偿性步态偏差

臀大肌步态

在支撑相首次触地期胸部后推来保持髋关节伸展，常常导致躯干的摇摆。

原因：臀大肌肌力弱或者麻痹。

膝关节或髋关节僵硬步态

在摆动相，患侧肢体比正常肢体抬得更高，以代偿膝关节或髋关节的僵硬。为了完成这个动作，另一侧肢体表现出过度的跖屈。

原因：膝关节疾病如半月板或韧带撕裂，髋关节疾病如滑囊炎或者肌肉撕裂，都会导致活动度的降低。

框 4–6

补偿性步态偏差(续)

特伦德伦堡步态(臀中肌步态)	跟骨步态

在患侧肢体的支撑相,胸部歪向患侧肢体。这有助于保持移动度并且防止患侧的骨盆下降。

原因:臀中肌无力。

在支撑相,患侧会增加背屈和膝关节屈曲,最终导致步长的缩短。

原因:跖屈肌的瘫痪或者无力,当前足和脚趾承重时可引发疾病,例如水疱、踇趾僵硬、籽骨炎或者足踝扭伤。

腰肌跛行	短腿步态

 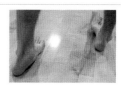

在摆动相,为了达到代偿作用,躯干外旋屈曲并髋内收,躯干和盆骨的移动夸张。

原因:腰大肌的主要肌群无力或反射性抑制(如无明显病因的儿童股骨头缺血性坏死的结局)。

更长的那条腿的距下关节旋前增加,伴随着躯干向更长的肢体移动。

原因:净腿长(解剖学的)不同,右腿更长一点。

框 4-6

补偿性步态偏差(续)

跨域步态(足下垂)

在首次触地期由于下垂足造成足部拍击地面。在摆动相,患肢增加髋关节、膝关节屈曲,以防止脚趾拖拽,产生一种高抬的步态。

原因:背屈肌肌力弱或者瘫痪。

扭展步态

足跟离地时突然足外展并且通过摆动旋转内收,这种步态常因足的过度旋前而被发现。

原因:髋外旋肌和外展肌肌力弱,第一跖趾关节挛缩。

第 **2** 部分
下肢检查

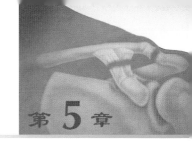

足和足趾疾病 第5章

足部的临床检查

既往史

检查大纲

第一楔骨

距骨

载距突

跟舟韧带

内侧距骨结节

跟骨

胫后肌

屈趾长肌

胫后动脉

外侧结构的触诊

第五跖趾关节

第五跖骨

茎突

骰骨

跟骨外侧缘

腓骨远端

腓骨肌腱

背侧结构的触诊

各趾序列

楔状骨

舟状骨

距骨顶

跗骨窦

趾短伸肌

伸肌下支持韧带

胫骨前肌肉

长伸肌

趾长伸肌

足背动脉

足底结构的触诊

内侧跟骨结节

足底筋膜

跖骨间的神经

外侧的跖骨头

籽骨

关节和肌肉的功能评估

测角术

后足的内翻和外翻

第一跖趾关节

第一趾的屈曲和伸展

关节主动活动度

足趾的弯曲

足趾的伸展

被动肌力检查

足趾的屈曲

足趾的伸展

关节被动活动度

足趾的屈曲

足趾的伸展

第一序列的活动度

关节稳定性测试

应力试验

MTP 和 IP 关节

■ 外翻和内翻的应力试验

关节活动的评估

距骨间关节

距跗关节

跗骨间关节

神经学评估

L4~S2 神经根

跗骨管综合征

趾间神经

血管评估

足背动脉搏动

胫后动脉搏动

毛细血管再充盈

视诊

足部的视诊

视诊内容 5-1

常见足型分类（负重）

	扁平足	正常足	高弓足
	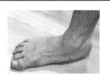	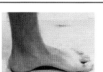	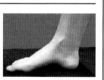
描述	内侧隆起；前足外展，跟骨外翻；足内侧距舟关节处出现隆起，提示距骨内收，内侧纵弓塌陷。通过 Feiss 线可以判断。Feiss 线由第一跖骨、舟骨结节和内踝连线构成	跟骨略外翻，无内侧隆起，舟骨落在 feiss 线上。feiss 线是内踝尖与第一跖趾关节跖侧面的连线	跟骨内翻大于 3°无内侧隆起舟骨位于 Feiss 线上方

特异性组织测试 5-1

纵弓角度

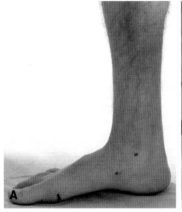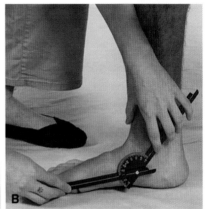

患者体位	坐位,保持 STJN
测试者的位置	定位在患者的足部
评估过程	**(A)** 确定并标记第一 MT 的头部、舟骨结节以及内踝部的顶点
	(B) 使用量角器测量这些线产生的角度
	在患者站立情况下重复测量
	比较第一次与第二次测量的不同,评估 ROM
阳性测试结果	足部的姿势取决于检查的角度

静态位置	活动范围
严重平足<120°	>19°=非常灵活
平足 121°~130°	13°~19°=灵活
正常 131°~152°	13°~−1°=正常
高弓 153°~162°	−1°~−7°=僵硬
严重高弓>162°	<−7°=非常僵硬

证据

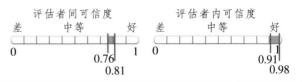

评估者间可信度

差   中等   好

0   0.76   1
           0.81

评估者内可信度

差   中等   好

0   0.91
           0.98

MT = 跖骨;ROM = 活动范围;STJN = 距骨下关节直立

足趾视诊

视诊内容 5-2

足趾畸形

	爪形趾	锤状趾	Morton 趾	踇趾外翻
外观				
示意图				
鉴别	骨间肌和（或）蚓状肌渐进性的挛缩	相关足趾骨间肌挛缩，不能维持趾骨的中立位	虽然呈现出来的是第二脚趾比第一脚趾长，形成的是第一跖骨短造成的	逐渐出现第一 MTP 半脱位，踇囊炎
描述	MTP 过伸，PIP、DIP 屈曲，爪形趾可出现在外侧 4 个足趾	MTP、DIP 过伸，PIP 屈曲，见于外侧 4 趾	Morton 趾的足的姿态正常，但第二趾的长度超过踇趾	第一 MTP 外侧、MTP 内侧的踇趾的复比第二跖骨长，第一 MTP 超过 20°，第一趾可能发生踇趾和第二趾重叠

观察后部的结构

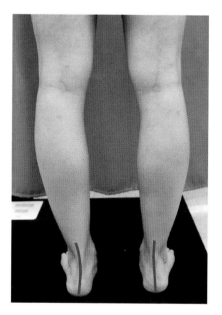

图 5-1　扁平足患者后面观，跟腱外翻。跟腱由跟腱指示方向向内侧成角。

检查足和跟骨对齐

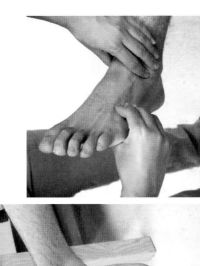

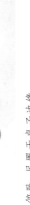

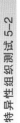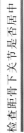

特异性组织测试 5-2
检查距骨下关节是否居中

患者体位	俯卧,足置于桌子边缘
测试者的位置	非测试腿足位为髋关节弯曲,外展和外旋,膝盖弯曲("4"字形体位) 在患者的足侧。拇指食指置于踝关节前方,扪及距骨头内外侧。另一手拇指食指抓住第 4、第 5 跖骨头,逐渐背屈,直到感受到软组织阻力
测试过程	检查者被动仰卧位,用远端的手将足旋前旋后,用另一只手触摸距骨位置

视诊

特定组织测试 5-2

检查距骨下关节是否居中（续）

中立位时距骨的内外侧是对称的。在这个位置可观察到前足和后足的姿态（见检查结果 8.3）

在 STJN 中立位时，可通过角度的测量客观地描述跟距骨的位置：

- 量角器原点对准跟骨近端
- 将近端尺置于小腿中线
- 将远端尺置于跟骨平分线上

修正 STJN 评估时患者若处于坐位或站立位，测试者位于患者前方。仰卧位时亦可评估

注释 必须结合功能评估未解释静态脚前姿势评估结果

证据

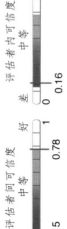

评估者间可信度

差　　　中等　　　好
0 ─────────── 1
0.01　　　0.60

评估者内可信度

差　　　中等　　　好
0 ─────────── 1
　　　　　　0.17

评估者间可信度

差　　　中等　　　好
0 ─────────── 1
0.15　　　0.78

评估者内可信度

差　　　中等　　　好
0 ─────────── 1
　　　　0.16

STJN=距骨下关节直立

视诊 5-3

距下关节不负重时足部形态

	足前部内翻	足前部外翻	足后部内翻	足后部外翻
图示				
姿势	跟骨是垂直的或者相对于小腿的长轴轻度(<3°)内翻。距骨垂直于跟骨	MT 头相对于相反后足的水平被认为是正常的 1°~8° 的水平被认为是正常的	足是相对于后足，足外翻的跖曲，也会导致出现前足外翻	跟骨相当于胫骨轴外翻，可能与胫骨本身外翻。胫骨本身外翻。足有关。踝骨长与轴线外侧后踝骨相关。足外翻很少见。足后部活动性增大，导致内旋增加
代偿	静立负重时，前足补偿加重前足平足。在步态中，第一跖骨在接触地面前旋前过多，行程过长	静立负重时，中足偏向第一跖骨。MT 在触地时旋后。行走时，第一跖骨过早触地，导致足后旋后，从而降低肢体的缓冲能力	在步态的早期阶段，当距下关节活动度足够时，足后部会出现快速过度旋前	
证据	评估者间可信度 差 0　中等 0.64　好 1		评估者内可信度 差 0　中等 0.76　好 1	

MT = 跖骨

选择性组织测试 5-3

第一跗跖关节的位置和活动性

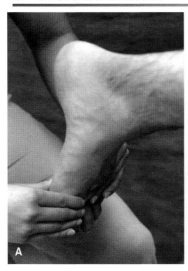
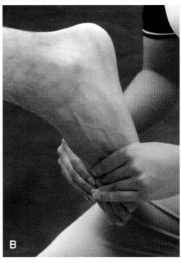

第一 MT 的静态位置和活动可以影响足部力学。应从非负重位置评估距下关节和胫距关节。(A)内侧视图;(B)外侧视图。

患者体位	俯卧位。足垂下桌沿,使距下关节和胫距关节处于中立状态(参见选择性组织测试 5-2) 非测试腿定位为髋关节屈曲,外展外旋,膝关节屈曲("4"字形体位)
测试者的位置	一手握住外侧 4 个跖骨头,另一手握住第一跖骨头
评估过程	观察第一跖骨的休息位 跖屈和背屈第一序列,注意到每个方向的活动度
阳性测试结果	僵硬的第一跖列不能维持中立位,而一个柔软的第一跖列可以有足够活动度保持正常的力线。与外侧四个跖骨头相比,第一跖骨头略低
影响因素	僵硬的第一跖列会导致过早的旋后,导致步行时减震不足,从而出现应力性骨折或籽骨炎 第一跖列活动度过大可能导致所有跖骨疼痛(跖痛症)和蹈外翻畸形

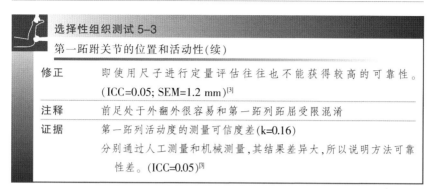

第一跖趾关节的位置和活动性(续)

修正	即使用尺子进行定量评估往往也不能获得较高的可靠性。(ICC=0.05; SEM=1.2 mm)[3]
注释	前足处于外翻外很容易和第一跖列跖屈受限混淆
证据	第一跖列活动度的测量可信度差(k=0.16) 分别通过人工测量和机械测量,其结果差异大,所以说明方法可靠性差。(ICC=0.05)[3]

MT = 跖骨

触诊

内侧结构的触诊

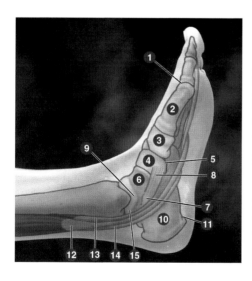

1 第一 MTP 联合

2 第一跖骨

3 楔骨

4~5 舟骨(5)舟状结节(舟骨结节)

6 距骨头

7 载距突

8 三角韧带

9 内侧结节

10~11 跟骨和(11)内侧跟骨结节

内侧肌腱(12~14):

12 趾长屈肌

13 胫骨后肌

14 足蹬长屈肌腱

15 胫后动脉

外侧结构的触诊

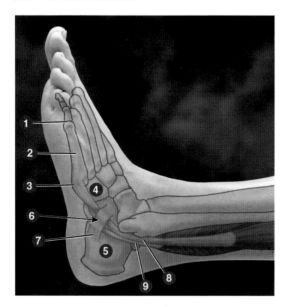

1　第五 MTP 联合

2　第五跖骨

3　茎突

4　骰骨

5　跟骨外侧边界

6　腓侧结节

7　腓骨肌下支持韧带

8　腓骨短肌

9　腓骨长肌

背侧结构的触诊

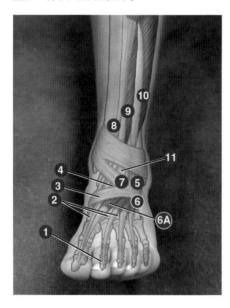

1　趾列

2　楔骨

3　舟骨

4　距骨穹隆

5　跗骨窦

6　趾短伸肌肌腱

7　伸肌下支持韧带

8　胫前肌

9　踇长伸肌

10　趾长伸肌

11　足背动脉

跖侧结构的触诊

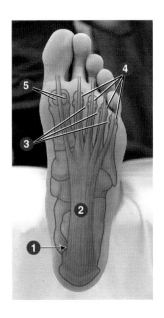

1　内侧跟骨结节
2　跖腱膜
3　跖骨间的神经(如果存在的话)
4　外侧的四个跖骨头
5　籽骨

关节和肌肉的功能评估

角度测定法 5-1

后足内翻和外翻

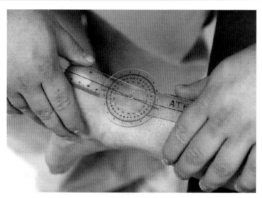

内翻至外翻 30°-0°-5°

患者体位	俯卧,踝关节及距下关节中立位
测角仪校准	
支点	跟腱的中线和内外踝连线的交点
近端臂	将固定臂置于小腿中线的上方
	将运动臂对准跟骨的中线

证据

评估者间可信度

差　　　中等　　　好

0 ————————— 1

0.62

评定者内可信度

差　　　中等　　　好

0 ————————— 1

0.15

角度测定法 5-2

第一跖趾关节夹角

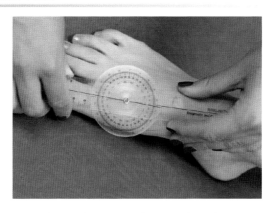

患者体位	仰卧或坐位, STJ 和脚踝处于中立状态
测角仪校准	
支点	将测角器的轴心置于 MTP 关节的背侧
近端点	将固定臂固定在第一跖骨上
远端点	将运动臂置于近节趾骨上
证据	该方法可以在第一 MTP 被动外展时使用
	(相对于第二脚趾)

MTP = 跖趾的 ; STJ = 距下关节

角度测定法 5-3
跖趾关节屈曲和伸展

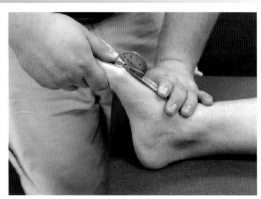

屈曲到伸展 30°-0°-70°

患者体位	仰卧,保持脚踝中立
测角仪校准	
支点	屈曲:将测角器的轴定位在背侧,MTP 关节伸直
	伸展:将测角仪放在足底表面上以测试 MTP 伸直
近端臂	将固定臂固定在 MT 的中线
远端臂	将运动臂放在近端趾骨的中线

徒手肌肉测试

 徒手肌肉测试 5–1

足趾屈曲

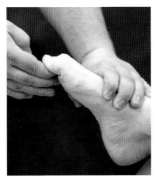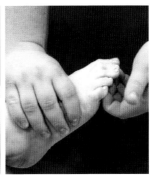

姆趾屈曲　　　　　　　　　　　外侧四趾屈曲

患者体位	患者取直腿坐位,踝关节置于中立位	
初始位置	足趾处于中立位	
稳定	通过抓住跖骨近头端稳定前足	
对抗	沿着足趾跖面	在外侧四趾跖面
主要动力 (神经支配)	姆长屈肌:趾间关节 (L4、L5、S1) 姆短屈肌:跖趾关节 (L4、L5、S1)	趾长屈肌:远端趾间关节(L5、S1) 趾短屈肌:近端趾间关节(L4、L5、S1) 小趾屈肌:第五趾跖趾关节(S1、S2)
次要动力 (神经支配)		骨间背侧肌:跖趾关节屈曲(S1、S2) 骨间足底肌:跖趾关节屈曲(S1、S2) 蚓状肌:跖趾屈曲(第一跖趾:L4、L5、 S1; 2~5 跖趾: S1、S2)
代偿/替换	趾间关节屈曲/踝关节跖屈	踝关节跖屈
注释		跖屈肌均可屈曲跖趾关节

DIP = 远端趾间关节; IP = 趾间的; MTP = 跖趾的; PIP = 近端趾间的

徒手肌肉测试 5-2

足趾背伸

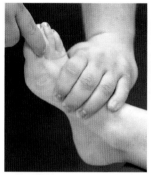   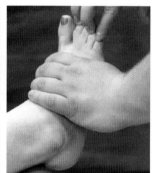

姆趾背伸   小趾背伸

患者体位	患者取直腿坐位,踝关节置于中立位	
初始位置	足趾处于中立位	
稳定	通过抓住跖骨头近端稳定前足	
对抗	近节姆趾背侧	第2~5趾背侧
主要动力	姆长伸肌(L4、L5、S1)	趾长伸肌(L4、L5、S1)
(神经支配)	姆短伸肌(L5、S1)	趾短伸肌(L5、S1)
		骨间背侧:趾间关节背伸(S1、S2)
		骨间足底肌:趾间关节背伸(S1、S2)
代偿/替换	踝跖屈	蚓状肌(趾间关节背伸)

IP = 趾间的; MT = 跖骨

被动运动分级

表 5-1	足和足趾关节囊模式和终末端感觉
关节运动方式	
跗中关节	背屈,跖曲,内收,内旋
跖趾关节:大踇趾	背伸,屈曲
跖趾关节:第 2~5 趾	屈曲,背伸
末梢的检查	
足趾屈曲	确认:趾伸肌紧张
足趾背伸	确认:趾伸屈紧
趾外展(跖趾关节)	确认:软组织牵拉(内在肌,关节囊和韧带)
趾内收(跖趾关节)	确认:软组织牵拉(内在肌,关节囊和韧带)

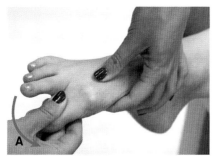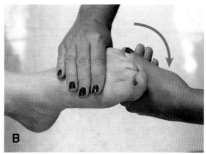

图 5-2 踇趾 (A) 和外侧四趾 (B) 的被动屈曲。

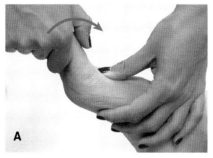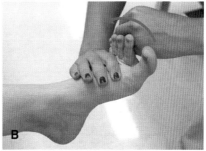

图 5-3 踇趾 (A) 和外侧四趾 (B) 的被动背伸。

关节稳定性测试

应力测试 5-1

跖趾关节和趾间关节外翻和内翻应力试验

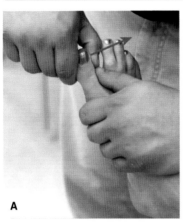

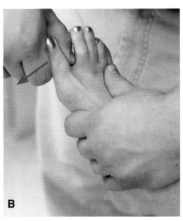

A   **B**

    蹞趾的囊韧带应力试验:(A)外翻应力作用于趾间关节;(B)内翻应力作用于跖趾关节。

患者体位	仰卧位或坐位
测试者的位置	站立位
	近侧骨骼的稳定与被测试关节的稳定密切相关
	抓住被测试关节远侧的趾骨骨干中间部分
	要注意完全显露待检查的关节,而不要握住紧张的韧带
测试步骤	外翻试验(A):远端骨向侧方移动,试图打开内侧关节
	内翻试验(B):远端骨被向内侧移动,试图打开外侧面的关节
阳性测试结果	与对侧相同关节相比,疼痛或松弛度增加或者减少
结果提示	外翻测试(A):远端骨向侧方移动,试图打开内侧的关节
	内翻测试(B):远端骨被向内侧移动,试图打开外侧面的关节
注释	关节松弛度增加,尤其是末梢感觉缺失,可能同时合并相关的骨折
证据	文献中尚缺或不确定

关节内活动评估

关节内活动 5-1
跖骨间关节滑动评估

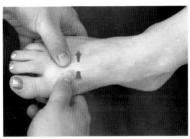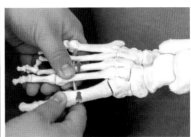

评估第一和第二跖骨头之间跖骨间关节滑动程度，在其他跖骨间重复上述试验。

患者体位	仰卧位或者坐位于桌子上,膝关节伸展
测试者的 位置	站于患者足部前方 一只手握住第一 MT 头;另一只手抓住第二跖骨头
评估步骤	固定一个 MT 头,同时向足底或足背方向移动另一个跖骨头 由内及外逐一检查,直到四个跖骨间关节都被评估
阳性测试 结果提示	和对侧足趾进行比较,疼痛或滑动程度增加或滑动减小 深部横向的 MT 间韧带或骨间韧带的创伤,或者两者创伤 没有松弛度的疼痛可能表明神经瘤的存在
证据	文献中没有或不确定

MT = 跖骨的

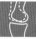

关节内活动 5-2
跗跖关节内活动

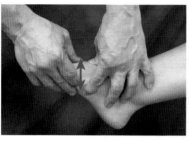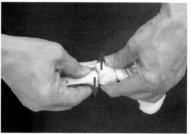

评估跗骨和跖骨基底之间的滑动度，在 5 个跗跖关节之间进行这个测试。

患者体位	仰卧位或坐位
	足外翻
	膝关节弯曲,足后固定在桌子边缘
测试者的	站于患者足部前方
位置	一手抓住 MT 近侧(例如,楔状骨,骰骨)
	另一只手抓住 MT 进行滑动
评估步骤	MT 向背侧和水平侧进行滑动
	在每个关节重复上述步骤
阳性测试	与运动相关的疼痛
结果	相对于另一只脚增加或减小滑动
结果提示	*滑动增加*:韧带松弛
	滑动减小:关节粘连,关节变化引起关节融合
修正	为了达到足够的近端稳定,可能需要楔状或球形木块
证据	

评估者间可信度

差   中等   好

0   0.98

MT = *距骨的*

关节内活动 5-3

跗骨间关节活动

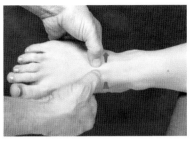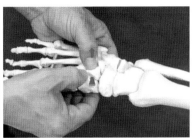

评估跗骨间关节滑动度。

患者体位	仰卧位或坐位 膝关节屈曲,足跟固定在桌子边缘
测试者的 位置	站于患者足部前方 一只手牢固地抓住跗骨的跖侧和背侧,另一只手用同样的方式抓住相邻的跗骨
评估步骤	一个跗骨背向滑动,然后稳定的临近跗骨向足底侧滑动 每个跗骨关节重复上述步骤
阳性测试 结果	与运动相关的疼痛 相对于另一只脚增加或减小滑动
结果提示	滑动增加:韧带松弛 滑动减小:关节粘连,关节变化引起关节合并
修正	为了达到足够的近端稳定,可能需要楔状或球形木块
证据	文献中没有或不确定

神经病学检查

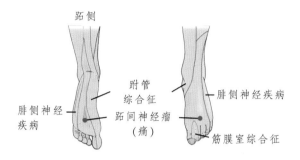

图 5-4　足的周围神经症状。

特定部位疾病

足结构对病症的影响

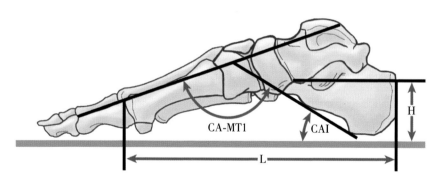

图 5-5　通过负重 X 线片计算脚弓的高度和长度。H=高度；L=长度；CA-MT1=跟骨的第一跖骨角；CAI=跟骨倾斜角。

选择性组织
测试

选择性组织测试 5-4

舟骨落差试验

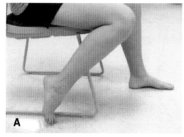

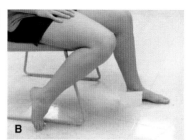

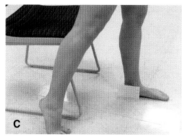

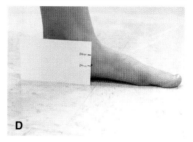

　　舟状骨落差试验,被认为是一种旋前程度的评估,在负重和无负重状态下舟状骨位置变化的评估。注意:体重应该均匀地分布在两脚之间(为了清晰起见,把非测试腿移开)。

患者体位	坐位,双足放在地面上
测试者的位置	位于患者前方
评估步骤	(A)患者足底紧贴地面,但无负重,距下关节处于中立位置。患足不负重,在舟状结节处做标记
	(B)虽然脚仍和地面有接触,但是无负重,把纸卡贴着内侧足弓放置,在舟状结节水平在卡片上做个标记
	(C)患者站立位,体重均匀地分布在两脚之间,脚处于放松的旋前位。触诊舟状结节点并用点标记,在索引卡上记录这个点的高度
	(D)舟状骨的相对位移(下降)通过两个标记之间的距离决定

选择性组织测试 5-4

舟状骨落差试验(续)

	脚的灵活性由坐位和站位的舟状骨相对位移来分级[4]:
阳性测试	>2.3 cm = 非常灵活
结果	1.8~2.3 cm = 灵活
	0.6~1.8 cm = 正常
	1.1~0.6 cm = 僵硬
	<0.0 cm = 非常僵硬
	旋前受限或过度
结果提示	舟状骨下降的相对静态测量和旋前的程度相关
注释	过度的前足内翻(>8°)和增加的舟状下降之间关联很大[5]
	与舟状下降测试相关的低评分者间信度和评估距下关节中立低可靠性有关。负重状态下的舟状骨高度(第二次舟状骨下降测试的误差测量)和X线下测量的负重状态下的舟状骨高度相关[6]。

证据

评估者间可信度	评定者内可信度
差 中等 好	差 中等 好
0 ┣━━━━━┫ 1	0 ┣━━━━━┫ 1
0.57	0.69

STJ = 距下关节

选择性组织测试 5-5
扁平足牵拉测试;测试柔软度

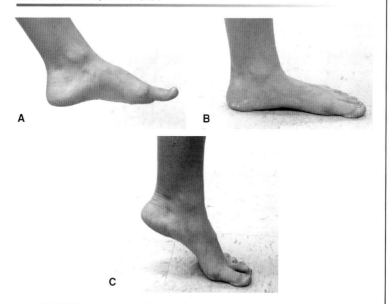

A B

C

　　扁平足柔软度。(A)在无负重状态下患者显示正常的足弓。(B)在负重状态下,足弓消失。(C)当患者抬起一个脚趾,依靠绞盘作用足弓又重新出现。足底筋膜炎发生时,牵拉测试会引起疼痛。阳性体征和足底筋膜炎的发生高度相关,但是阴性体征对排除这个病症没有帮助[7]。

患者体位	坐在检查桌的边缘
测试者的 位置	站于患者足侧
评估步骤	患者处于无负重状态,检查者记录内侧纵向足弓的位置(A)。 检查者指导患者站立使体重均匀地分布在两脚(B)。嘱患者在被测试的肢体侧单腿脚后跟抬起(C)
阳性测试 结果	当患者存在柔软的扁平足时,注意当其抬起脚趾,足弓是否再出现。牵拉测试(用于鉴别足底筋膜炎)可能产生疼痛 当患者无负重时内侧纵弓消失,而有负重时,内侧纵向足弓存在。在 C 部分如果重新出现疼痛,则牵拉测试阳性

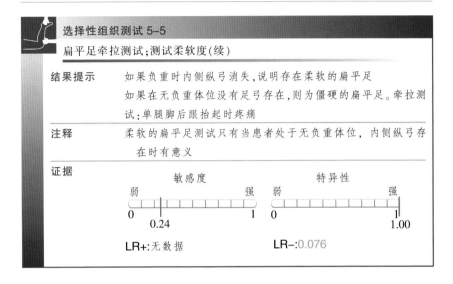

选择性组织测试 5-5

扁平足牵拉测试；测试柔软度(续)

结果提示	如果负重时内侧纵弓消失,说明存在柔软的扁平足
	如果在无负重体位没有足弓存在,则为僵硬的扁平足。牵拉测试:单腿脚后跟抬起时疼痛
注释	柔软的扁平足测试只有当患者处于无负重体位,内侧纵弓存在时有意义
证据	

敏感度　　　　　　　　　　　特异性

弱　　　　　　　强　　　　弱　　　　　　　强

0　　　0.24　　　1　　　0　　　　　　1.00

LR+:无数据　　　　　　　　LR-:0.076

跗管综合征

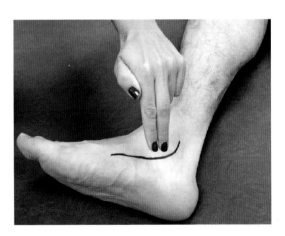

图 5-6　跗管综合征的末端标记定位,通过叩击胫后神经走行区域诱发足和足趾的症状。

选择性组织测试 5-6

跗管综合征的背屈-外翻试验

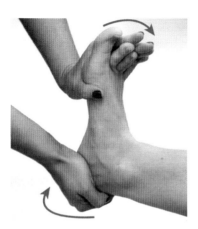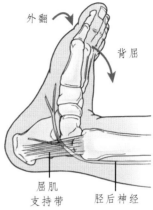

通过将足跟过度旋前,牵拉胫后神经来复制步行中过度用力和(或)过度刺激该神经的机制[91]。

患者体位	坐位,腿离开桌子
测试者的位置	在患者足侧
评估步骤	被动外翻脚后跟(跟骨和距骨),背屈足和脚趾
	保持姿势 5~10 秒
阳性测试结果	疼痛激惹和(或)感觉异常放射到足部
结果提示	胫后神经功能损伤
修正	在这个过程中,可诱发神经刺激症状
注释	和牵拉测试的背屈-外翻试验做比较,尸体研究在胫后神经和足底筋膜增加了应力。这两种试验在这两个情况下无明显区别[9]

证据

　　　　　　敏感度　　　　　　　　　　　特异性

弱　　　　　　　　　强　　　弱　　　　　　　　　强

0　　　　　　　　　　1　　0　　　　　　　　　　1

　　0.24　　　　　　　　　　　　　　　　　0.99

LR+:81.00　　　　　　**LR−:**0.19

急性骨折

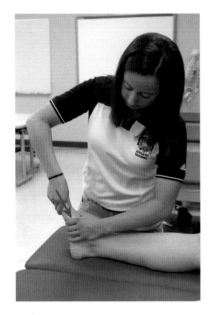

图 5-7　跖骨疑似骨折的长骨轴向加压试验。一个纵向力被置于骨的轴上。在骨折的情况下，两个断端的挤压会导致疼痛，可能还会出现"假关节"，如果有明显的严重骨折不要做这个测试。

跖骨间神经瘤

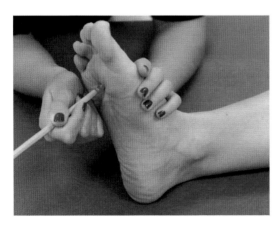

图 5-8　用拇指触诊跖骨间隙及趾蹼，从而确定跖间神经瘤的存在。

选择性组织测试 5-7
跖骨间神经瘤的 Mulder 征

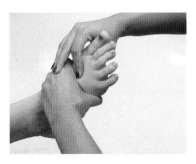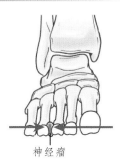

神经瘤

　　Mulder 征是手动挤压横向足弓,压力作用于跖间神经,诱发和跖骨间神经瘤相同的症状。

患者体位	坐位
测试者的位置	站于患者足侧
评估步骤	一手沿着第 5 跖骨远端,另一手沿着第 1 跖骨的远端,对横向弓施加压力进行挤压。用拇指和示指加压于有症状的跖骨间隙
阳性测试结果	弹响,疼痛和(或)重现症状
结果提示证据	跖骨间神经瘤

敏感度　　　　　　　　　　　　特异性

弱　　　　　　　　　强　　弱　　　　　　　　　强

0　　　　　　　　　　　　0　　　　　　　　　1
　　　　　　　0.95　　　　　　0.50
　　　　　　　0.99

LR+: 0.90　　　　　　**LR−:** 0.05

MT = 跖骨的

参考文献

1. Nilsson, MK, et al: Classification of the height and flexibility of the medial longitudinal arch of the foot. *J Foot Ankle Res.* 5:3, 2012.

2. Van Beek, C, and Greisberg, J: Mobility of the first ray: review article. *Foot Ankle Int.* 32:917, 2011.

3. Glascoe, WM, et al: Criterion-related validity of a clinical measure of dorsal first ray mobility. *J Orthop Sports Phys Ther.* 35:589, 2005.

4. Rotta, I, et al: Efficacy and safety of topical antifungals in the treatment of dermatomycosis: a systematic review. *Br J Dermatol.* 166:927, 2012.

5. Buchanan, KR, and Davis, I: The relationship between forefoot, midfoot, and rearfoot static alignment in pain-free individuals. *J Orthop Sports Phys Ther.* 35:559, 2005.

6. Menz, HB, and Munteanu, SE: Validity of 3 clinical techniques for the measurement of static foot posture in older people. *J Orthop Sport Phys Ther.* 35:279, 2005.

7. De Garceau, D, et al: The association between diagnosis of plantar fasciitis and windlass test. *Foot Ankle Int.* 24:251, 2003.

8. Kinoshita, M, et al: The dorsiflexion-eversion test for diagnosis of tarsal tunnel syndrome. *J Bone Joint Surg.* 83(A):1835, 2001.

9. Alshami, AM, et al: Biomechanical evaluation of two clinical tests for plantar heel pain: the dorsiflexion-eversion test for tarsal tunnel syndrome and the windlass test for plantar fasciitis. *Foot Ankle Int.* 28:499, 2007.

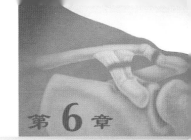

踝关节和腿部疾病

第 6 章

踝关节和腿部的临床检查

检查大纲

第五跖骨基底
第三腓骨肌
前区结构触诊
前胫骨轴
胫骨前肌
拇长伸肌
趾长伸肌
距骨穹隆
伸肌支持带
跗骨窦
内侧结构触诊
内踝
三角肌韧带
载距突
弹簧韧带
舟骨
舟骨结节
胫骨前肌
胫骨后肌
蹈长屈肌
趾长屈肌
后区结构触诊
腓肠肌和比目鱼肌
跟腱
跟骨滑囊
跟骨
跟腱下囊

关节和肌肉功能评估

测角术
跖屈/背屈
关节主动活动度
跖屈
背屈

内翻
外翻
徒手肌力测定
背屈和旋后
外翻和内翻
跖屈
后足反转
关节被动活动度
跖屈
背屈
内翻
外翻

关节稳定性测试

应力试验
内翻应力试验
外翻应力试验
关节运动评估
距骨内侧滑动
外侧滑动(棉花试验)
远端胫骨腓骨滑动

神经系统评估

下肢神经检查
腓总神经
胫神经

血管评估

足背脉冲
胫后脉冲
毛细血管再充盈

区域特定病症和选择性组织测试

踝关节扭伤
外侧踝关节扭伤

■ 前抽屉测试　　　　　　　　　跟骨骨骺炎

下胫腓联合综合征　　　　　　　跟腱断裂

■ 挤压测试　　　　　　　　　■ 汤普森测试

内侧踝关节扭伤　　　　　　　　腓骨肌腱病症

踝关节和腿部骨折　　　　　　　内侧胫骨应力综合征

距后三角籽骨损伤　　　　　　　应力性骨折

跟腱病症　　　　　　　　　　　筋膜间室综合征

跟腱止点炎

病史

表 6-1	基于疼痛部位的鉴别诊断			
	疼痛部位			
	外侧	前区	内侧	后区
软组织	外踝韧带扭伤	伸肌支持带扭伤	三角韧带扭伤	小腿三头肌撕裂
	联合韧带扭伤	韧带联合扭伤	关节撞击综合征	跟腱附着点炎
	关节撞击综合征	胫骨前肌或长脚伸肌腱撕裂	胫骨后肌撕裂或肌腱炎	跟腱断裂
	腓骨肌腱半脱位（变形）	胫骨前肌或长脚趾长伸肌肌腱病变	胫骨后肌肌腱炎	跟骨腱下滑囊炎
	腓骨肌撕裂	前筋膜室综合征	胫后神经压迫（踝管综合征 TTS）	跟骨皮下滑囊炎
	腓骨肌腱炎	骨间膜损伤		深静脉血栓性静脉炎
	骨间膜损伤腓神经损伤	前胫腓韧带扭伤		后胫腓韧带扭伤
骨	踝、距骨和（或）跟骨外侧韧带撕裂	胫骨应力骨折	内侧韧带撕裂	跟骨骨折

表 6-1	基于疼痛部位的鉴别诊断(续)

疼痛部位

外侧	前区	内侧	后区
外踝骨折	胫骨骨折	内踝撕脱性骨折	关节炎
腓骨应力性骨折	距骨骨折	内踝骨折	距后三角籽骨创伤
无移位的腓骨骨折	距骨软骨炎	关节炎	
第五跖骨骨折	骨关节炎		
腓骨肌腱撕裂	骨膜炎		
骨关节炎			

表 6-2	踝关节损伤机制和由此导致的组织损伤机制

单平面运动	张力	压力
内翻	外侧结构:距腓前韧带,跟腓韧带,后距腓韧带,外侧关节囊和腓骨肌腱;外踝骨折	内侧结构:内踝,三角韧带和胫后神经,胫动脉,胫静脉
外翻	内侧结构:三角韧带,胫骨后肌和趾长屈肌,胫后神经,胫动脉	外侧结构:外侧踝和外侧关节囊
跖屈	前区结构:前囊,趾长伸肌,胫骨前肌和伸肌支持带 外侧结构:距腓前韧带	后区结构:后关节囊,跟骨腱下囊,跟骨皮下滑囊,三角籽骨和距骨
背屈	后区结构:小腿三头肌,跟腱,胫骨后肌,踇长屈肌,趾长屈肌 外侧结构:距后腓韧带,腓骨肌腱	前区结构:前囊,韧带联合和伸肌支持带,前距骨

检查

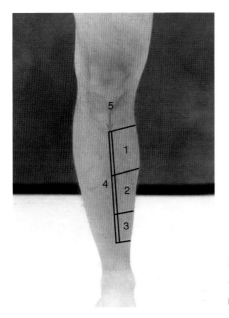

图 6-1 疼痛区和解剖学相关性。1.趾长屈肌;2.跨长屈肌;3.胫骨后肌;4.胫骨嵴;5.胫骨结节。

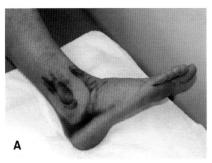
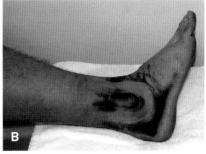

图 6-2 踝关节外侧囊的损伤会导致踝关节周围和远端水肿。注意正常踝关节轮廓和内侧形成的变形瘀斑。

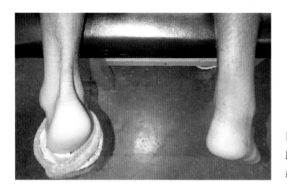

图 6-3　跟腱断裂。右侧的跟腱已经断裂。注意跟骨近端的凹陷及受累肿胀。

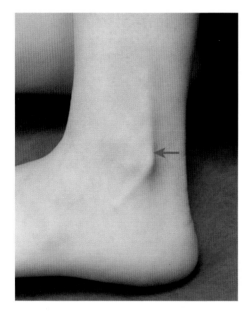

图 6-4　可观察到的腓骨肌腱脱位。在某些情况下可观察到腓骨肌腱,因为它从腓骨沟中脱位出来。

触诊

腓骨结构触诊

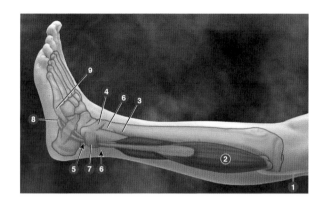

1　腓总神经
2　腓侧肌肉群
3　腓骨干
4　胫腓前韧带
5　胫腓后韧带
6　骨间膜
7　腓骨肌上支持带
8　腓骨结节
9　腓骨肌下支持带

外侧踝关节触诊

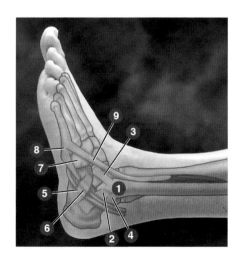

1　外踝
2　跟腓韧带
3　距前腓韧带
4　距后腓韧带
5　腓骨肌下支持带
6　跟骨腓侧结节
7　骰骨
8　第五跖骨基底
9　第三腓骨肌

前区结构触诊

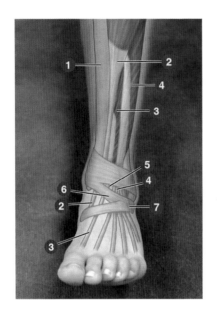

1 胫骨干

2 胫骨前肌

3 踇长伸肌

4 趾长伸肌

5 距骨穹隆

6 伸肌支持带

7 跗骨窦

内侧结构触诊

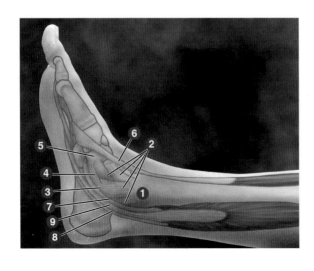

1 内踝

2 三角肌韧带

3 载距突

4 弹簧韧带

5 舟骨和舟骨结节

6 胫骨前肌

7 胫骨后肌

8 踇长屈肌

9 趾长屈肌

后区结构触诊

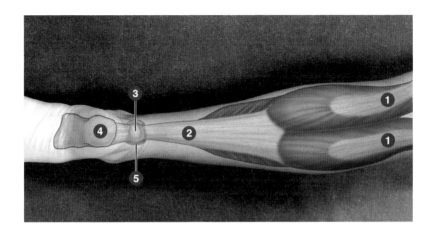

1 腓肠肌和比目鱼肌复合结构
2 跟腱
3 跟骨滑囊
4 跟骨
5 跟腱下滑囊

也涉及脚部的触诊(第 107 页)

关节和肌肉功能评估

角度测定 6-1

踝关节跖屈/背屈

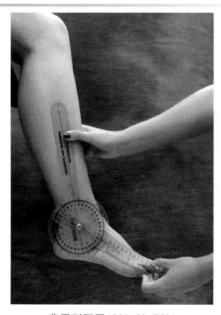

背屈到跖屈 (20°-0°-50°)

患者体位	坐位,膝关节弯曲成 90°,踝关节处于解剖学位置
测角仪校准	
支点	将外踝尖设定为圆心
近端臂	使固定臂与腓骨长轴对齐
远端臂	使运动臂与脚的底部平行
修正	可以使患者俯卧、膝关节弯曲到 90°测量背屈
注释	避免脚趾伸直或脚部弯曲
	在临床测量背屈时要注意腓肠肌的紧张程度会影响到测量结果
	测量时,踝关节处于测角仪 90°位置(解剖学位置),意味着测角仪处于 0°位置

角度测定 6-1

踝关节跖屈/背屈(续)

证据

评估者间可信度	评定者内可信度
差　　　中等　　　好	差　　　中等　　　好
0 ——————————— 1	0 ——————————— 1
0.50	0.89

徒手肌肉测试

徒手肌肉测试 6-1

背屈和旋后

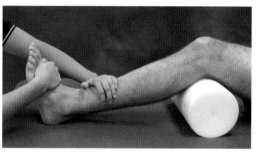

患者体位	坐位或膝关节下垫一个圆枕支撑的躺坐姿
测试体位	膝关节弯曲
	脚部处于背屈和旋后的中立位
稳定部位	胫骨远端,防止膝关节伸展和股骨外旋
抵抗部位	脚背的中间部位
主要运动肌肉	胫骨前肌(L4、L5、S1)
(神经支配)	
次要运动肌肉	拇长伸肌(L4、L5、S1)
(神经支配)	趾长伸肌(L4、L5、S1)
	第三腓骨肌(L4、L5、S1)
替代方法	膝关节伸直
	拇趾伸直
注释	确保脚趾放松以减少趾长伸肌的影响

徒手肌肉测试 6-2

外翻和旋前

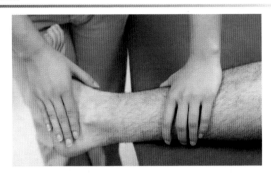

患者体位	健侧卧位,健肢屈髋 与臀部弯曲相反
测试体位	脚部伸出桌子末端外,处于外翻和内旋的中间位置
稳定部位	小腿
抵抗部位	足的外侧部
主要运动肌肉 (神经支配)	腓骨长肌(L4、L5、S1) 腓骨短肌(L4、L5、S1)
次要运动肌肉 (神经支配)	趾长伸肌(L4、L5、S1)
替代方法	跖屈 脚趾伸直
注释	避免脚趾伸直以减少对趾长伸肌的作用

徒手肌肉测试 6-3

跖屈肌

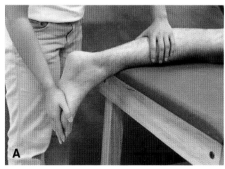 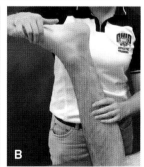

患者体位	俯卧姿势
测试体位	腓肠肌：(A)脚部离开桌面,膝关节伸直,踝关节处于中立的位置
	跟腱：(B)膝关节弯曲大于30°
稳定部位	踝关节近端
抵抗部位	足的跖侧
主要运动肌肉	腓肠肌(S1、S2)
(神经支配)	比目鱼肌(S1、S2)
	跖肌(S1、S2)
次要运动肌肉	趾长屈肌(S1、S2)
(神经支配)	踇长屈肌(L4、L5、S1)
	胫骨后肌(L4、L5、S1)
替代方法	膝关节屈曲
注释	避免脚趾屈曲以减少对趾长屈肌和踇长屈肌的作用
	避免内翻以减少对胫骨后肌的作用
	因为跖屈肌是非常强壮的肌肉群,单足提踵的力量可能会是测定肌力的一个更好的指标

徒手肌肉测试 6-4
后足内翻

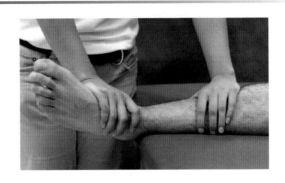

患者体位	健侧卧位,健肢屈髋
测试体位	脚部伸出桌子边缘外,踝关节保持休息位
稳定部位	小腿远侧内侧
抵抗部位	脚部的内侧部位(舟骨,内侧楔骨)
主要运动肌肉	胫骨后肌(L4、L5、S1)
（神经支配）	
次要运动肌肉	趾长屈肌(L5、S1)
（神经支配）	鿢长屈肌(L4、L5、S1)
替代方法	跖屈
	屈趾
注释	避免脚趾伸展以减少对趾长屈肌和鿢长屈肌的作用

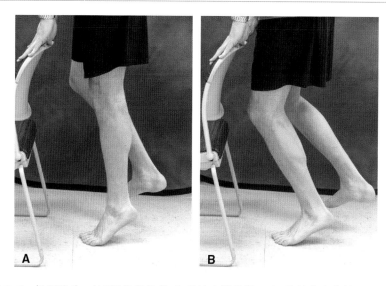

图 6-5 提踵试验。(A)膝关节伸直,包括检查腓肠肌。(B)膝关节弯曲使比目鱼肌显露出来。

关节被动活动度

表 6-3	踝关节囊形态和终末端感觉
踝关节囊形态:跖屈和背屈	
踝关节的跖屈	固定−软组织张力
踝关节的背屈	固定−软组织张力
距下关节囊形态:旋后和内旋	
距下关节的内翻	固定−软组织张力
距下关节的外翻	固定−软组织张力

关节稳定性测试

应力试验

应力试验 6–1

前抽屉试验

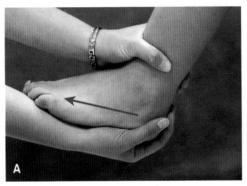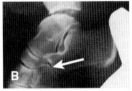

(A)前抽屉测试是为了检查前距腓韧带的完整性。(B)前抽屉测试阳性结果的 X 线透视图. 注意距骨相对于胫骨的前移位。

(B 图来源:Courtesy of Donatelli, RA. *Biomechanics of the Foot and Ankle.* Philadelphia, PA: F.A. Davis Company; 1990.)

患者体位	坐在桌子边上,膝关节屈曲,以防止腓肠肌过紧,影响测试结果
测试者的 位置	坐在患者面前 一只手固定腿,注意不要阻挡关节 另一只手罩住跟骨,前臂以轻微的跖曲姿势支撑脚部(从解剖学方位 10°~20°)[1,2]
评估过程	保持胫骨稳定的同时,跟骨和距骨会向前拉动
阳性测试 结果	距骨会从踝穴的底部向前滑,而不是从上部(假设它是稳定的),可能会有一个明显的声音,是由于距骨的半脱位和复位,患者会表示有点疼
结果提示	前距腓韧带及相关的关节囊扭伤

应力试验 6-1

前抽屉测试(续)

修正	检查时患者可以仰卧位,但膝关节至少要屈曲 30°,以消除腓肠肌的影响。当跟骨拉向前时,胫骨可被向后推
注释	疼痛或恐惧会导致患者小腿三头肌收缩,从而产生假阴性结果。不要使用过大力量去试图消除这种反应[3] 前抽屉试验可以有效地鉴别 ATFL 完整的扭伤和单纯 ATFL 损伤。但是要从一个包含 CFL 损伤的外踝扭伤中鉴别出 ATFL 扭伤就不那么敏感了[4]
证据	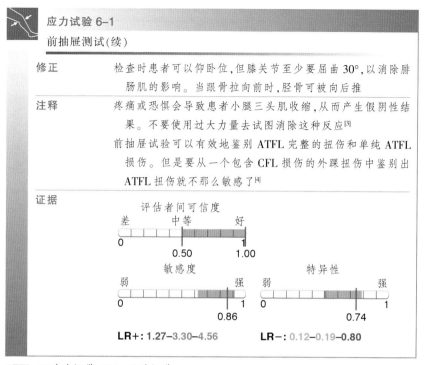

评估者间可信度

差　　中等　　好

0　　0.50　　1.00

敏感度

弱　　　　强

0　　0.86　　1

特异性

弱　　　　强

0　　0.74　　1

LR+: 1.27–3.30–4.56　　　**LR−: 0.12–0.19–0.80**

ATFL:距腓前韧带;CFL:跟腓韧带

应力试验 6-2

外翻(距骨倾斜)应力试验

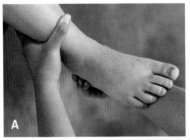
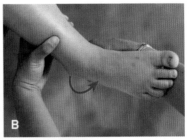
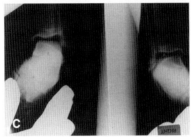

　　(A和B)外翻应力试验(距骨倾斜试验),检查跟腓韧带的完整性。(C)外翻应力下的X线片。

患者体位	仰卧或坐在桌面上
测试者的 位置	在患者前方
	一只手抓住跟骨和距骨作为一个整体,并使脚和脚踝维持10°的背屈,以张紧跟腓韧带[4]
	另一只手固定住腿,拇指或示指放在跟腓韧带处,那么一旦距骨远离关节就可以感觉得到
评估过程	手要握住跟骨并施加一个外翻的应力,通过慢慢地旋转跟骨,造成距骨倾斜
阳性测试 结果	与健侧相比,距骨倾斜或间隙过大(比如大于10°),同时伴有或不伴有疼痛
结果提示	一旦累及跟腓韧带,距腓前韧带和距腓后韧带也可能受累
修正	可以用踝关节在不同位置的活动度来评估外侧关节囊的不同部位的外翻程度

应力试验 6-2
外翻(距骨倾斜)应力试验(续)

注释　　损伤的严重程度与踝关节相对松弛的程度相关,当踝关节有
　　　　外伤史且残留一定的关节松弛,这将掩盖此次外伤的严重
　　　　程度[1,4]

证据

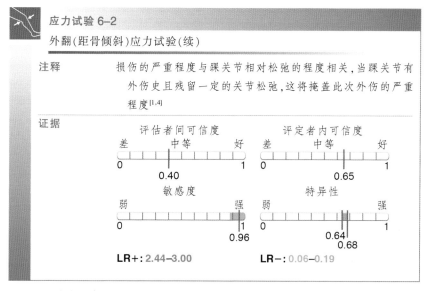

ATFL=距腓前韧带;CFL=跟腓韧带

应力试验 6-3

外翻应力试验（距骨倾斜）

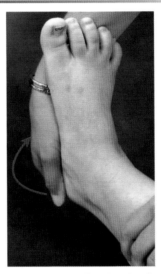

外翻应力试验是为了确定三角韧带的完整性,特别是内侧韧带。

患者体位	仰卧或者坐着,腿放在桌子边缘
测试者的 **位置**	位于患者面前 一只手抓住跟骨和距骨作为一个整体,并使脚踝维持中立位置,拇指和示指放在三角韧带处,那么一旦距骨远离关节就可以感觉到 另一只手固定腿
评估过程	握住跟骨的那只手横向滚动,倾斜距骨并使内侧踝穴间隙增大
阳性测试 **结果**	和健侧相比,距骨倾斜明显并伴有关节间隙增宽,伴有或不伴有疼痛
结果提示	三角韧带扭伤;下胫腓联合扭伤
注释	疼痛的位置与受损结构相关
证据	文献尚无或不确定

选择性组织
测试

外旋试验（Kleiger 试验）

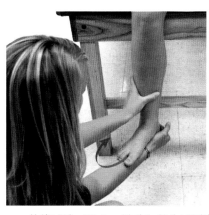
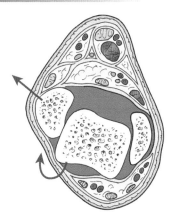

　　外旋试验（Kleiger 试验）是为了测定三角韧带或远端下胫腓联合的损伤。伤及的结构决定疼痛的位置。外旋距骨会在腓骨上产生一个侧向应力，会通过联合韧带传递并牵拉三角韧带。

患者体位	坐位,腿在桌子边缘弯曲
测试者的 　位置	位于患者面前 一只手固定腿,注意不要压到远端下胫腓联合 另一只手抓住足的中间部位并使脚踝维持中立位
评估过程	足和距骨外旋,同时保持腿的稳定 给联合韧带施压,同时脚踝保持背伸位 给三角韧带施加应力时踝关节保持中立位或轻微的跖屈
阳性测试 　结果	三角韧带受累:关节内侧痛。检查者可感觉到距骨从内踝移位 韧带联合受累:远端下胫腓联合处,内踝的前外侧疼痛
结果提示	内侧疼痛是三角韧带损伤的标志 TiB FIB 韧带前或后部区疼痛可考虑联合韧带病变，除非有 　其他诊断(例如,踝关节骨折) 腓骨远端骨折
注释	测试期间由于远端下胫腓联合引起的疼痛可能与延长的恢 　复时间有关[5]

150　骨科与运动损伤检查手册

选择性组织测试 6-1

外旋试验(Kleiger 试验)(续)

证据

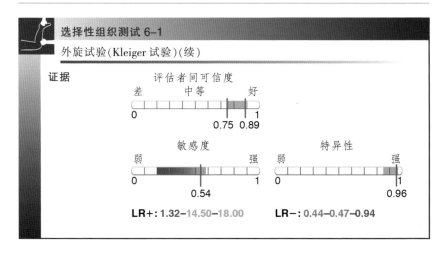

评估者间可信度

差　　中等　　好

0　　　　　　　　0.75　0.89

敏感度

弱　　　　　　强

0　　　　　　　1

0.54

特异性

弱　　　　　　强

0　　　　　　　1

0.96

LR+: 1.32–14.50–18.00　　　**LR–: 0.44–0.47–0.94**

关节活动评估

关节活动 6-1
踝关节活动度

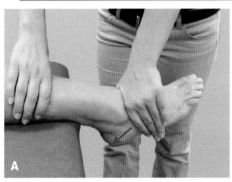

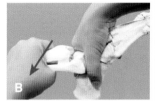

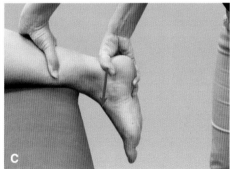

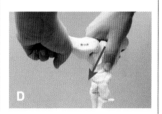

限制踝关节后部会降低背屈能力。降低踝关节的前部活动会限制跖曲。

患者体位	后关节活动：仰卧位，脚置于桌缘外，踝关节轻度跖屈
	前关节活动：俯卧，脚置于桌缘外；脚踝轻微跖屈
测试者的位置	后关节活动：位于患者脚边
	一只手固定住小腿远端，固定跟骨后部。另一只手位于距骨前面
	前关节活动：位于台面边缘
	近侧手靠着台面固定住腿的远端。远端的手握住跟骨
评估过程	后关节活动：对距骨施加一个向后的力
	前关节活动：对距骨施加一个向前的力

关节活动 6-1

踝关节活动度(续)

阳性测试结果	活动度降低
	活动度过大
	疼痛
结果提示	活动度降低——关节粘连
	活动度过大——韧带和(或)关节囊松弛
证据	缺乏文献或文献不准确

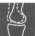

关节活动 6-2

内侧距下关节活动度

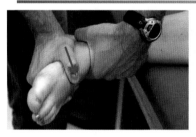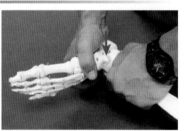

固定距下关节后,评估距下关节内侧和外侧的运动量(横向滑动的程度)

患者体位	内侧滑动:侧卧,非检查侧在下。距下关节中立位(见 103 页距下关节中立位)
	外侧滑动:侧卧,检查侧在下。距下关节中立位
	胫骨远端底部可放置一条毛巾
测试者的位置	一只手在踝穴处固定距骨
	另一只手握住跟骨
评估过程	用力将距骨向内侧、外侧移动
阳性测试结果	相比另一侧,距骨在内侧或外侧的移动增加或减低
结果提示	结果和对侧(健侧)脚对比
	内侧滑动降低与旋前功能降低或者跟骨外翻有关
	外侧滑动降低与旋后功能降低或者跟骨内翻有关
注释	内侧滑动功能降低通常和踝关节外侧扭伤有关
证据	缺乏文献或文献不准确

关节活动 6-3

Cotton 试验(距骨外侧滑动)

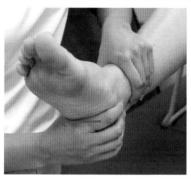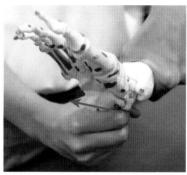

Cotton 试验是为了检查距骨在踝穴内向外侧平移的程度。

患者体位	仰卧或坐位,踝关节保持中立位
测试者的 **位置**	一只手抓住踝关节近端,稳定小腿,但不要挤压远端胫腓下 　联合 另一只手握住跟骨和距骨
评估过程	给距骨施加一个向外侧移动的力
阳性测试 　**结果**	与另一侧对比,距骨的向外移动增多 疼痛[6]
结果提示	远端下胫腓联合扭伤
注释	经关节镜证实的下胫腓联合扭伤与 Cotton 试验阳性相关
证据	缺乏文献或文献不准确

关节活动 6-4
远端胫腓关节活动度

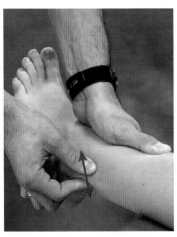
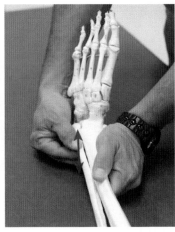

此检查是为了确定下胫腓韧带前后活动的活动量。

患者体位	仰卧或坐位,脚踝放松逐渐至跖屈
测试者的位置	外踝处握住腓骨并固定胫骨
评估过程	相对于胫骨,向腓骨施加斜向前方的压力移动腓骨
阳性测试结果	活动度降低 活动度过大 疼痛
结果提示	远端下胫腓联合扭伤
修正	远端腓骨和胫骨可以被挤压,以鉴别横向运动量
注释	相比于移动度增加,疼痛是衡量下胫腓联合损伤的更加可靠的指征
证据	缺乏文献或文献不准确

神经功能评估

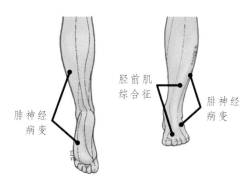

图 6-6　脚踝和腿的局部神经病变。这些发现应与远端的神经分布相吻合。

腓神经
病变

胫前肌
综合征

腓神经
病变

血管评估

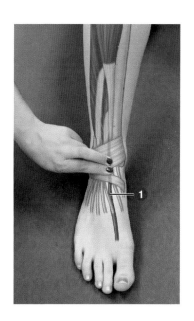

1.足背动脉

156　骨科与运动损伤检查手册

选择性组织测试

 选择性组织测试 6-2

挤压试验

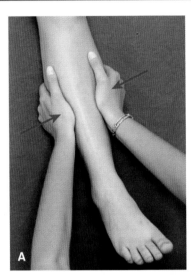
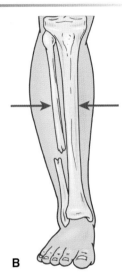

A　　　　　　　　　　　　　　B

　　挤压试验是为了鉴别腓骨骨折或韧带扭伤。在小腿横向施加压力并远离疼痛部位。如果存在明显的骨折,此试验是不必要的。

患者体位	仰卧并伸膝
测试者的位置	站在患肢旁边或者前面,手握住胫骨和腓骨的后面并远离疼痛的部位
评估过程	轻轻挤压腓骨和胫骨,如果没有疼痛或其他症状则逐渐增加压力。向患处移动直到出现疼痛
阳性测试结果	出现疼痛,尤其当远离挤压部位的时候
结果提示	(A)当腓骨干出现疼痛时为腓骨严重骨折或应力性骨折
	(B)当远端下胫腓联合出现疼痛则为下胫腓联合扭伤
注释	避免过快过大增加压力,应逐渐递增
	对于下胫腓联合扭伤,甚至都出现了其他的临床表现,该测试也很少出现阳性结果,因此它的用处很有限[6]

选择性组织
测试

选择性组织测试 6-2

挤压试验(续)

证据

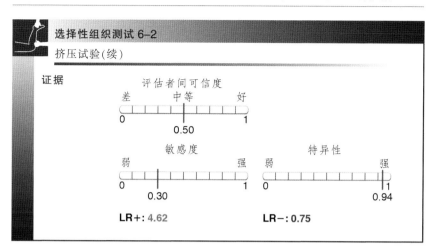

框 6-1

渥太华足踝损伤诊断标准

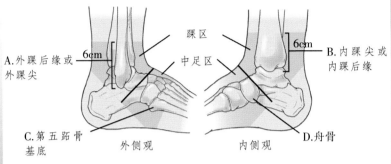

A.外踝后缘或外踝尖　6cm　踝区　中足区　6cm　B.内踝尖或内踝后缘

C.第五跖骨基底　外侧观　内侧观　D.舟骨

描述

修订后的《渥太华足踝损伤诊断标准》提供了评价标准,以确定何时向患者推荐做 X 线检查

放射学推荐标准

患者在受伤和检查时均不能走四步

如果在 A 区或 B 区触诊时引起疼痛,则应拍摄踝关节 X 线片

如果在 C 区或 D 区触诊时引起疼痛,则应拍摄足部 X 线片

修复

A 和 B 区域扩大至内外侧踝关节的中线[4,8]

证据

该设计有高度敏感性,所以不会漏掉骨折。当应用于骨骼成熟的成年人时,渥太华足踝损伤诊断标准有较高的阴性预测值。这些标准在儿童中也得到了验证。如果遵循该方法,那么骨折就不太可能被漏诊。规则很保守,会导致相应较低的特异性(0.26~0.48),表明许多没有骨折的患者仍被医生拍摄了 X 线片。涉及到踝关节疼痛的位置修改,特异性提高到了 0.42~0.59[4,11]

选择性组织测试 6-3
汤姆森试验

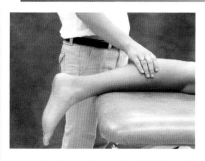
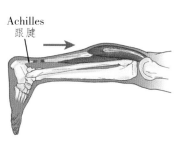

Achilles
跟腱

汤姆森试验是为了检测跟腱断裂。当跟腱是完整的,挤压小腿肌肉会出现轻微的跖屈。当挤压小腿但足部没有变化时,汤姆森试验就是阳性的,表示肌腱撕裂。

患者体位	俯卧,脚离开台面
测试者的位置	站在患肢一侧,一只手放在小腿部的肌腹上
评估过程	检查者挤压小腿肌肉,并观察脚部跖曲
阳性测试结果	挤压小腿时,脚部没有跖曲
结果提示	跟腱撕裂

证据

敏感度

弱 强
0   0.90 1
              0.96

特异性

弱 强
0   0.98
              0.99

LR+: 48.00–90.00   **LR−:** 0.04–0.10

参考文献

1. Lynch, SA: Assessment of the injured ankle in the athlete. *J Athl Train*, 37:406, 2002.
2. Corazza, F, et al: Mechanics of the Anterior Drawer test at the ankle: the effects of ligament viscoelasticity. *J Biomech*, 38:2118, 2005.
3. Tohyama, H, et al: Anterior Drawer test for acute anterior talofibular ligament injuries of the ankle: how much load should be applied during the test? *Am J Sports Med*, 31:226, 2003.
4. Vela, L, Tourville, TW, and Hertel, J: Physical examination of acutely injured ankles: an evidence-based approach. *AthlTher Today*, 8:13, 2003.
5. Hertel J, et al: Talocrural and subtalar instability after lateral ankle sprain. *Med Sci Sports Exer*, 31:1501, 1999.
6. Alonso, A, Khoury, L, and Adams, R: Clinical tests for ankle syndesmosis injury: reliability and prediction of return to function. *J Orthop Sports Phys Ther*, 27:276, 1998.
7. Beumer, A, Swierstra, BA, and Mulder, PG: Clinical diagnosis of syndesmotic ankle instability: evaluation of stress tests behind the curtains. *Acta Orthop Scand*, 73:667, 2002.
8. Leddy, JJ, et al: Prospective evaluation of the Ottawa ankle rules in a university sports medicine center: with a modification to increase specificity for identifying malleolar fractures. *Am J Sports Med*, 26:158, 1998.
9. Gravel, J, et al: Prospective validation and head-to-head comparison of 3 ankle rules in a pediatric population. *Ann Emerg Med*, 54:534, 2009.
10. Bachmann, LM, et al: Accuracy of Ottawa ankle rules to exclude fractures of the ankle and mid-foot: systematic review. *Br J Med*, 326:417, 2003.
11. Leddy, JJ, et al: Prospective evaluation of the Ottawa ankle rules in a university sports medicine center. With a modification to increase specificity for identifying malleolar fractures. *Am J Sports Med*, 26:158, 1998.

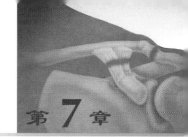

膝关节疾病 第7章

膝损伤的临床检查

检查大纲

内侧副韧带

股骨内侧髁和内上髁

内侧胫骨平台

鹅足肌腱和滑囊

半肌腱

股薄肌

外侧结构触诊

关节线

腓骨头

外侧副韧带

腘肌

股二头肌

髂胫束

后部结构触诊

腘窝

腘绳肌群

■ 股二头肌

■ 半膜肌

■ 半腱肌

鉴别囊内及囊外肿胀

关节和肌肉功能评估

角度测量法

屈曲

伸展

主动活动度

屈曲

伸展

徒手肌力测试

伸膝

屈膝

缝匠肌分离

被动活动度

屈曲

伸展

关节稳定性试验

应力试验

前方结构不稳定性

■ 前抽屉试验

■ 拉赫曼试验

■ 俯卧拉赫曼试验

后方结构不稳定性

■ 后抽屉试验

■ 重力后抽屉试验(Godfrey 试验)

内侧结构不稳定

■ 外翻应力试验:0°屈曲

■ 外翻应力试验:25°屈曲

外侧结构不稳定性

■ 外翻应力试验: 0°屈曲

■ 外翻应力试验:25°屈曲

关节活动评估

近侧胫腓联合

神经学评估

下肢神经检查

腓总神经

血管评估

末梢血管充盈

血管搏动

胫后动脉

足背动脉

区域特异性病症

单纯膝关节损伤

内侧副韧带

- 外翻应力试验

外侧副韧带

- 外翻应力试验

前交叉韧带

- 前抽屉试验
- 拉赫曼试验
- 俯卧拉赫曼试验
- 股四头肌主动收缩试验

膝关节旋转不稳定

前外侧旋转不稳定

- Jerk 试验
- 足外旋位前抽屉试验(Slocum drawer test)
- cross-over 试验
- 斯洛克姆 ALRI 试验
- 屈曲-旋转抽屉试验

前内侧旋转不稳定

- 足外旋位前抽屉试验(Slocum drawer test)
- cross-over 测试

- 拉赫曼测试
- 外翻应力试验

后外侧旋转不稳定

- 外旋测试
- 外旋反屈测试
- 后外侧推拉测试
- 左撇转变化测试
- 动态后转测试

半月板损伤

麦克马瑞测试

阿普莱压迫/牵拉测试

塞萨利测试

骨软骨病症

威尔逊测试

髂胫带摩擦综合征

诺布尔应力试验

欧博测试

腘肌附着点病症

股胫关节脱白

病史

| 表 7-1 | 基于疼痛部位的鉴别诊断 |

疼痛部位

	外侧	前部	内侧	后部
软组织	LCL 扭伤	ACL 扭伤（从膝盖内产生）	MCL 扭伤	PCL 扭伤
	外侧关节囊扭伤		内侧关节囊扭伤	后部关节囊扭伤
	近侧胫腓韧带扭伤	髌腱炎 *	髌骨内侧支持带损伤 *	
	髌骨外侧支持带损伤 *	髌韧带断裂（部分或完全）*	鹅足滑囊炎或肌腱病	腓肠肌撕裂
	股二头肌撕裂	髌骨滑囊炎 *	半腱肌撕裂	腘绳肌撕裂
	股二头肌肌腱病	髌股关节功能紊乱 *	半腱肌肌腱病	腘肌肌腱病
	腘窝肌腱炎	股四头肌挫伤	半膜肌撕裂	腘窝囊肿
	髂胫束摩擦综合征	脂肪垫刺激	半膜肌肌腱病	内侧/外侧半月板撕裂（后角）
	外侧半月板撕裂		内侧半月板撕裂	
骨	腓骨头断裂	髌骨骨折	骨软骨骨折	
	骨软骨骨折	胫骨平台骨折	剥脱性骨软骨炎	
	剥脱性骨软骨炎	髌骨软骨病 *	股骨内侧髁挫伤	
	股骨外侧髁挫伤	胫骨结节骨骺炎	内侧胫骨平台挫伤，骨骺骨折,骨关节炎	
	外侧胫骨平台挫伤	髌骨脱位或半脱位 *		
	骨骺骨折	髌骨软化症		
	骨关节炎			

* 髌股关节疾病（第 8 章）

ACL = 前交叉韧带;IT = 髂胫束;LCL = 横向侧韧带;MCL = 内侧副韧带;PCL = 后交叉韧带

表 7-2	膝盖损伤机制和软组织损伤结果

膝关节受力方向	张力	压力
膝外翻	内侧结构：MCL，内侧关节囊，鹅足肌肉群，内侧半月板	外侧半月板
膝内翻	外侧结构：LCL，外侧关节囊，IT，股二头肌	内侧半月板
胫骨前移	ACL，IT，LCL，MCL，内侧和外侧关节	内侧和外侧半月板的后面部分 内侧和外侧半月板的前面部分
胫骨后移	PCL，半月板股骨韧带，腘肌，内侧和外侧关节囊	内侧半月板的前角 外侧半月板的后角
胫骨内旋	ACL，前外侧关节囊，后内侧关节囊，后外侧关节囊，LCL	内侧半月板前角 外侧半月板后角
胫骨外旋	后外侧关节囊，前内侧关节囊，MCL，PCL	外侧半月板的前角 外侧半月板的后角
过度伸展	ACL，后关节囊，PCL	内侧和外侧半月板的前面部分
过度屈曲	ACL，PCL	内侧和外侧半月板的后面部分

ACL = 前交叉韧带；IT = 髂胫束；LCL = 横向侧韧带；MCL = 内侧副韧带；
PCL = 后交叉韧带

检查

 检查结果 7-1

胫股对齐

	正常	膝外翻	膝内翻	膝反曲
描述		胫骨近端相对于股骨向内侧成角超过 5°	胫骨近端相对于股骨向外侧成角超过 5°	胫骨股骨伸展大于 0°
潜在原因		结构性或获得性髋关节异常	结构性或获得性髋关节异常	前交叉韧带或后交叉韧带断裂
结果		增加外侧关节结构的压力；外侧半月板退化变性；增加内侧关节结构拉力；加重内旋；胫骨内旋，髌骨外移，股骨内旋	增加外侧关节结构的拉力；增加内侧关节结构的压力；内侧半月板退化变性；增加足旋后，胫骨外旋，髌骨内移，股骨外旋	增加ACL和（或）PCL的张力；增加髌骨和股骨之间的接触压力

ACL = 前交叉韧带；PCL = 后交叉韧带

选择性组织测试 7-1
围度测量法

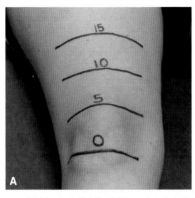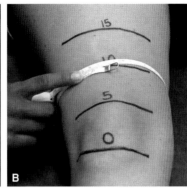

通过(A)标记关节线(0 点)和(B)在股四头肌上测量时尽量保持与关节线的距离一致。

患者体位	仰卧位或站立位(每个患者在每次测量中都应处于同一体位)
测试者的位置	站在患者旁边
评估过程	关节线是在标记 0 的地方识别和测量的;在 5cm、10cm、15cm 在关节线下 15cm 的水平测量
阳性测试结果	两侧相比相差±1cm
结果提示	受伤的一侧关节线周长增加:水肿 受伤部位的肌肉周长减少:萎缩
修正	对高个子的人,测量的增量可以增加;对矮个子的人,测量的增量可以减少
注释	为了得到准确的结果需要对测量过程进行标准化 (例如,患者应该在处于相同体位,位于相同位置);惯用的腿相对于非惯用腿的肌肉可能肥大 在水肿迁移的情况下,脚踝和小腿周长也应该测量;在人群中,强度和周长之间只有轻度到中度的关系
证据	

<table>
<tr><td colspan="3">评估者间可信度</td><td colspan="3">评定者内可信度</td></tr>
<tr><td>差</td><td>中等</td><td>好</td><td>差</td><td>中等</td><td>好</td></tr>
</table>

0   0.72 0.97 1   0   0.82 1.00 1

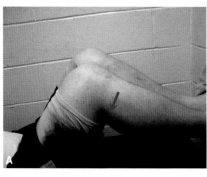
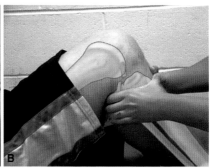

图 7-1　右膝的后交叉韧带扭伤。(A)胫骨后沉指示后交叉韧带断裂。注意胫骨的后移。(B)插图显示的是后抽屉测试期间胫骨后位移的表现(见应力试验 7-4)。

触诊

前部结构的触诊

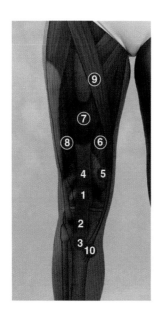

1　髌骨
2　髌韧带
3　胫骨结节
4　股四头肌腱
5　股四头肌
6　股直肌(斜纤维)
7　股内侧肌
8　缝匠肌
9　股外侧肌
10　鹅足

内侧结构的触诊

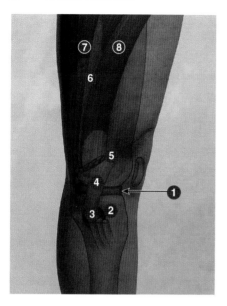

1 内侧半月板和关节线
2 胫骨内侧平台
3 鹅足和滑囊
4 内侧副韧带
5 股骨内侧踝及上踝
6 股薄肌
7 半腱肌腱

外侧结构的触诊

1 关节线
2 腓骨头
3 外侧副韧带
4 腘肌
5 股二头肌
6 髂胫束
7 Gerdy 结节
8 股骨外侧髁

后部结构的触诊

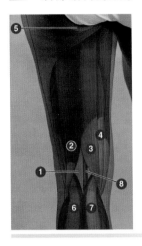

1 腘窝

　腘绳肌群

2 股二头肌

3 半腱肌

4 半膜肌

5 坐骨结节

6 腓肠肌外侧头

7 腓肠肌内侧头

8 腘动脉

测定囊内和囊外的肿胀

 选择性组织测试 7–2

积液诱发试验

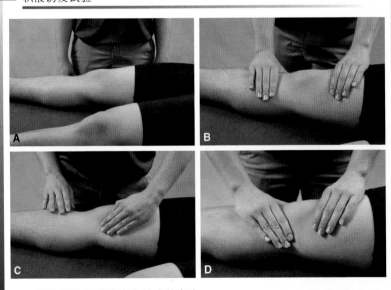

扫描测试,以确定囊内肿胀的存在。

测定囊内和囊外的肿胀

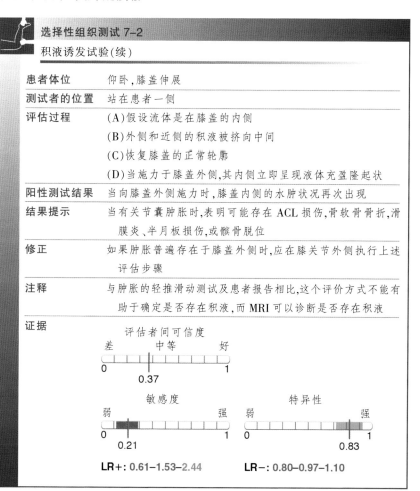

选择性组织测试 7-2

积液诱发试验(续)

患者体位	仰卧,膝盖伸展
测试者的位置	站在患者一侧
评估过程	(A)假设流体是在膝盖的内侧
	(B)外侧和近侧的积液被挤向中间
	(C)恢复膝盖的正常轮廓
	(D)当施力于膝盖外侧,其内侧立即呈现液体充盈隆起状
阳性测试结果	当向膝盖外侧施力时,膝盖内侧的水肿状况再次出现
结果提示	当有关节囊肿胀时,表明可能存在 ACL 损伤,骨软骨骨折,滑膜炎、半月板损伤,或髌骨脱位
修正	如果肿胀普遍存在于膝盖外侧时,应在膝关节外侧执行上述评估步骤
注释	与肿胀的轻推滑动测试及患者报告相比,这个评价方式不能有助于确定是否存在积液,而 MRI 可以诊断是否存在积液
证据	

评估者间可信度

差　　　中等　　　好

0　　0.37　　1

敏感度

弱　　　　强

0　　0.21　　1

特异性

弱　　　　强

0　　0.83　　1

LR+: 0.61–1.53–2.44　　**LR−**: 0.80–0.97–1.10

ACL = 前交叉韧带

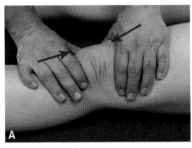
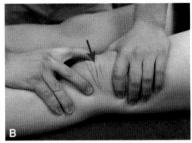

(A)关节内积液较多时可以人为地让其向上或向下移动;(B)当膝关节积液存在时,当膝盖伸展时,髌骨将在股骨滑车上"浮动"。

患者体位	仰卧位
	膝盖伸展,股四头肌放松
测试者的位置	站在受试者的旁边
评估过程	(A)上面的手将膝盖上部的所有积液向下推向髌骨
	另一只手将膝盖下部的所有积液向上推向髌骨
	(B)使用一只手指将髌骨向下按压至髌骨沟
阳性测试结果	髌骨下陷并撞击髌骨沟(股骨滑车),然后返回到其原来的位置[1]
结果提示	关节内积液
注释	膝关节积液,尤其是迅速出现的,与骨折、髌骨脱位或十字韧带扭伤有关
证据	

评估者间可信度

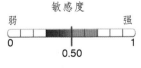

敏感度

特异性

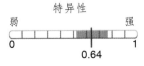

LR+: 0.65–1.45–2.24　　**LR−: 0.50–0.76–1.01**

选择性组织测试 7–3

浮髌试验

关节和肌肉功能评估

角度测定 7-1

膝关节的屈曲和伸展

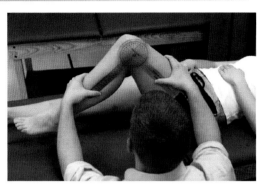

伸展至弯曲过程 10°-0°-135°-145°

患者体位	仰卧躺下,将一垫枕放置在胫骨远端下用于伸展测量
量角器校准	
支点	中心在股骨外侧上髁
近端臂	固定臂放置于股骨中线处,与大转子对齐
远端臂	运动臂放置于腓骨中线,与外踝对齐
注释	患者俯卧的时候评估膝关节的屈曲度,并使用同样的体表标志来评估两个联合股直肌的长度对膝关节屈曲度的影响
证据	

评估者间可信度

差　　中等　　好

0 ──────── 1
　　　　0.82

评定者内可信度

差　　中等　　好

0 ──────── 1
　　　　　0.93

徒手肌肉测试

徒手肌肉测试 7-1
膝关节伸展

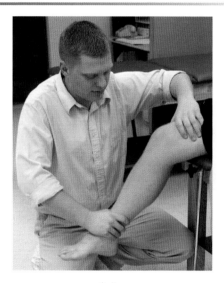

患者体位	坐位
测试者的位置	弯曲和伸展之间
平衡	股骨远端
阻力	胫骨远端,近踝处
主要运动肌肉(神经支配)	股外侧肌(L2、L3、L4)
	股内机(L2、L3、L4)
	股中间肌(L2、L3、L4)
	股直肌(L2、L3、L4)
次要运动肌肉(神经支配)	不可用
替代方法	踝关节背曲
	髋伸展

徒手肌肉测试 7-2

膝关节弯曲

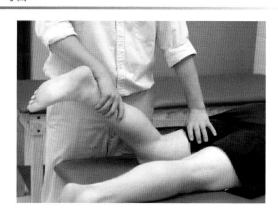

患者体位	俯卧
测试者的位置	弯曲和伸展之间
平衡	股骨
阻力	远端胫骨
主要运动肌肉(神经支配)	股二头肌:长头—胫神经(S1、S2、S3)
	短头—腓总神经(L5、S1、S2)
	半膜肌:胫神经(L5、S1)
	半腱肌:胫神经(L5、S1、S2)
次要运动肌肉(神经支配)	腓肠肌
替代方法	髋伸展
	踝关节跖屈
注释	腿的内旋需要半膜肌和半腱肌的帮助
	腿的外旋需要股二头肌的帮助

徒手肌肉测试 7-3
孤立缝匠肌

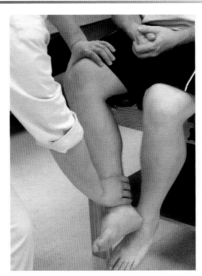

患者体位	坐位
测试者的位置	髋部轻微弯曲并向外旋转 被测肢的脚置于对侧腿的胫骨中部
稳定	见下面的"阻力"
阻力	远端胫骨的内侧，内侧脚踝和远端股骨,可以防止髋部弯曲,髋部外展,髋部外旋,膝关节弯曲
主要运动肌肉(神经支配)	缝匠肌(L2、L3)
次要运动肌肉(神经支配)	次要移动处包括腘绳肌群,外旋肌群,股薄肌和屈髋肌群
替代方法	没有外旋或外展的髋关节屈曲表示可以由股直肌和(或)髂腰肌替代[2]

被动活动度

表7-3	膝关节囊形态和终末端感觉
关节囊形态:弯曲,伸展	
终末端感觉	
伸展	硬性:后囊的拉伸;ACL;PCL
弯曲	软性:三角肌和腿后肌之间的软组织
	硬性:伸展的股直肌
胫骨内旋	硬性:关节囊伸展;LCL;IT 带
胫骨外旋	硬性:关节囊伸展;MCL;LCL,鹅足

ACL = 前交叉韧带;IT =髂胫的;LCL = 膝关节外侧副韧带;MCL =内侧副韧带;PCL = 后交叉韧带

关节稳定性测试

应力试验

前部不稳定性测试

应力试验 7-1

前交叉韧带松弛度前抽屉测试

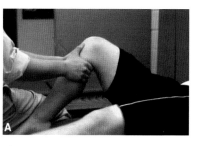
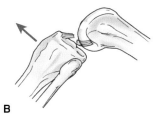

A B

前交叉韧带松弛度前抽屉测试(A);阳性测试中胫骨移位的示意图(B)。

应力试验 7-1

前交叉韧带松弛度前抽屉测试(续)

患者体位	仰卧位
	髋关节弯曲45°,膝关节弯曲90°
测试者的位置	检查者坐在膝盖前的检查台上,用手抓住膝盖关节线下方的胫骨,并将两只大拇指放在髌韧带关节线的两侧
	示指用于触摸腘绳肌肌腱,以确保其处于放松状态
评估过程	胫骨被向前牵拉
阳性测试结果	与对侧(不相关)肢体相比,受试侧下肢前胫骨平移量增加或者缺乏一个硬性终止点
结果提示	前交叉韧带扭伤
修正	患者坐下来可以减除后交叉韧带受伤带来的胫骨后部下沉
	检查者跪下来将患者的小腿稳定在自己的双膝之间
	胫骨向前平移
注释	前抽屉测试更适用于前交叉韧带陈旧损伤所致前松弛患者的检测,而不适用于急性损伤患者[3]
	为了保证适当的测试结果,腘绳肌群必须放松
	过度弯曲会由于胫骨平台和半月板后角阻挡在股骨踝后部而导致假阴性的结果
证据	

评估者间可信度

差   中等   好

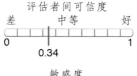

0.34

敏感度   特异性

弱   强   弱   强

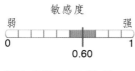   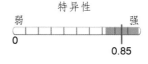

0.60   0.85

LR+: 2.86–9.50–16.14   **LR−**: 0.22–0.52–0.83

ACL =前交叉韧带; PCL =后交叉韧带

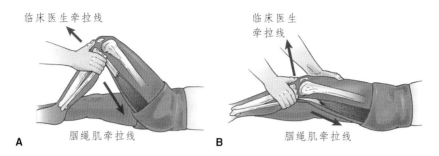

图 7-2 生物力学示意图:(A)前抽屉测试和(B)前交叉韧带松弛的拉赫曼测试。(A)抽屉测试过程中,在拉动线相反的方向,腘绳肌肉群的收缩向后牵拉胫骨,会产生潜在地掩盖阳性结果。(B)在拉赫曼测试期间(20°弯曲),采用的关节位置改变了腘绳肌的力向量,因此减少了假阳性结果的可能性。

 应力试验 7-2

拉赫曼测试检验前交叉韧带松弛

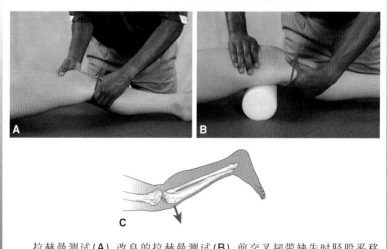

拉赫曼测试(A),改良的拉赫曼测试(B),前交叉韧带缺失时胫股平移示意图(C)。

应力试验 7–2

拉赫曼测试检验前交叉韧带松弛(续)

患者体位	仰卧位 膝关节被动弯曲 20°~25°
测试者的位置	一只手围绕着胫骨结节抓住胫骨,另一只手正好在股骨踝上方抓住股骨
评估过程	在患者的腿放松的情况下,检查者的远侧手向前牵引胫骨,而近侧手稳定住股骨
阳性测试结果	与对侧(不相关)肢体相比,受试侧下肢前胫骨平移量增加或者缺乏一个硬性终止点
结果提示	前交叉韧带损伤
修正	如上图 B 所示,在膝关节下方放置枕垫可以有助于稳定股骨
注释	参见应力试验 7–3, 俯卧的拉赫曼测试
证据	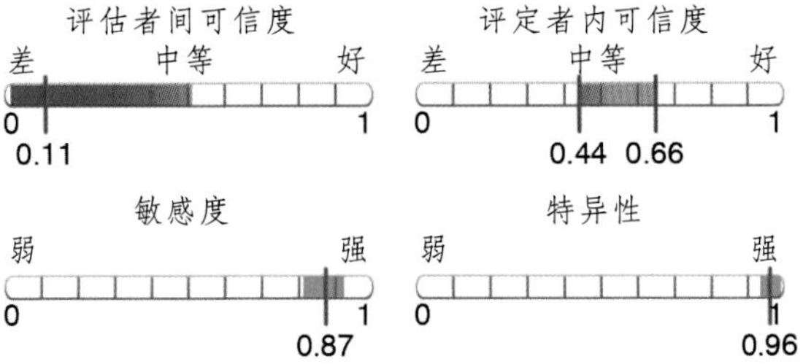

评估者间可信度
差　　中等　　好
0　　　　　　1
0.11

评定者内可信度
差　　中等　　好
0　　　　　　1
0.44 0.66

敏感度
弱　　　　强
0　　　　1
0.87

特异性
弱　　　　强
0　　　　1
0.96

LR+: 4.16–28.00–51.86　　**LR–:** 0.07–0.15–0.23

ACL =前交叉韧带

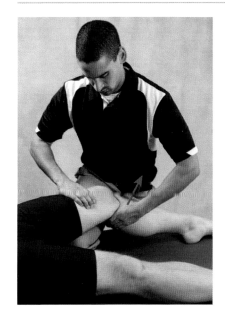

图 7-3　改良的拉赫曼测试。

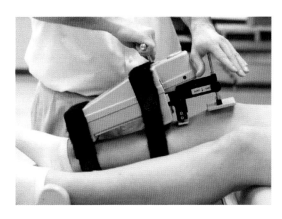

图 7-4　使 用 KT-2000TM
关节动度计测量前交叉韧带
的仪器测试。

应力试验 7-3

俯卧位拉赫曼测试

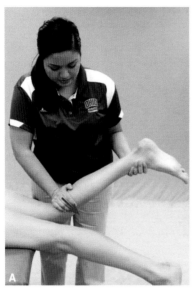

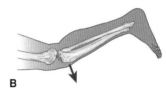

B

俯卧的拉赫曼测试是用于区分由前交叉韧带和后交叉韧带松弛导致的前胫骨滑行。对于手小的临床医生和腿粗的患者来说,这样的方式可能比拉赫曼测试更加容易操作。

患者体位	俯卧位,腿伸离桌面
	膝关节被动弯曲 20°~25°
测试者的位置	检查者站于患者腿的旁边,用手托起患者的脚踝
	另一只手放在患者近侧腿的后部
评估过程	在后胫骨的近端部分上施加向下的压力
阳性测试结果	相对于另一只腿的膝关节而言,过度的前度平移表示该膝关节前交叉韧带损伤
结果提示	在前抽屉测试和(或)拉赫曼测试中的阳性结果,和替代的拉赫曼测试一样都可以表明 ACL 的扭伤
	前抽屉测试和(或)拉赫曼测试中的阳性结果,加上替代拉赫曼测试的阴性结果表明 PCL 的损伤

应力试验 7-3

俯卧位拉赫曼测试(续)

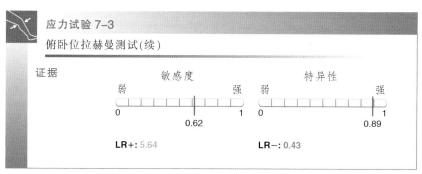

证据

敏感度	特异性
弱　　　　　　强	弱　　　　　　强
0 ───┼─── 1	0 ───┼─── 1
0.62	0.89
LR+: 5.64	**LR−:** 0.43

ACL = 前交叉韧带;PCL =后交叉韧带

应力试验 7-4

用于检查后交叉韧带松弛的后抽屉测试

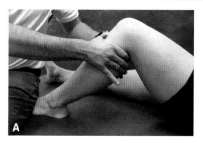

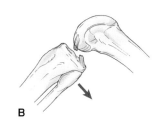

A

B

　　后抽屉测试检查后交叉韧带的松弛不稳定。(A)胫骨相对股骨后移;(B)后交叉韧带撕裂时,胫骨对在股骨上发生位移。后抽屉测试也可用于评估后关节间隙。

患者体位	仰卧位
	髋部弯曲 45°,膝关节弯曲 90°。
测试者的位置	坐在患者膝盖前面的检查台上
	将患者的胫骨固定在中立位
评估过程	检查者于膝盖关节线下抓住胫骨,将手指沿着髌韧带关节线的两侧放置
	将近侧胫骨向后推动
阳性测试结果	与对侧(不相关)肢体相比,该侧肢体胫骨后部平移量增加了并且缺乏一个硬性终止点

应力试验 7-4

用于检查后交叉韧带松弛的后抽屉测试(续)

结果提示	后交叉韧带扭伤
修正	为了判别膝外后角的损伤,在膝关节弯曲 30°时进行后抽屉测试
注释	抽屉测试也可以在胫骨内外旋转的情况下进行操作。在单独的 PCL 撕裂情况下,胫骨内旋转时的胫骨平移量会减少[4]
	与对侧膝关节相比,该侧膝关节在 30°弯曲时而不是在 90°增加了向后的平移量,暗示受伤部位是膝关节后外侧角
	与对侧膝关节相比,该侧膝关节在 30°和 90°弯曲时都增加了向后的平移量,暗示受伤部位 PCL[3]

证据

评估者间可信度

差　　　中等　　　好

0　　0.37　0.48　　1

敏感度　　　　　　　　特异性

弱　　　　　强　　弱　　　　　　强

0　　　　　0.91　　0　0.17　　　　　1

LR+: 1.93–7.33–13.00　　**LR−: 0.09–0.17–0.29**

PCL =后交叉韧带

选择性组织测试 7-4

检查后交叉韧带松弛的 Godfrey 重力试验

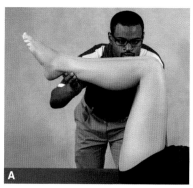

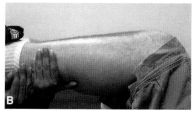

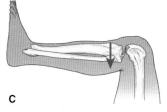

(A)临床步骤;(B)描述了一位后部下垂患者;(C)相关韧带损伤的图示。

患者体位	仰卧位,膝盖伸展,腿并在一起
测试者的位置	站在患者的旁边
评估过程	举起患者的小腿,使它们与桌面平行,使髋部和膝关节都弯曲到 90°
	观察胫骨关节的平面
阳性测试结果	胫骨结节的单侧后部(向下)位移
结果提示	PCL 扭伤
修正	一把尺子(例如直尺)可以放置在髌骨和胫骨之间,以更好地表示后部下垂。要求患者举起腿部来抵抗阻力。近侧胫骨的前向平移表示 PCL 的撕裂
注释	小腿必须尽可能向远侧稳定,支撑胫骨近侧防止其向后下垂。助手可以帮助握住腿部的远端

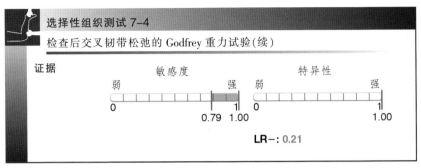

选择性组织测试 7-4

检查后交叉韧带松弛的 Godfrey 重力试验(续)

证据

敏感度

弱   强

0   0.79 1.00   1

特异性

弱   强

0   1.00   1

LR−: 0.21

PCL = 后交叉韧带

内侧不稳定性测试

应力试验 7-5

内侧副韧带松弛的外翻应力试验

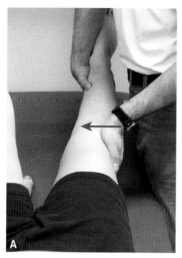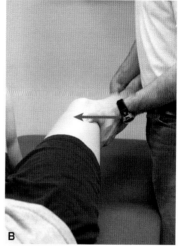

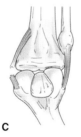

　　外翻应力试验:(A)腿部充分伸展以保证内侧囊膜约束交叉韧带的完整性;(B)膝盖屈曲到 25°以隔离内侧副韧带;(C)内侧关节线开口的示意图。

患者体位	仰卧位,受伤侧腿靠近桌子的边缘
测试者的位置	站在伤侧肢体的侧面
	一只手扶着远端胫骨的中部,另一只手沿着侧面关节线抓住膝关节
	为了测试整个内侧关节囊和其他约束结构,膝关节要一直保持伸展状态

应力试验 7-5

内侧副韧带松弛的外翻应力试验（续）

	为了隔离内侧副韧带,膝关节应该弯曲25°
评估过程	当远端胫骨横向向外移动时,向膝关节施加一个往内侧(外翻)的力
阳性测试结果	与对侧肢体相比,患侧肢体膝关节松弛度增加,末点的质量降低,伴有或不伴有疼痛
结果提示	在完整的伸展:MCL扭伤,内侧关节囊,和十字韧带;远端股骨骨折屈曲25°:MCL扭伤
修正	为了促进患者肌肉的放松,大腿可以放在桌子上,膝盖靠在桌子的边上[5] 患者的腿可以保持正对检测者的躯干,以保证稳定性
注释	当测试膝关节完全伸直时,建议将大腿放在桌上,防止短肌群缩短 对于有髌骨脱位或半脱位史的患者恐惧测试（见第8章)应在外翻应力测试之前进行 为了避免胫骨旋转的影响,远端的手可以稳定在脚部,而不是腿的远端
证据	

评估者间可信度

差　　　　中等　　　　好

0　　　0.37 0.48　　　1

敏感度　　　　　　　特异性

弱　　　　　　强　　弱　　　　　　　强

0　　　　　　0.91　0　0.17　　　　　1

LR+: 1.93–7.33–13.00　　**LR−: 0.09–0.17–0.29**

MCL =内侧副韧带

应力试验 7-6

外侧副韧带松弛的内翻应力试验

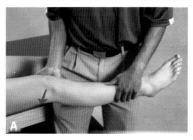 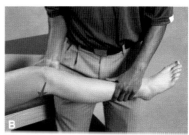

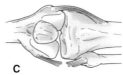

(A)完全紧张下的内翻应力测试,以确定侧囊约束的完整性;(B)膝关节屈曲到 25°~30°以分离外侧副韧带;(C)内侧关节线开口示意图。

患者体位	腿靠近桌边仰卧
测试者的位置	坐在桌子上
	一只手支持胫骨远端,另一只手沿着内侧关节线抓住膝关节保持膝盖全部延展以检测整个横向关节囊和其他结构要隔离 LCL,弯曲膝盖至 25°
评估过程	当胫骨远端向内移动时,膝关节施加侧向(内翻)力
阳性测试结果	与健侧肢体进行比较,松弛度增加,端点的质量下降,和(或)疼痛
结果提示	在完全的伸展,LCL 扭伤,内侧关节囊,交叉韧带和相关结构;提示可能存在关节旋转的不稳定性;远端腓骨折
	在 25°屈曲:LCL 扭伤
修正	患者仰卧
	检查者站立于一侧,使患者大腿放松置于桌上,提高稳定性
注释	过程中避免髋部外旋,施加的内翻力必须垂直于韧带
证据	

敏感度　　　　　　　　　　特异性

弱　　　　　　　　强　　　弱　　　　　　　　强

0　　　　　　　　　　1　　0　　　　　　　　　0.98
　　0.25　　0.75　　　　　　　　　　　　　0.99

LR+: 25.00–37.50　　　　**LR-:** 0.26–0.76

关节活动评估

关节活动 7-1

近端胫腓联合

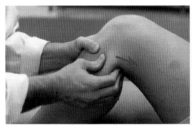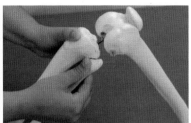

腓骨头移位为确定其前、后的稳定性。

患者体位	仰卧,膝关节被动屈曲于约 90°
测试者的位置	站在待检测肢体旁边
评估过程	一只手稳定胫骨,另一只手握住腓骨头
	在稳定胫骨的同时,检查者将腓骨头垂直于关节表面
阳性测试结果	测试中相比健侧,腓骨在胫骨上的活动性高或低,和(或) 诱发疼痛
结果提示	前腓骨移位显示近端胫腓后韧带损伤;后位移反映近端 胫腓前韧带不稳定
	活动度下降可能会影响近端和远端的关节
注释	近端胫腓联合扭伤常伴随腓总神经损伤
证据	文献中未涉及

神经系统评估

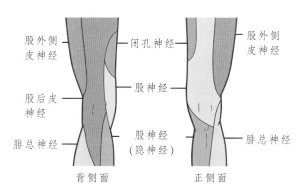

股外侧
皮神经

闭孔神经

股外侧
皮神经

股后皮
神经

股神经

腓总神经

股神经
（隐神经）

腓总神经

背侧面

正侧面

图 7-5　膝关节的局部神经病症。这些研究结果也与下肢神经网相关。

选择性组织测试

选择性组织测试 7-5

股四头肌收缩测试

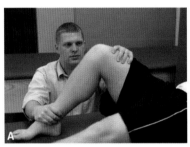
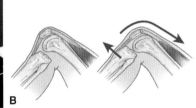

在胫骨后沉情况下,股四头肌群的收缩会导致胫骨移位。

患者体位	仰卧,屈膝至 90°
测试者的位置	在患者一侧
	一只手稳定胫骨远端,另一只手稳定股骨远端
评估过程	(A)通过收缩股四头肌和向前滑动足部,检查者在胫骨施加阻力,在这个过程中保持脚不动
	检查者观察胫骨相对于股骨向前移动
阳性测试结果	(B)胫骨相对于股骨向前移动
结果提示	PCL Ⅱ度或Ⅲ度扭伤[7]
注释	在高级别或慢性 PCL 病症的存在下,本测试的结果更准确 [7]
证据	

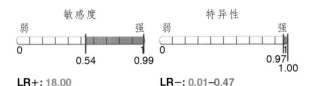

敏感度　　　　　　　　　　特异性

弱　　　　　　　　强　　弱　　　　　　　　　强

0　　　　　　　　　　　　0

　　　0.54　　0.99　　　　　　　　　0.97
　　　　　　　　　　　　　　　　　　1.00

LR+: 18.00　　　　　**LR−: 0.01−0.47**

选择性组织测试 7-6
旋转膝关节不稳的外旋位前抽屉试验

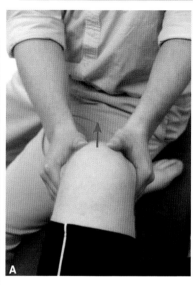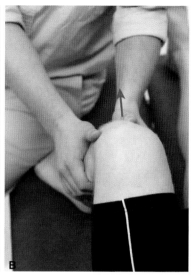

　　斯洛克姆抽屉测试：(A)胫骨内旋，只检查外侧关节囊结构；(B)胫骨外旋，只检查内侧关节囊结构。

患者体位	仰卧，屈膝至 90°
测试者的位置	坐在患者脚上
	(A)胫骨内部旋转至 25°测试前外侧囊不稳定
	(B)胫骨外旋 15°测试前内侧囊不稳定
评估过程	胫骨向前拉伸
阳性测试结果	与健侧相比，胫骨前移的程度增加，或者缺乏一个硬性的止点
结果提示	(A)前外侧不稳定测试：对 ACL、外侧关节囊、LCL、髂胫束带、腘肌腱、外侧复合体进行损伤测试
	(B)为前内侧不稳定测试：对 MCL、前囊、韧带、后内侧关节囊、鹅足进行损伤测试
注释	过度的胫骨旋转会导致由于半月板楔入关节间隙，从而出现假阴性结果
证据	文献缺乏

ACL=前交叉韧带；IT=髂胫束；LCL=外侧韧带；MCL=内侧副韧带

选择性组织测试 7-7

旋转膝关节不稳定的交叉试验

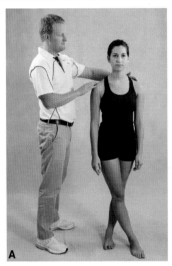
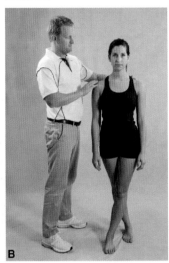

交叉试验:(A)跨步到伤腿的前方,说明存在前外侧的旋转不稳定;(B)跨步到伤腿的后方,说明存在前内侧的不稳定。

患者体位	将全身重量集中在患侧的腿上
测试者的位置	站在患者面前
评估过程	(A)ALRL:患者前跨,双脚交叉,健侧腿在前,向运动方向旋转躯干,负重腿不动
	(B)AMRI:患者背跨,双脚交叉,健侧腿在后,向运动方向旋转躯干,负重腿不动
阳性测试结果	患者反映疼痛,不稳定性或者恐惧
结果提示	(A)ALRL:外侧关节囊限制的不稳定
	(B)AMRI:内侧关节囊限制的不稳定
注释	这个试验可以用于评估患者对疼痛的耐受力,从而判断是否进行更进一步的检查。
证据	文献报道尚无

ALRI =前外侧旋转不稳定;AMRI =前内侧旋转不稳定

选择性组织测试 7-8

轴移试验, 前外侧膝关节不稳定 Jerk 试验

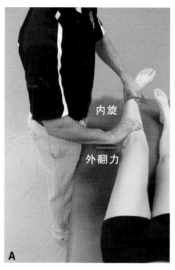
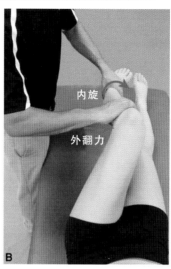

枢轴移位试验(外侧轴移)再现股骨胫骨的半脱位/复位。

患者体位	仰卧并使髋关节弯曲至 30°
测试者的 **位置**	站在患者的外侧, 检查者控制远端小腿和(或)脚踝, 保持胫骨 内侧旋转 20° 膝盖可以下垂成完全伸展**(A)** 另一只手抓住腿外侧的上胫腓关节, 在水平方向逐渐增加内 旋的力量
评估过程	保持内旋, 对膝关节施加外翻应力并屈膝**(B)** 为了避免掩盖任何阳性的测试结果, 患者必须全程保持放松
阳性测试 **结果**	在膝关节屈曲 30°~40°范围内, 胫骨突然复位。Jerk 试验:在同 样的伸膝过程中, 可出现胫骨前外侧髁突然向前复位
结果提示	ACL、外侧关节囊、LCL、股二头肌、腘肌、外侧关节囊
修正	Jerk 试验是一个改良的外侧轴移位测试: 患者的髋关节弯曲到 45°, 膝盖弯曲到 90° 应用于膝关节上的外翻和内部旋转力被延长

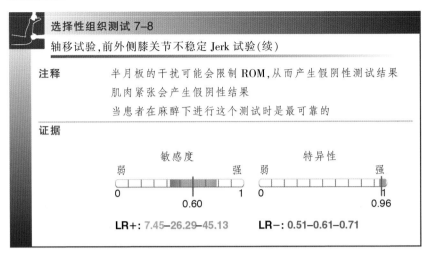

轴移试验,前外侧膝关节不稳定 Jerk 试验(续)

注释   半月板的干扰可能会限制 ROM,从而产生假阴性测试结果

肌肉紧张会产生假阴性结果

当患者在麻醉下进行这个测试时是最可靠的

证据

敏感度

弱   强

0   1

0.60

特异性

弱   强

0   1

0.96

LR+: 7.45-26.29-45.13   **LR-: 0.51-0.61-0.71**

ACL =前交叉韧带;IT =髂胫束;ROM =活动范围

选择性组织测试 7-9

斯洛克姆前外侧旋转不稳定(ALRI)测试

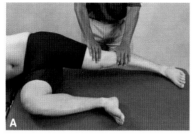 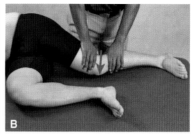

斯洛克姆 ALRI 突出胫骨内旋量是一个修正的外翻应力测试,会导致胫骨平台半脱位。

患者体位	(A) 躺在健侧
	健侧屈膝屈髋。患髋外旋。
	测试腿伸直,脚的内侧面放在桌子上,以提供稳定性
测试者的 位置	站在患者的后面,抓住股骨远端及腓骨近端
评估过程	对膝关节施加外翻应力,使其达到 30°~50°的屈曲度 (B)
阳性测试 结果	当胫骨外侧平台脱位时可感觉到弹响或不稳定,或者诱发疼痛
结果提示	ACL,LCL,前外侧胶囊,弓形韧带复合体,股二头肌和(或)IT 带撕裂
注释	肌肉僵硬会产生假阴性结果
	该测试应谨慎进行,需要执行时,应在检查最后时进行
证据	文献报道尚无

ACL=前交叉韧带;IT=髂胫束;LCL=外侧韧带

选择性组织测试 7-10

外侧旋转不稳定性的屈曲旋转抽屉测试

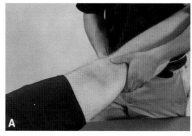 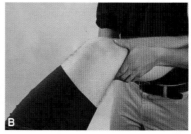

屈曲旋转抽屉试验复制了股骨自动复位的闭链活动。它也被称为屈曲复位抽屉测试。

患者体位	仰卧
	检测者抬起患者的小腿和脚踝,使膝盖弯曲至大约25°
	较重的患者可能要使胫骨支撑在检查者的手臂和躯干之间
测试者的位置	站在侧面和相关膝盖的远端
评估过程	将胫骨向股骨后方推挤
阳性测试结果	股骨会相对于胫骨前移、旋转,自动复位
结果提示	ACL,LCL,前外侧关节囊,弓形韧带复合体,股二头肌和
	(或)髂胫束撕裂
注释	当膝关节缓慢屈曲时,可以施加外翻应力和沿胫骨干的
	轴向压缩力

证据

敏感度   特异性

弱   强   弱   强

0   1   0   1
0.38   0.96

LR+: 3.00   **LR−: 0.65**

ACL=前交叉韧带;IT=髂胫束;LCL=外侧韧带

选择性组织测试 7-11

检测外侧膝关节不稳性的胫骨外旋试验(仪表盘试验)

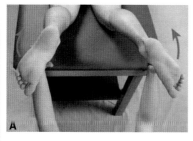 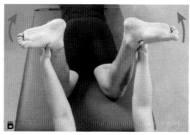

膝关节屈曲 30°(A)，膝屈曲 90°(B) 时外侧膝关节不稳定的外旋测试(转盘测试)。

患者体位	俯卧或仰卧
测试者的位置	站在患者的脚部
评估过程	膝盖弯曲至 30°
	用脚的内侧边界作为参考点，检查者用力地向外旋转患者的小腿
	评估脚相对于股骨的外旋位置，并将其与另一侧的腿末端进行比较
	然后将膝盖弯曲到 90°，并重复测试
	在检查过程中必须注意保持髋关节外展[8]
阳性测试结果	外旋比对侧大 10°[9,10]
结果提示	膝关节屈曲 30° 时异常而 90° 时无异常:膝关节后外侧角的损伤
	屈膝 30° 和 90° 均异常:PCL,膝关节后外侧结构及后外侧角均损伤
	90° 异常而 30° 无异常:PCL 损伤
修正	该测试也可以在患者仰卧位进行。测角仪可用于量化外旋数[11]
注释	正常情况下存在一定的旋转。一侧肢体的结果必须与对侧肢体相比。较若患者为仰卧位,应有助手协助使胫骨保持在原位上
证据	文献报道尚无

PCL =后交叉韧带

选择性组织测试 7-12

外侧膝关节不稳定的外旋测试(转盘测试)

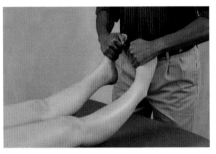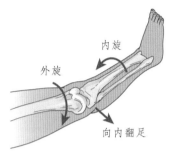

该试验是当股骨稳定及膝关节过伸时股骨外旋程度的总体评估。

患者体位	仰卧
测试者的位置	站立在患者侧面,用一只手稳定远端股骨,另一只手握住大脚趾/内侧脚
评估过程	检查员被动地延伸膝盖,同时保持桌子上股骨的稳定
阳性测试结果	在两个膝盖之间的过伸,股骨外旋和内翻都存在着显著的差异
结果提示	后外侧角部创伤 ACL 扭伤 后外侧旋转不稳定
修正	在握住脚跟的同时,检查员将膝盖弯曲 40° 另外的一只手抓住膝盖的后外侧。检查者伸展患者的膝关节,同时注意到相对于对侧肢的外旋和过度伸展
证据	请注意该测试主要识别胫骨相对股骨的前移。如果同时有 ACL 和后外侧角损伤则基本与阳性结果相关。

敏感度   特异性

弱   强   弱   强

0   1   0   1

0.03   0.33   0.94
                        0.99

LR+: 3.00-5.50   **LR-: 0.71-0.98**

ACL=前交叉韧带

选择性组织测试 7-13

后外侧/后内侧抽屉检查后外侧膝关节不稳定性

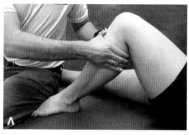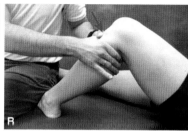

改良的后抽屉试验,以确定膝盖后外侧角落的病症[13]。

患者体位	仰卧,髋关节弯曲至 45°,膝盖弯曲至 80°
	(A)胫骨外部旋转 15°(后外侧测试)
	(B)胫骨内部旋转 15°(后内侧测试)
测试者的位置	坐在正在测试的肢体的脚下,检查者抓住患者胫骨近端
评估过程	外侧(后外侧)或内侧(后内侧)胫骨髁相对于健侧肢体外旋角度增加
阳性测试结果	外侧(后外侧)或内侧(后内侧)胫骨髁相对于健侧面肢体外旋角度增加
结果提示	(A)胫骨外侧旋转 15°(后外侧测试)创伤到后外侧角和 PCL 可能的后外侧旋转不稳定
	(B)胫骨内部旋转 15°(后内侧测试)
	PCL 撕裂,斜行支持带,MCL,后关节囊,半膜肌,半膜
修正	有时在膝关节屈曲 90°时进行后外侧抽屉试验。检查时患者也可以坐在桌子边缘进行检查
注释	过度的胫骨旋转可能会产生假阴性结果,特别是在有半月板撕裂的情况下
证据	文献报道尚无

MCL =内侧副韧带;PCL =后交叉韧带

选择性组织测试 7-14

后外侧膝关节不稳定性的反向枢轴转移测试

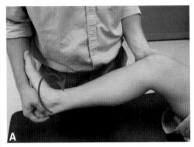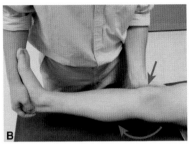

该试验可以判断检查 PCL 和膝关节后外侧角的损伤。

患者体位	仰卧
测试者的位置	站立在测试腿侧面
评估过程	(A)检查者使膝盖伸展,向外旋测试腿的胫骨; (B)患者膝盖被动伸展,同时向膝盖施加外翻压力
阳性测试结果	可见胫骨相对于股骨的复位(弹响)
结果提示	后外侧旋转不稳定,和(或)后外侧角损伤
修正	麻醉下可见 35% 的膝部为阳性
证据	

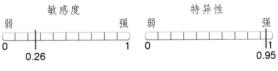

敏感度　　　　　　　　　特异性

弱　　　　　　　强　　弱　　　　　　　强

0　　　　　　　1　　0　　　　　　　1

0.26　　　　　　　　　　　　　0.95

LR+: 5.20　　　　　**LR−:** 0.78

选择性组织测试 7-15
后外侧膝关节不稳定性的动态后置位移测试

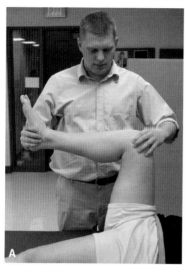
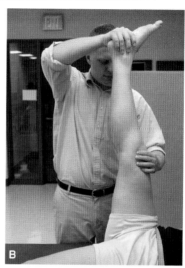

在后外侧不稳定的情况下,膝关节屈曲期间外侧胫骨平台脱位,并在膝伸展期间复位[9]。

患者体位	仰卧
测试者的位置	站在测试肢旁边
评估过程	(A)检查者将患者的髋关节和膝盖屈曲到 90°
	(B)然后慢慢地延伸膝盖
阳性测试结果	接近完全延伸时膝关节弹响或痉挛,代表半脱位的胫骨在股骨上复位
结果提示	后外侧肢体不稳定性
注释	在膝关节屈曲期间,胫骨在股骨后方向半脱位
	伸膝时可观察到复位伴有弹响
证据	

敏感度

弱　　　　　　　　强
0　　　　　　　　　1
　　　　0.58

特异性

弱　　　　　　　　强
0　　　　　　　　　1
　　　　　　　　0.94

LR+: 9.67　　　　　　　**LR-:** 0.45

选择性组织测试 7-16

检测半月板损伤的 McMurray 测试

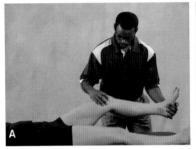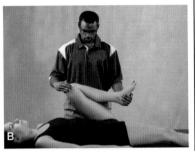

McMurray 测试旨在冲击胫骨和股骨之间的半月板,特别是后角。

患者体位	仰卧
测试者的位置	站在侧面和远端的膝关节齐平的位置
	一只手支撑小腿,而手指的拇指和示指定位在后内侧和后外侧的关节线(**A**)。膝盖完全弯曲,胫骨旋转(**B**)
评估过程	在胫骨保持在其中立位置时,对膝关节持续施加外翻应力,在此应力下缓慢屈膝直到极度屈曲位。对膝关节持续施加内翻应力,在此应力下缓慢伸膝直到完全伸直
	检查员内旋转胫骨并施加外翻压力,对膝关节持续施加外翻应力,在此应力下缓慢屈膝直到极度屈曲位。对膝关节持续施加内翻应力,在此应力下缓慢伸膝直到完全伸直
	在胫骨外旋时,对膝关节持续施加外翻应力,在此应力下缓慢屈膝直到极度屈曲位。对膝关节持续施加内翻应力,在此应力下缓慢伸膝直到完全伸直
阳性测试结果	弹响或关节绞锁;从半月板发出的疼痛;或类似于行走期间经历的感觉
结果提示	查体异常的一侧提示有半月板撕裂
修正	对原试验进行了多种改良,包括额外的内翻和外翻应力的变化以及胫骨的内旋和外旋
注释	急性损伤时,关节活动受限,该试验不能配合。因为极度屈曲时会挤压半月板后角

选择性组织测试 7-16

检测半月板损伤的 McMurray 测试(续)

软骨软化症或不正常的髌骨轨迹可能产生类似半月板撕裂的弹响,导致假阳性结果

外侧半月板撕裂的敏感度大于内侧半月板[16]

不同解释和方法导致对该测试的诊断准确性具有广泛不同的观点

证据

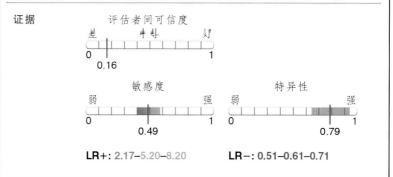

评估者间可信度

差　　　中等　　　好

0　　　　　　　　　1

0.16

敏感度

弱　　　　　　强

0　　　　　　　1

0.49

特异性

弱　　　　　　强

0　　　　　　　1

0.79

LR+: 2.17–5.20–8.20　　　**LR−:** 0.51–0.61–0.71

ROM =活动范围

选择性组织测试 7-17

阿普雷压缩及半月板损伤牵引测试

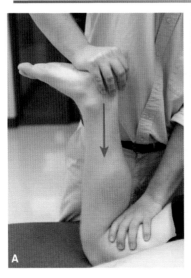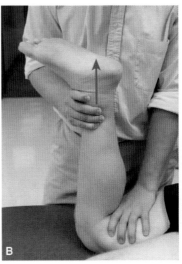

　　牵张部分关节期间，由于半月板夹在胫骨与股骨之间可能引起疼痛
(A)。提拉关节，关节韧带被牵拉(B)。此外，当提拉胫骨时，压缩期间的疼痛
应减少。

患者体位	趴在床上，膝关节弯曲 90°
测试者的 位置	站在检测肢的侧面
评估过程	**(A)** 压缩测试：临床医生对足跟的足底部位施加压力，向胫 骨施加轴向力，同时内旋和外旋胫骨 **(B)** 牵引测试：临床医生抓住患者小腿，使膝盖稳定在靠近 股骨髁的位置。向上提拉胫骨，同时将胫骨内外旋转
阳性测试 结果	在挤压时出现的疼痛在提拉后减轻或消失
结果提示	半月板裂伤
注释	为了执行该测试，需要膝关节屈曲 90° 如果疼痛出现于提拉时或提拉挤压均疼痛，则提示副韧带、 关节囊或交叉韧带有创伤

选择性组织测试 7-17

阿普雷压缩及半月板损伤牵引测试(续)

证据

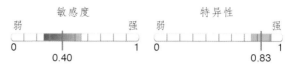

敏感度

弱　　　　　　　强

0　　　　　　　　1

0.40

特异性

弱　　　　　　　强

0　　　　　　　　1

0.83

LR+: 0.00–7.69–17.11　　　**LR−: 0.50–0.76–1.02**

选择性组织测试 7-18

针对半月板撕裂损伤的 Thessaly 测试

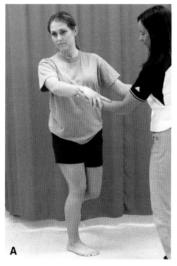
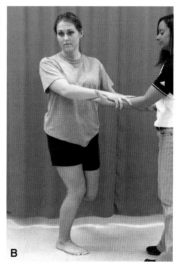

患者单侧肢体负重时内旋或外旋股骨。使用 Thessaly 测试来确定半月板损伤。(A)膝关节屈曲 5°时做上述动作。(B)膝关节屈曲 20°时再次重复上述动作。

患者体位	测试腿单腿站立
	另一条腿的膝盖弯曲至大约 45°
测试者的位置	站在受试者旁边,并支撑其手臂

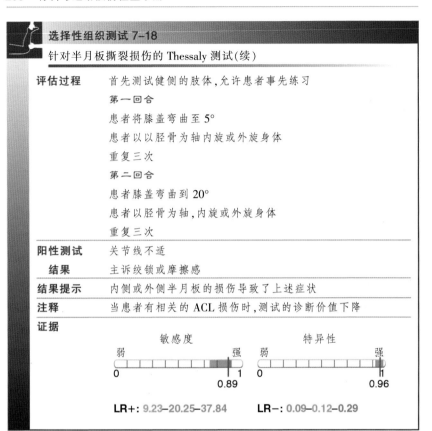

选择性组织测试 7-18

针对半月板撕裂损伤的 Thessaly 测试(续)

评估过程	首先测试健侧的肢体,允许患者事先练习
	第一回合
	患者将膝盖弯曲至 5°
	患者以以胫骨为轴内旋或外旋身体
	重复三次
	第二回合
	患者膝盖弯曲到 20°
	患者以胫骨为轴,内旋或外旋身体
	重复三次
阳性测试 结果	关节线不适
	主诉绞锁或摩擦感
结果提示	内侧或外侧半月板的损伤导致了上述症状
注释	当患者有相关的 ACL 损伤时,测试的诊断价值下降
证据	

敏感度　　　　　　　　　特异性

弱　　　　　　　强　　　弱　　　　　　　强

0　　　　　　　　1　　　0　　　　　　　1

0.89　　　　　　　　　　0.96

LR+: 9.23–20.25–37.84　　　**LR−:** 0.09–0.12–0.29

选择性组织测试 7-19

针对膝关节的骨软骨缺损的威尔逊测试

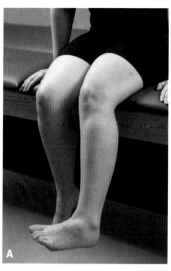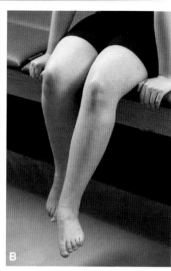

　　当胫骨内旋转(A)时,患者伸直膝关节。 当感到疼痛时,患者向外旋转胫骨(B)。在有些 OCD 的情况下,在外旋时疼痛缓解。

患者体位	坐姿且膝盖弯曲到 90°
测试者的位置	在患者面前观察患者疼痛后的反应
评估过程	患者主动伸直膝关节,同时将胫骨内旋。让患者停止运动,将膝盖保持在疼痛感的位置
	如果有疼痛的感觉,则指示患者在膝盖保持在其现在的屈曲位置的同时使胫骨向外旋转
阳性测试结果	在胫内旋转的伸直膝关节期间会有疼痛,外旋胫骨疼痛减轻
结果提示	OCD 或骨软骨炎对内侧股骨髁上髁间区的影响
证据	文献未见报道

OCD = 软骨缺损

选择性组织测试 7-20

髂胫带摩擦综合征的高压压缩测试

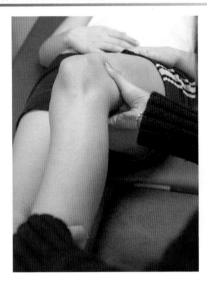

被动活动膝关节时,检查者将髂胫束远端向股骨外侧髁挤压。如果存在髂胫束的炎症,则会诱发疼痛。

患者体位	仰卧,且保持膝关节弯曲
测试者的位置	站在测试一侧肢体的旁边
	用拇指在关节线上方支撑膝关节,或者在股骨外侧髁上。拇指位于外侧股骨髁或之上
评估过程	另外一只手控制小腿
阳性测试结果	当在外侧股骨髁上施加压力时,膝盖会随之伸展和弯曲
结果提示	拇指下疼痛最常见于膝盖接近 **30°** 的位置
注释	髂胫束的炎症或滑囊炎或股骨外侧髁的炎症
证据	Renne 试验复制力 Noble 压力试验的机制,检查时患者以测试腿单腿站立并屈膝,对股骨髁不施加外力
	文献未见报道

IT =髂胫的

参考文献

1. Kastelein, M, et al: Diagnostic value of history taking and physical examination to assess effusion of the knee in traumatic knee patients in general practice. *Arch Phys Med Rehabil*, 90:82, 2009.
2. Hislop, HJ, and Montgomery, J: *Muscle Testing: Techniques of Manual Examination*. Philadelphia, PA: W.B. Saunders, 2002, p 187.
3. Davies, H, Unwin, A, and Aichroth, P: The posterolateral corner of the knee: anatomy, biomechanics and management of injuries. *Injury*, 35:68, 2004.
4. Wind, WM, Bergfeld, JA, and Parker, RD: Evaluation and treatment of posterior cruciate ligament injuries. *Am J Sports Med*, 32:1765, 2004.
5. Indelicato, PA: Isolated medial collateral ligament injuries of the knee. *J Am Acad Ortho Surg*, 3:9, 1995.
6. Stannard, JP: Medial and posteromedial instability of the knee: evaluation, treatment, and results. *Sports Med Arthrosc Rev*, 18:1263, 2010.
7. Cosgarea, AJ, and Jay, PR: Posterior cruciate ligament injuries: evaluation and management. *J Am Acad Orthop Surg*, 9:297, 2001.
8. Stannard, JP, et al: The posterolateral corner of the knee: repair versus reconstruction. *Am J Sports Med*, 33:881, 2005.
9. Covey, DC: Injuries of the posterolateral corner of the knee. *J Bone Joint Surg*, 83(A):106, 2001.
10. Loomer, RL: A test for posterolateral rotatory instability. *Clin Orthop*, 235, 1995.
11. Davies, H, Unwin, A, and Aichroth, P: The posterolateral corner of the knee: anatomy, biomechanics and management of injuries. *Injury*, 35:68, 2004.
12. LaPrade, RF, Ly, TV, and Griffith, C: The external rotation recurvatum test revisited: reevaluation of the sagittal plane tibiofemoral relationship. *Am J Sports Med*, 36:709, 2008.
13. Hughston, JC, and Norwood, LA: The posterolateral drawer test and external rotational recurvatum test for posterolateral rotatory instability of the knee. *Clin Orthop*, 147:82, 1980.
14. Chen, FS, Rokito, AS, and Pitman, MI: Acute and chronic posterolateral rotatory instability of the knee. *J Am Acad Orthop Surg*, 8:97, 2000.
15. Cosgarea, AJ, and Jay, PR: Posterior cruciate ligament injuries: evaluation and management. *J Am Acad Orthop Surg*, 9:297, 2001.
16. Karachalios, T, et al: Diagnostic accuracy of a new clinical test (the Thessaly test) for early detection of meniscal tears. *J Bone Joint Surg*, 87A:955, 2005.
17. Mirzatolooei, F, et al: Validation of the Thessaly test for detecting meniscal tears in anterior cruciate deficient knees. *Knee*, 17:221, 2010.

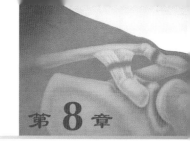

髌股关节疾病

第 8 章

髌股关节的临床诊断

检查大纲

病史

既往史

现病史

功能评价

步态分析

视诊

髌骨结构排列

正常

髌骨高位

髌骨低位

髌骨内聚

"青蛙眼"征

髌骨位置

内移/外移

旋转

前倾/后倾

内倾/外倾

下肢形态

膝内翻

膝外翻

Q 角膝反曲

髌骨韧带

结节间沟角

双下肢不等长

足的形态

触诊

前部结构触诊

胫骨结节

髌骨韧带

髌骨滑囊

■ 髌前滑囊

■ 髌下滑囊

脂肪垫

髌骨关节面

股骨滑车

髌上滑囊

内侧髌股韧带

髌骨内侧支持带

滑膜皱襞

髌骨外侧支持带

髂胫束

关节与肌肉功能评估

角度测定

膝关节屈曲

膝关节伸展

活动范围

膝盖屈曲

膝盖伸直

徒手肌力测试

膝盖舒张

膝盖屈曲

分离缝匠肌

被动活动范围

伸展

屈曲

关节稳定性测试

应力试验

检查膝关节主要的韧带结构

关节运动评估

髌骨内移

髌骨外移

髌骨倾斜

髌骨旋转

软组织检查

Ober 测试

舟形跌落测试

神经系统评估

下肢神经系统筛查

腓总神经损伤评估

血管评估

终末毛细血管再充盈

毛细血管脉搏

胫后动脉

足背动脉

局部特异性软组织检查

髌股关节疼痛综合征

髌股关节不稳

恐惧试验

髌骨脱位

髌股关节肌腱病症

骨骺炎

胫骨结节软骨炎

髌骨缺血性坏死

髌骨关节滑囊炎

滑膜皱襞

外伤损伤

髌骨骨折

髌腱断裂

病史

表 8-1	半月板和髌骨病症的鉴别诊断	
病史	**半月板**	**髌骨**
起病	通常由急性扭伤引起；也可能是退行性改变继发产生	有时会由膝盖前部的重击导致，但多数情况下是由于隐性因素导致，例如过度使用以及不当的体育运动
症状位置	位于内侧或者外侧的关节线	发病位置分散，多见于前部
强迫体位	会有弗兰克瞬间强迫体位，膝盖不能完全伸展	抓痛而无强迫体位，或者僵直状态
负重	会同时有负重感和疼痛感	疼痛感多会伴随着负重时产生，但经常也会一直持续到深夜
扎马步	负重时、缓慢扭转时会有疼痛	可能会有痛感但是并不很剧烈也不一定与扎马步相关
下蹲	全蹲时会有痛感，不能走"鸭子步"	当伸肌收缩或者从下蹲姿势起立会有痛感
屈膝	由于半月板没有承重，不会有痛感	膝骨受力会有痛感
跳跃	没有扭曲或者旋转时可耐受	伸肌受压严重，会导致疼痛以及其他一些不适感
爬坡	当上楼梯和屈膝负重时常有痛感	由于重力因素会导致髌股关节面的压力上升，下楼时会感受到更加剧烈的疼痛以
坐	无痛感	由于关节软骨缺乏牵拉的力量，会有僵硬感和痛感

检查

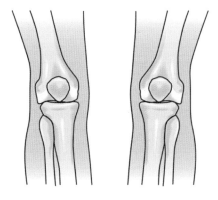

图 8-1   膝关节伸展时正常髌骨的位置。

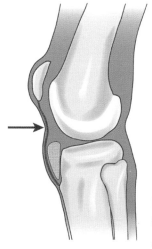

图 8-2   "骆驼征":临床指示髌骨高位。当从侧面观察时可见一个"双驼峰"结构髌骨。由升高的髌骨和脂肪垫构成。

检查 8-1

髌骨结构排列

	髌骨高位	髌骨低位	髌骨内聚	髌骨"青蛙眼"征
描述	髌骨位置上移，可能会出现骆驼征	髌骨位置下移	髌骨位于内侧	髌骨位置于外上方
可能的病因	先天性髌骨韧带增长	先天性髌骨韧带缩短或手术或损伤后纤维化	股骨前倾，胫骨内旋，手术或损伤后纤维化	股骨后倾，胫骨外旋
病症	髌骨活动度增加，股四头肌肌力下降，当膝盖弯曲时髌骨关节面压力上升	髌骨活动度下降，胫股关节活动度下降，股四头肌肌力下降，当膝盖弯曲时髌骨关节面压力	股四关节偏外角变大，内侧韧带收缩紧对髌骨产生负面影响 髌骨关节面压力改变，代偿性胫骨本身外旋	髌骨外侧活动度提高，外侧韧带收缩紧，股四头肌肌力下降，当膝盖弯曲时髌股关节面压力上升 外侧韧带面影响，当负响，盖弯曲时髌股关节面压力上升

检查 8-2
髌骨位置

髌骨内/外移	髌骨旋转（自转）	髌骨前/后倾	内/外侧髌骨倾斜

可能的病因			
髌骨位于额面滑动	位于额面纵向旋转（由髌骨上极转向髌骨下极）	在矢状面旋转	在水平面旋转
评估结构排列水平力线			
髌骨应该在髌骨滑车沟中间	髌骨的长轴应指向 ASIS	当膝关节伸展，股四头肌松弛，髌骨下极应该从体表触及	
髌骨移动的方向即为髌骨脱位的方向	如果长轴指向 ASIS 的外侧即为髌骨外旋，反之亦然	如果必须按压髌骨上极才可触及髌骨下极，提示髌骨发生了髌骨向前旋转	
参见关节活动 8-1			参见关节内活动 8-2

ASIS=髂前上棘

选择性组织测试 8-1

Q 角的测量

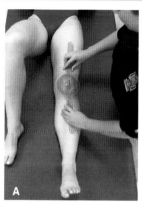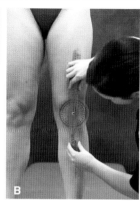

　　测量 Q 角时应分别在膝盖负重与不负重时使膝盖伸展进行测量。髂前上棘、髌骨的中心和胫骨结节等体表标志可以用来作为测量角度参照物，当患者负重时测量得到的股四头肌外偏角是最有意义的。

患者体位	(A)让患者仰卧，膝盖放平，脚踝放松，脚趾向上，与站立姿势一致。标准化的姿势可以提高评估的可靠性 (B)两脚分开，与肩同宽站立
测试者的位置	站在需要检查的肢体一侧
评估过程	测试者应标识髂前上棘、髌骨中心和胫骨结节 量角器轴心应置于髌骨中点，固定臂应与髂前上棘与髌骨连线持平，动臂应与胫骨结节与髌骨连线持平
阳性测试结果	股四头肌外偏角大于 13°（男性）；股四头肌外偏角大于 18°（女性）
结果提示	外侧受力增强会导致髌骨被牵拉至外侧
修正	当股四头肌等长收缩时再次测量 Q 角，两次测量结果的不同可能代表髌骨轨迹的异常。Q 角也可以在屈膝 30° 时测量，测量时将髌骨固定于股骨滑车中央
注释	当患者保持站立姿态时，测量得到的股四头肌外偏角能很好地体现下肢力线

选择性组织测试 8-1

股四头肌角度测试(续)

当患者保持屈腿坐时，测量得到的股四头肌外偏角数据要比站立或者直腿坐小

当使用影像学测量 Q 角时，临床测量的数值通常略偏大[4]

对患者股四头肌外偏角的测量应该是双侧下肢测量，若结果不对称可能意味着运动损伤[5]

证据　　仰卧

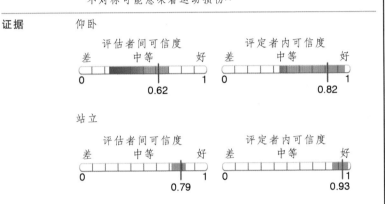

站立

ASIS=髂前上棘

表 8-2	结构排列及其所造成的合力和生物力学改变
力线	**造成的合力和生物力学改变**
膝关节内翻	胫股关节内侧关节面压力增高 胫股关节外侧软组织和 LCL 张力增加 股四头肌会对髌骨施加内侧方向的拉力 对外侧面会施加压缩力 限制外侧软组织对髌骨的拉力
膝关节外翻	外侧的胫骨关节表面压力提高,内侧胫骨关节软组织和外侧韧带 　　会有张力;股四头肌会对髌骨施加外侧方向的压力 膝关节屈曲时髌骨内侧面及临时面压力增加 限制内侧的拉力
股四头肌外 　偏角增大	髌骨轨迹外移 外侧关节面压力增加 对髌骨内侧限制结构会产生一定的牵拉力
股四头肌外 　偏角减小	髌骨轨迹内移 对内侧面会产生一定的压力 对髌骨外侧限制结构会产生一定的牵拉力
膝反屈	在进行终末伸膝运动中,会降低膝关节所受的压力

LCL=外侧副韧带

触诊

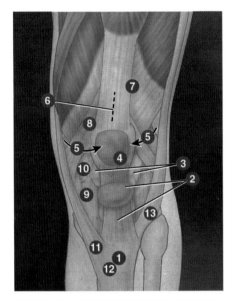

1 胫骨结节	8 内侧髌股韧带
2 髌腱和滑囊	9 支持带和关节
3 脂肪垫	囊结构
4 髌骨和囊肿	10 滑膜皱襞
5 髌股关节表面	11 鹅足肌群
6 股骨滑车	12 隐神经髌下支
7 髌上囊	13 髂胫束

关节活动评估

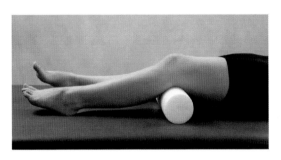

图 8-3　髌骨推移试验时患者的体位。膝关节屈曲到 30°,鼓励患者保持四头肌肌肉放松。

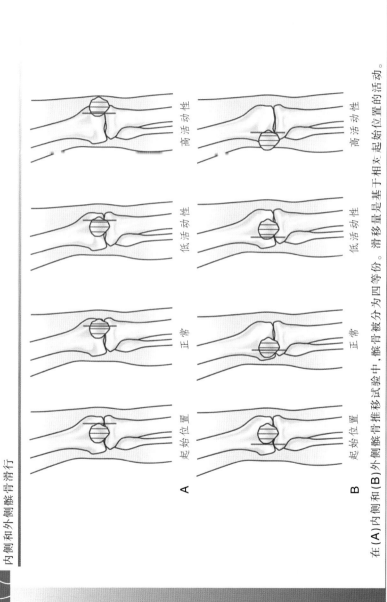

内侧和外侧髌骨滑行

在(A)内侧和(B)外侧髌骨推移试验中，髌骨被分为四等份。滑移量是基于相对于起始位置的活动。

患者体位　仰卧位枕放置在膝盖以下,使其弯曲出到 30°

测试者的位置　站在患者侧面

评估过程
(A) 内侧滑动:将髌骨向内侧移动,将压力施加在外侧支持带和其他软组织约束上
(B) 侧向滑动:横向移动髌骨,将压力施加在内侧支持带,VMO 和中间关节囊

阳性测试结果
内侧滑动:髌骨应该向内侧滑动一到两个区域(大约为宽度的一半)。小于一个区域的运动考虑为低活动性。超过两个区域的运动是高活动性内侧滑移
侧向滑动:正常横向运动是 0.5~2.0 区域的滑动。少于此为低活动性的侧滑;大于两个区域为高活动性的侧滑

结果提示
内侧滑动:
低活动性滑动:侧面韧带或 IT 带紧绷
高活动性滑动:侧面韧带松弛
侧向滑动:
低活动性滑动:内侧韧带紧绷,特别是内侧髌股韧带[6]
高活动性滑动:内侧韧带松弛

注释
在横向滑行测试期间,患者可能会担心运动导致髌骨脱位或半脱位
高活动性侧向滑动比低活动性内侧滑动更为常见

证据
评估者间可信度
差 0 ——— 中等 0.59 ——— 好 1
敏感度
弱 0 —— 0.53 0.54 —— 强 1
LR+: 1.74-1.96

IT = 髂胫;VMO = 股内侧斜肌

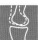

关节活动 8-2

髌骨倾斜评估

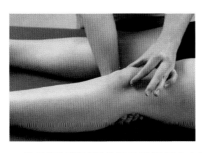
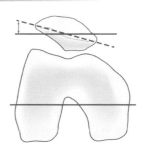

髌骨倾斜测试评估髌骨围绕其中心轴的旋转。

患者体位	仰卧,膝盖伸展,股骨髁平行于桌子
测试者的位置	站在患者侧面
评估过程	用食指和拇指握住髌骨,抬起外侧边缘并压低内侧边界
阳性测试结果	正常情况下的结果是外侧边缘提高 0°~15°。超过 15°是一个高活动性外侧倾斜;小于 0°是一个低活动性侧向倾斜
结果提示	小于 0°的倾斜表示外侧束紧张,并且通常在低活动性内侧推移时发生 倾斜超过 15°易出现膝前疼痛
证据	

评估者间可信度 　　　　　 评定者内可信度

差　　　中等　　　好　　差　　　中等　　　好

0　　　　　　　　　1　　0　　　　　　　　　1

　0.21　　　　　　　　　　0.47

选择性组织测试

选择性组织测试 8-2

髌骨不稳定性的恐惧测试

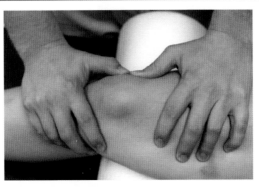

　　对左膝髌骨不稳定性的检查测试。检查者横向滑动髌骨。患者肌肉收缩或表现出对即将发生的半脱位或脱位的恐惧表示阳性结果。

患者体位	仰卧,膝关节伸展
测试者的位置	站在患者侧面
评估过程	检查者尽可能向外侧移动髌骨,注意不要使髌骨真正脱位
阳性测试结果	由患者有力收缩四头肌以防止髌骨脱位。患者也可以口头或以面部表情表现出忧虑
结果提示	内侧髌外侧支持带松弛,提示髌骨半脱位或脱位
修正	通过分离内侧髌股韧带来提高测试的特异性,将髌骨向远端和外侧移动[7]
	费尔班克斯恐惧测试是在患者的膝盖被动弯曲到30°的情况下进行的。对髌骨施加向外侧的推力,同时被动伸直膝关节,直到患者疼痛或感到恐惧
证据	

敏感度　　　　　　　　　特异性

弱　　　　　　　强　　　弱　　　　　　　强

0　　　　　　　　1　　　0　　　　　　　1

0.35　　　　　　　　　　　　0.86

LR+: 0.90–1.20–2.90　　　**LR–:** 0.79–0.90–1.01

选择性组织测试 8-3

内侧滑膜皱襞的测试

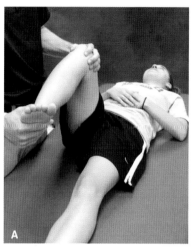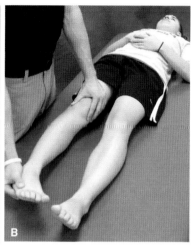

　　阳性测试再现患者的症状。检查者可能会感觉到皱襞好像穿过内侧股
骨髁。

患者体位	坐位或仰卧,膝盖伸展
测试者的位置	站在患者侧面
评估过程	(A)当患者的屈膝 90°,并且胫骨内旋时,检查者在触诊前 　　内侧囊时移动髌骨 (B)保持胫骨内旋,膝关节从屈膝 90°伸直到 0°
阳性测试结果	患者描述症状。医生可能会感觉到再次出现皱襞从股骨 　　内髁滑过,特别是在屈膝 60°~ 45°时
结果提示	髌内侧滑膜皱襞异常
证据	文献未见报道

选择性组织测试 8-4

内侧滑膜的不规则运动测试

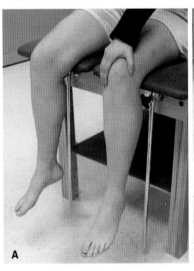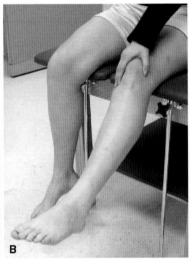

当患者伸展膝盖时，检查者不规则触诊髌骨。当皱襞与股骨内侧髁挤压时，可能导致髌骨运动暂时中断。

患者体位	(A) 坐位, 膝盖弯曲在桌子边缘
测试者的位置	站在外侧, 轻轻地将一只手扶在髌骨上, 小心不要压缩关节面
评估过程	(B) 患者慢慢伸展膝盖
阳性测试结果	由于皱襞通过内侧髁, 不规则运动出现在 40°~60°
结果提示	内侧滑膜
证据	文献未见报道

参考文献

1. Livingston, LA, and Spaulding, SJ: OPTOTRAK measurement of the quadriceps angle using standardized foot positions. *J Athl Train*, 37:252, 2002.

2. Guerra, JP, Arnold, MJ, and Gajdosik, RL: Q angle: effects of isometric quadriceps contraction and body position. *J Orthop Sport Phys Ther*, 19:200, 1992.

3. Smith, TO, Hunt, NJ, and Donell, ST: The reliability and validity of the Q-angle: a systematic review. *Knee Surg Sports Traumatol Arthrosc*, 16:1068, 2008.

4. Greene, CC, et al: Reliability of the quadriceps angle measurement. *Am J Knee Surg*, 14:97, 2001.

5. Rauh, MT, et al: Quadriceps angle and risk of injury among high school cross-country runners. *J Orthop Sports Phys Ther*, 37:725, 2007.

6. Bicos, J, Fulkerson, JP, and Amis, A: Current concepts review: the medial patellofemoral ligament. *Am J Sports Med*, 35:484, 2007.

7. Tanner, SM, et al: A modified test for patellar instability: the biomechanical basis. *Clin J Sport Med*, 13:327, 2003.

8. Nijs, J, et al: Diagnostic value of five clinical tests in patellofemoral pain syndrome. *Man Ther*, 11:69, 2006.

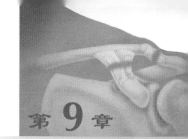

骨盆和大腿疾病 第 9 章

骨盆和大腿的临床检查

检查大纲

231

臀中肌

髂胫束

大转子

大转子滑囊

后侧结构触诊

骶正中嵴

髂后上棘

臀大肌

坐骨结节

坐骨滑囊

坐骨神经

腘绳肌

关节和肌肉功能评估

角度测定

屈

伸

外展

内收

内旋

外旋

主动活动度

屈

伸

外展

内收

内旋

外旋

徒手肌力测定

髋关节屈曲(髂腰肌)

伸膝(股直肌)

髋关节伸展

外展

内收

内旋

外旋

被动活动度

屈

- 托马斯试验
- 髋关节屈曲挛缩试验
- Ely 试验

伸

外展

内收

内旋

外旋

关节稳定性测试

应力试验

不适用

关节活动评估

被动活动度

神经系统评估

下肢神经检查

坐骨神经

股神经

血管评估

末梢毛细血管再充盈

远端脉搏

胫后动脉

足背动脉

特定部位的疾病和特异性组织测试

髂嵴挫伤

肌肉拉伤

腘绳肌撕裂

股四头肌挫伤

股骨头骨骺滑脱

髂胫束摩擦综合征

股骨头无菌性坏死

股骨颈应力性骨折

髋关节退行性改变

盂唇撕裂

髋关节半脱位

运动性耻骨痛

耻骨骨炎

梨状肌综合征

弹响髋

内因

外因

关节内原因

滑囊炎

大粗隆滑囊炎

坐骨滑囊炎

病史

表 9-1	基于疼痛部位的鉴别诊断*			
	疼痛部位			
	内侧	前方	外侧	后方
软组织	内收肌撕裂	股直肌撕裂	滑囊炎	坐骨滑囊炎
	股薄肌撕裂	髂腰肌撕裂	臀中肌撕裂	腘绳肌撕裂
		缝匠肌撕裂	臀小肌撕裂	臀大肌撕裂
		耻骨联合不稳定	神经卡压	神经卡压
		股直肌或髂腰肌肌腱病		
		髋关节扭伤		
		盂唇撕裂		
		髂股滑囊炎		
		淋巴结		
		水肿/感染		
骨	内收肌撕脱性骨折	耻骨骨折	髂嵴挫伤	骶髂关节疾病
	应力性骨折	骨性关节炎	髋关节功能障碍	应力性骨折
		应力性骨折	应力性骨折	

*除外严重损伤

检查

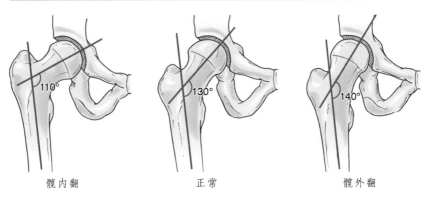

髋内翻　　　　　　　　　　正常　　　　　　　　　　髋外翻

图 9-1　倾斜角偏差。

选择性组织测试 9-1

扭转角的临床测定

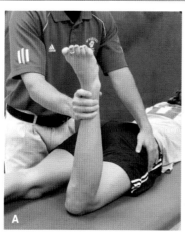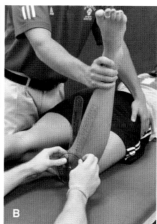

　　此过程由两名临床医生执行：一名医生握住患者的一条腿，另一医生测量小腿与桌面之间的角度。

患者体位	俯卧位，小腿弯曲到 90°
测试者的位置	测试者 1：站在被测试者的对侧；一只手触诊大转子，另一只手操纵小腿 测试者 2：上臂固定垂直于桌面，拿测角器远端紧贴于弯曲的膝关节
评估过程	(A)测试者 1 通过向内侧移动小腿来向内转动股骨，向外侧移动小腿直到大转子达到最大突出，这代表股骨头与桌面平行 (B)膝关节保持弯曲到 90°，然后测试者 2 测量小腿形成的角度
阳性测试结果	角度小于 15°代表股骨后倾；角度大于 20°代表股骨前倾[1]
结果提示	如上阳性测试所述
证据	

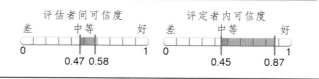

触诊

内部结构触诊

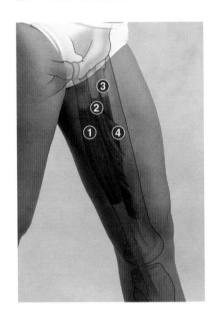

1 股薄肌
2 长收肌
3 大收肌
4 短收肌. 继续向上触诊定位耻骨肌

前侧结构触诊

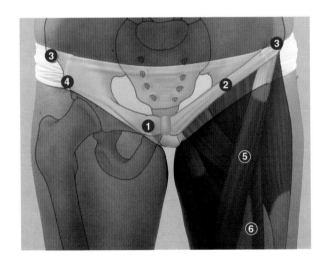

1 耻骨
2 股骨沟韧带
3 髂前上棘
4 髂前下棘
5 缝匠肌
6 股直肌

外侧结构触诊

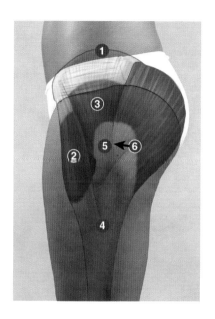

1　髂嵴
2　阔筋膜张肌
3　臀中肌
4　髂胫束
5　大转子
6　转子滑囊

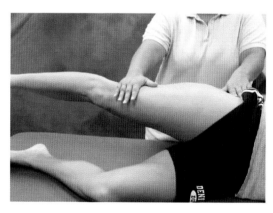

图 9-2　触诊过程中找到患者的臀中肌。如果患者轻微外展髋关节，则臀中肌更明显。

后侧结构触诊

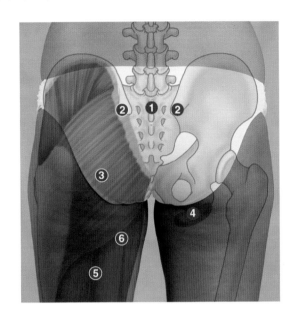

1 骶正中嵴

2 髂后上棘

3 臀大肌

4 坐骨结节和滑囊

5 坐骨神经

6 腘绳肌

关节和肌肉功能评估

角度测定 9-1

屈伸运动

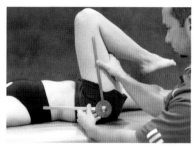 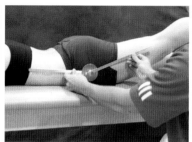

屈 0°~120°	伸 0°~30°
患者体位　仰卧位	俯卧位

测角仪校准

支点	轴心与大转子对齐
近端臂	固定臂与躯干中线对齐
远端臂	运动臂与股骨长轴对齐,以外侧上髁为远端参考点
注释	在屈髋测量时允许膝关节弯曲
	髋关节屈曲测量也可以采取伸膝来判断腘绳肌长度的影响
	测量髋关节伸展时,稳定骨盆以避免躯干过伸。这可能需要另外一个人的帮助
	髋关节伸展测量也可以采取膝关节屈曲来判断股直肌长度的影响
证据	

评估者间可信度

差　　中等　　好

0 ————————— 1

0.80

评定者内可信度

差　　中等　　好

0 ————————— 1

0.88

角度测定 9-2

髋关节的外展和内收

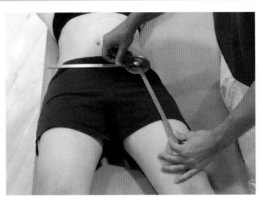

外展 0°~45°	内收 0°~30°
患者体位	仰卧位	仰卧位；对立腿处于外展位

测角仪校准

支点	轴心对准髂前上棘
近端臂	固定臂放在对侧髂前上棘(ASIS)
远端臂	运动臂定位于股骨长轴,以.髌骨中心作为远端参考点
注释	需要注意的是测角器开始的位置是 **90°**,这是基线测量是相对于该位置进行的
	当骨盆开始横向倾斜时,髋关节内收停止

证据

评估者间可信度	评定者内可信度
差　　中等　　好	差　　中等　　好
0　　　　　　　1	0　　　　　　　1
0.73	0.82

ASIS = 髂前上棘

角度测定

角度测定 9-3
髋关节内旋和外旋

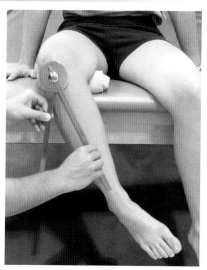

内旋 0°~45°　外旋 0°~45°

患者体位	坐位
	在股骨远端放一个支持物以保持股骨与桌面平行
测角仪校准	
支点	轴心对准髌骨中心
近端臂	固定臂垂直于地板
远端臂	运动臂定位于胫骨长轴,以踝关节中心作为远端参照点
证据	

评估者间可信度

差　　中等　　好

0 ─────────── 1
　　　　0.69

评定者内可信度

差　　中等　　好

0 ─────────── 1
　　　　　　0.90

表 9-2	肌肉对髋关节活动的作用	
屈	**外展**	**内旋**
臀中肌(前份)	臀大肌(下部)	短收肌
臀小肌	臀中肌	长收肌
髂肌	臀小肌	大收肌
腰大肌	缝匠肌	臀中肌(前纤维)
腰小肌		臀小肌
股直肌		
缝匠肌		
伸	**内收**	**外旋**
股二头肌	短收肌	下孖肌
臀大肌	长收肌	上孖肌
臀中肌(后份)	大收肌	臀中肌(后纤维)
臀大肌	臀大肌(上部)	闭孔外肌
半膜肌	股薄肌	闭孔内肌
半腱肌	耻骨肌	梨状肌
		股方肌
		缝匠肌

徒手肌肉测试

徒手肌力测试 9-1

髋关节屈曲

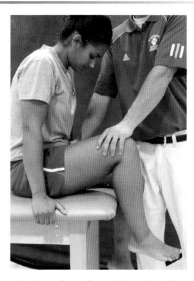

患者体位	坐位,稍向前倾;患者应轻轻抓住桌子
测试位置	膝盖弯曲在桌子的边缘,臀部轻微弯曲
稳定	超过髂前上棘
抵抗	股骨远端近膝关节的前方
主要移动	髂腰肌(L1、L2、L3、L4)
(神经支配)	
次要移动	股直肌(L2、L3、L4)缝匠肌(L2、L3)
(神经支配)	
代偿	患者可能会尝试向后倾斜,以最大化股直肌的作用
注释	对测试髋关节屈曲的最佳位置尚无一致看法

徒手肌力测试 9-2
髋关节伸展

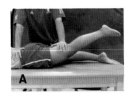 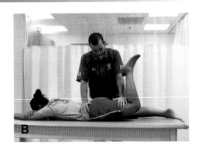

(A)腘绳肌和臀大肌	(B)臀大肌
患者体位 俯卧	俯卧
测试位置 膝关节和髋关节伸展	膝关节弯曲到 90°,髋关节伸展
稳定性 后骨盆	后骨盆
抵抗性 股骨远端后方	股骨远端后方
主要移动 腘绳肌(L4、L5、S1、S2、S3)	臀大肌(L5、S1、S2)
(神经支配) 臀大肌(L5、S1、S2)	
次要移动 不适用	腘绳肌(L4、L5、S1、S2、S3)
(神经支配)	
代偿 躯干后伸	躯干后伸
注释 疼痛伸膝加重,屈膝减轻。这可通过抵抗膝关节屈曲证明	不适用

徒手肌肉测试 9-3

髋关节内收和外展

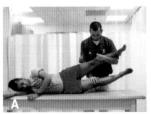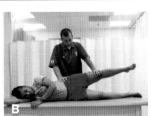

	内收(A)	外展(B)
患者体位	患侧卧位	健侧卧位
测试位置	膝关节伸直,相反(非测试)腿由测试者支持,并且测试腿轻微内收	膝盖稍微弯曲,臀部固定在中间
稳定	患者稳定骨盆和躯干	患者主动稳定骨盆和躯干
抵抗	股骨内侧	股骨外侧髁
主要移动 (神经支配)	内收肌(L2、L3、L4、L5、S1) 内收长(L2、L3、L4) 内收肌(L2、L3、L4) 股薄肌	臀中肌(L4、L5、S1) 臀小肌(L4、L5、S1)
次要移动 (神经支配)	臀大肌(下纤维)(L5、S1、S2) 耻骨肌(L3、L4)	阔筋膜张肌(L4、L5、S1) 缝匠肌(L2、L3)
代偿	不适用	髋关节屈曲
注释		阔筋膜张肌在髋关节轻度屈曲外展时更为活跃。臀中肌在髋关节解剖中立位上更活跃

徒手肌肉测试 9-4

髋关节内旋和外旋

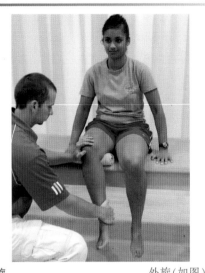

	内旋	外旋(如图)
患者体位	坐位,膝盖于桌子边缘弯曲衬垫放置在股骨远端以保持其与桌面平行	坐位,膝盖于桌子边缘弯曲衬垫放置在股骨远端以保持其与桌面平行
测试位置	臀部内部旋转45°	臀部外旋45°
稳定	患者手撑桌面维持躯干稳定	患者手撑桌面维持躯干稳定
抵抗	在小腿远端的外侧	在小腿远端的内侧
主要移动 **(神经支配)**	臀小肌(L4、L5、S1) 阔筋膜张肌(L4、L5、S1) 臀中肌(前纤维)(L4、L5、S1)	闭孔内肌(L5、S1、S2) 闭孔外肌(L3、L4) 股四头肌(L4、L5、S1) 梨状肌(S1、S2) 上下孖肌(L4、L5、S1) 臀大肌(L5、S1、S2)
次要移动 **(神经支配)**	长收肌(L2、L3、L4) 大收肌(L2、L3、L4、L5、S1) 内收短肌(L2、L3、L4) 半膜肌(L5、S1) 半腱肌(L5、S1、S2)	缝匠肌(L2、L3) 股二头肌(长头)(S1、S2、S3) 腰大肌(L1、L2、L3、L4)
代偿	躯干侧弯	膝关节屈曲

选择性组织测试 9-2

Trendelenburg 试验检测臀中肌无力

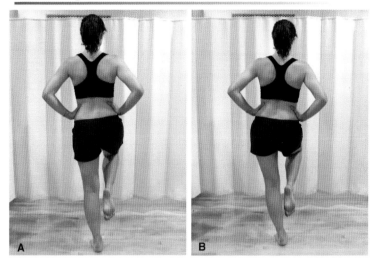

患肢单足站立(A)上。 在臀中肌无力的情况下,骨盆低于对侧(B)。

患者体位	站立,身体重量在两脚之间均匀分布 髂峰或髂后上棘应可见
测试者的位置	在患者背后
评估过程	患者将非测试腿抬起来
阳性测试结果	骨盆在无负重侧下垂
结果提示	臀中肌不足以支撑躯干直立位置,表明肌肉无力
修正	重复测试可能是必要的,因为疲劳可以放大这个弱点
注释	肌肉无力可能源于神经根的撞击或损伤

证据

评估者间可信度

差　　　中等　　　好

0　　0.21　　　　　　　1

敏感度

弱　　　　　　　强

0　　　　　0.64　　1

LR+: 2.17–3.50–19.14

评定者内可信度

差　　　中等　　　好

0　　　　　0.67　　1

特异性

弱　　　　　　　强

0　　　　0.50　　　1

LR−: 0.11–0.50–0.78

被动活动度

表 9-3	髋关节被动活动方式和终末端感觉
关节被动活动方式：内旋、外展、屈曲、伸展	
终末感觉	
屈曲	坚硬或柔软：软组织近似或腘绳肌紧张
外展	坚硬：内收肌拉伸
内收	坚硬：外展和关节囊的伸展
内旋	坚硬：外旋肌伸展
外旋	坚硬：内旋肌的拉伸
伸展	坚硬：髂腰肌和关节囊的伸展

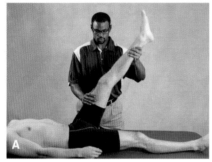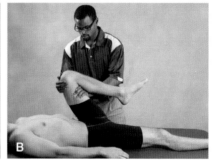

图 9-3　髋关节被动屈曲：(A)膝关节伸展；(B)膝关节屈曲。这个动作也可以通过向股骨远端后部增加压力来重复。请注意，伸膝屈髋(如 A 所示)是直腿抬高试验，可能产生坐骨神经症状(见第 10 章)。

选择性组织测试 9-3

髋关节屈肌紧张、股直肌挛缩的托马斯测试

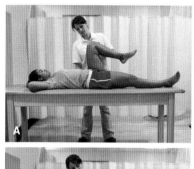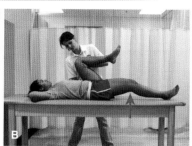
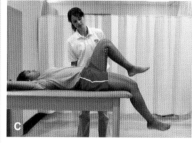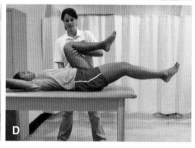

　　托马斯测试髋关节屈肌紧度。 患者的右(前)腿被测试。(A)起始位置；(B)张紧右侧髂腰肌；(C)股直肌挛缩测试(托马斯测试的改良)。患者的位置要使测试腿的膝盖离开桌子；(D)张紧股直肌和髂腰肌导致对侧的膝盖伸展和髋部屈曲。

患者体位	TT：斜躺在床上 RFCT：仰卧，膝关节屈曲垂于床下
测试者的位置	站在患者身旁
评估过程	测试者将一只手放在腰椎前凸曲线和桌面之间 一条腿被动地弯曲到患者的胸部，允许膝盖在运动期间弯曲。 　对侧的腿(测试腿)平躺在桌子上
阳性测试 结果	TT：被测试的腿从桌子上升起 RFCT：膝关节逐渐伸展
结果提示	髂腰肌肌群紧张，股直肌的紧张
修正	髋部位置可以进行角度测量
注释	患者可以通过使用手臂将腿拉到胸部来被动屈曲髋关节和膝盖[2] 髋关节屈肌的紧张也可能导致腰部伸展

250　骨科与运动损伤检查手册

选择性组织测试 9-3

髋关节屈肌紧张、股直肌挛缩的托马斯测试(续)

证据

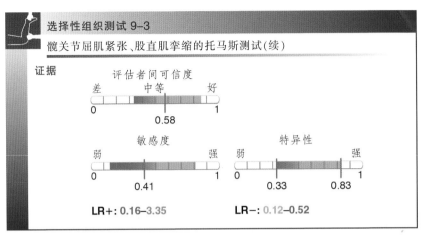

评估者间可信度

差　　中等　　好

0　　　0.58　　　1

敏感度

弱　　　　强

0　　0.41　　1

特异性

弱　　　　　　强

0　　0.33　　0.83　　1

LR+: 0.16–3.35　　　　**LR–: 0.12–0.52**

RFCT =股直肌挛缩测试;TT =托马斯测试

选择性组织测试 9-4

Ely 测试

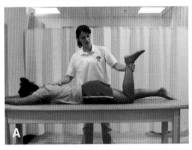

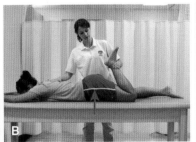

　　Ely 测试用来检测髋关节屈肌紧张度 **(A)**。膝盖的被动屈曲导致髋关节屈曲,使其从桌子上脱离**(B)**。

患者体位	俯卧
测试者的位置	站在患者身旁
评估过程	膝盖被动弯曲
阳性测试结果	被测试侧的髋关节屈曲,从桌面上抬高
结果提示	股直肌的紧张
证据	文献中尚无或不确定

选择性组织测试 9-5

髂胫束紧张的 Ober 测试

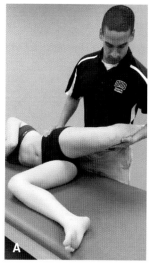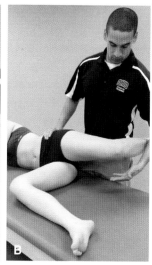

　　最初的 Ober 测试。为了避免假阳性检查结果,必须首先消除大转子对阔筋膜张肌的作用。当膝关节不能低于水平线以下时,即为阳性测试结果。

患者体位	健侧卧位
	对侧(在下方的腿)的膝关节屈曲 90°,髋关节屈曲 45°,以稳定躯干和骨盆。测试腿的膝盖弯曲到 90°。修正的 Ober 测试:测试腿的膝关节伸展[3]
测试者的位置	站在患者身后,一只手稳定患者的骨盆
	另一只手沿着胫骨远端的内侧支撑测试腿
评估过程	(A)被动内收,外展患者的髋关节,让阔筋膜张肌清除大转子的作用
	(B)髋关节可向桌面内收
阳性测试结果	正常:股骨内收超过水平线
	最小紧张:股骨内收至水平线
	最大紧张:腿无法向水平线内收
结果提示	髂胫束紧张的个体容易出现髂胫束摩擦综合征和(或)髌骨外移

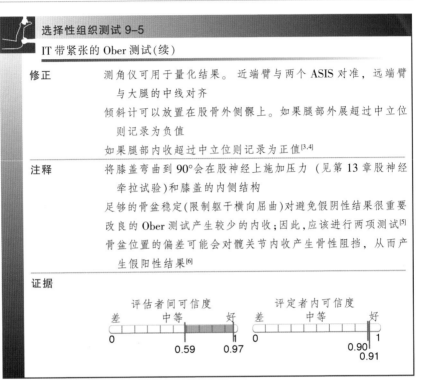

选择性组织测试 9-5

IT 带紧张的 Ober 测试(续)

修正	测角仪可用于量化结果。 近端臂与两个 ASIS 对准，远端臂与大腿的中线对齐
	倾斜计可以放置在股骨外侧髁上。如果腿部外展超过中立位则记录为负值
	如果腿部内收超过中立位则记录为正值[3,4]
注释	将膝盖弯曲到 90° 会在股神经上施加压力 (见第 13 章股神经牵拉试验)和膝盖的内侧结构
	足够的骨盆稳定(限制躯干横向屈曲)对避免假阴性结果很重要
	改良的 Ober 测试产生较少的内收;因此,应该进行两项测试[5]
	骨盆位置的偏差可能会对髋关节内收产生骨性阻挡,从而产生假阳性结果[6]
证据	

评估者间可信度

差　　　中等　　　好
0　　　　　0.59　　0.97　　1

评定者内可信度

差　　　中等　　　好
0　　　　　　　0.90　1
　　　　　　　　0.91

ASIS =下髂前棘;IT =髂骨

选择性组织测试 9-6
前方撞击测试

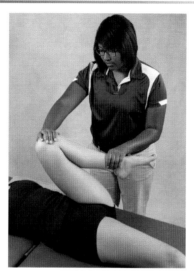

　　该测试定位股骨头以挤压盂唇,从而再现股骨髋臼碰撞(FAI)和(或)盂唇撕裂。

患者体位	仰卧
测试者的位置	在患者身边
评估过程	测试者屈曲、内收、内旋髋关节
阳性测试结果	髋部的疼痛或症状可再现
结果提示	股骨髋臼碰撞
	盂唇撕裂

证据

敏感度　　　　　　　　特异性

弱　　　　　　　强　　　　弱　　　　　　　强

0　　　　　　　　1　　　0　　　　　　　1
　　　　　0.90　　　　　　　　0.50

LR+: 1.01-1.32-2.42　　　LR-: 0.05-0.20-0.58

254   骨科与运动损伤检查手册

选择性组织测试 9-7

髋关节研磨测试（髋关节象限测试）

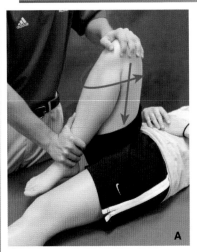 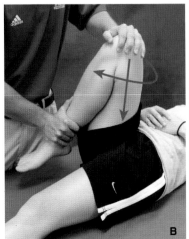

　　该测试将轴向载荷置于在股骨上，使髋关节全范围移动。特定位置的疼痛可能表示关节面或盂唇的缺陷。

患者体位	仰卧
测试者的位置	在患者身边
评估过程	测试者沿着股骨的轴向下施加压力以压缩关节表面 在髋关节屈曲的各个角度分别内旋 a 和内旋 b
阳性测试结果	髋部的疼痛或症状再现
结果提示	股骨或髋臼关节软骨的可能缺陷(例如骨软骨缺损、关节炎) 盂唇撕裂
证据	

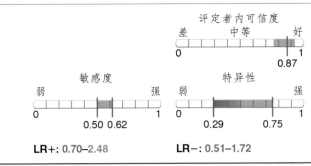

评定者内可信度

差　　　中等　　　好
0 ｜｜｜｜｜｜｜｜｜｜ 1
　　　　　　　　0.87

敏感度　　　　　　　特异性
弱　　　　　强　　弱　　　　　强
0 ｜｜｜｜｜｜｜｜｜｜ 1　　0 ｜｜｜｜｜｜｜｜｜｜ 1
　　0.50 0.62　　　　0.29　　0.75

LR+: 0.70-2.48　　　　**LR-: 0.51-1.72**

参考文献

1. Tonnis, D, and Heinecke, A: Current concepts review--Acetabular and femoral anteversion: relationship with osteoarthritis of the hip. *J Bone Joint Surg Am*, 81:1747, 1999.

2. Winters, MV, et al: Passive versus active stretching of hip flexor muscles in subjects with limited hip extension: a randomized clinical trial. *Phys Ther*, 84:800, 2004.

3. Herrington, L, Rivett, N, and Munro, S: The relationship between patella position and length of the iliotibial band as assessed using Ober's test. *Man Ther*, 11:182, 2006.

4. Reese, NB, and Bandy, WD: Use of an inclinometer to measure flexibility of the iliotibial band using the Ober test and modified Ober test: differences in the magnitude and reliability of measurements. *J Orthop Sports Phys Ther*, 33:326, 2003.

5. Gajdosik, RL, Sandler, MM, and Marr, HL: Influence of knee positions and gender on the Ober test for length of the iliotibial band. *Clin Biomech (Bristol, Avon)*, 18:77, 2003.

6. Boyle, KL, and Demske, JR: Management of a female with chronic sciatica and low back pain: a case report. *Physiother Theory Pract*, 25:44, 2009.

第 3 部分
躯干检查

腰骶部疾病

腰椎临床检查

检查大纲

弯曲
伸展
侧向弯曲
旋转
主动活动度
弯曲
伸展
侧向弯曲
旋转
徒手肌力测试
弯曲
伸展
旋转
骨盆抬高
被动运动范围
弯曲
伸展
旋转
侧滑动

关节稳定性测试

关节自身活动范围
弹性测试

组织选择性检查

神经根撞击测试
Valsalva 试验
Milgram 试验

克氏征
直腿抬高试验
直腿抬高加强试验
Slump 试验
Quadrant 试验

神经检查

下肢神经检查

区域特异性病理和相关组织选择性检查

椎管狭窄
椎间盘疾病
股神经拉伸试验
张力增高的体征
节段性不稳定
竖脊肌张力
小关节功能紊乱
脊椎病
椎弓根狭部裂
腰椎滑脱
■ 单腿站立测试
骶髂关节功能障碍
屈展旋伸征
帕特里克（Patrick）试验
Gaenslen 试验
久坐试验

病史

表 10-1	日常生活中脊柱疼痛的影响
活动	**影响**
屈曲	疼痛可能随着屈曲练习而开始恶化。
坐	疼痛可能随着屈曲练习而开始恶化。
从坐姿起身	该运动引起椎间盘内压力的变化。急性疼痛表明椎间盘受损
站立	脊柱进行伸。最初的疼痛经历可能与伸展运动相关
走	随着步态速度的增加,脊柱延伸量增加
俯卧	脊柱置于或接近完全伸展
仰卧	当仰卧在硬表面上时,保持伸展量。当躺在柔软的表面上时,脊柱会屈曲

选择性组织测试 10-1

胡佛试验

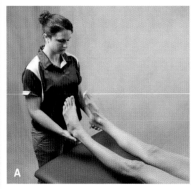
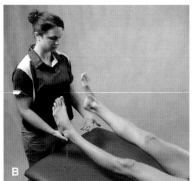

　　胡佛试验用于识别患者在测试过程中是否真的发力。阳性测试结果表明患者是诈病。

患者体位	仰卧位
测试者位置	评估者的手抓住患者双足的跟骨处 (A)
评估过程	患者尝试在所检查的一侧主动做直腿抬高(SLR)
阳性测试结果	患者不试图抬起腿，并且检查者不会感觉到来自未受伤的腿本能地发生的压力压在手上(B)
结果提示	患者不试图进行测试(例如诈病)
注释	虽然胡佛测试的当前临床使用是鉴定可能伪装的患者，但其最初的目的是诊断轻度偏瘫。单侧无力的患者将会产生阳性的结果,但不会是伪装的[1]
证据	无相关文献或文献中说法不一

检查

选择性组织测试 10-2

脊柱侧弯检查(亚当斯前弯检查)

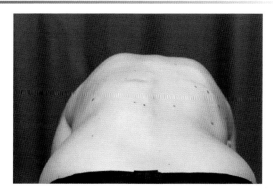

患者屈曲脊柱时脊柱的后视图。注意在左胸椎上存在隆起,表明脊柱侧凸。

患者体位	站立时双手握住,双臂伸直
测试者位置	坐在患者的前面或后面
评估过程	患者向前弯,把手滑到每条腿前面
阳性测试结果	沿胸腰椎和肋骨的侧面观察到不对称的驼峰
注释	如果存在脊柱侧弯而在屈曲期间消失,则表明是功能性脊柱侧凸。当患者直立并且向前弯曲时存在的脊柱侧凸,则表明是结构性脊柱侧凸。下肢长度差异可能产生假阳性。骨骼不成熟患者的阳性结果则转介给医生进行进一步评估
证据	

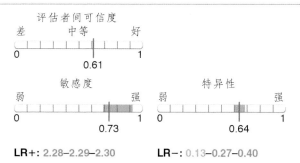

评估者间可信度

差　　中等　　好

0 　　　　0.61　　　　1

敏感度

弱　　　　　强

0　　　　0.73　　1

特异性

弱　　　　　强

0　　　0.64　　　1

LR+: 2.28-2.29-2.30　　　**LR-:** 0.13-0.27-0.40

触诊

表 10-2	触诊中的骨性腰椎标志
结构	**标志**
腰椎体	棘突的上部覆盖同一椎骨的下半部
L3 椎体	正常身材,在脐后
L4 椎体	髂嵴水平
L5 椎体	通常由两侧的腰骶窝划界,但因人而异。
S2	在髂后上棘水平

腰椎触诊

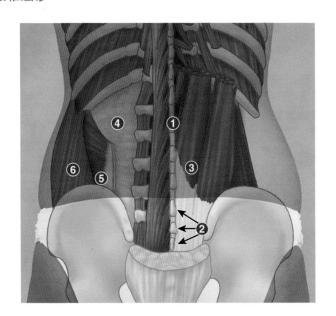

1 棘突	4 背阔肌
2 脊柱前移时的局部错位	5 腹内斜肌
3 椎旁肌	6 腹外斜肌

触诊

骶骨和骨盆的触诊

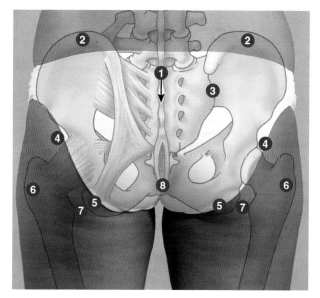

1 骶正中嵴	5 坐骨结节
2 髂嵴	6 大转子
3 髂后上棘	7 坐骨神经
4 臀肌	8 耻骨联合(前)

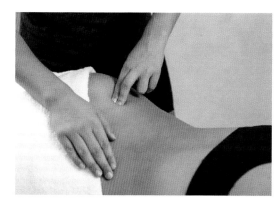

图 10-1　髂后上棘的位置。

关节和肌肉功能评估

角度测定法 10-1
躯干屈伸 (测斜仪)

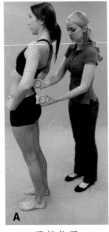 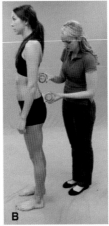 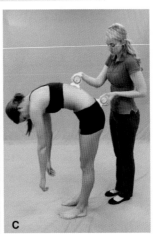

A	B	C
开始位置	伸展	弯曲

患者体位	两脚分开站立,与肩同宽
步骤	将一个倾斜计放在骶骨上 第二倾斜计在胸腰段交界处。将两个倾斜计设置为 0°。
运动	患者运动到伸展并且如下所述进行测量记录。获得屈曲测量
最终测量	屈曲和伸展关节活动度(ROM)记录为上倾斜计读数减去从下倾斜计获得的读数。在上倾斜计上的读数表示髋和腰椎运动;在下倾斜计上的读数仅表示髋部运动。
注释	要仅使用单个倾斜仪,将拨盘设置为 0°,让患者向前弯曲定位并读取下方测角器。向下移动下方测角器,并进行二次读数 使用倾斜计进行的运动测量证明与 用磁共振成像(MRI)进行的测量具有高相关性[2]
证据	评估者间可信度

差　　　　中等　　　　好

0   1

0.71

角度测定法 10-2

侧弯（倾斜计）

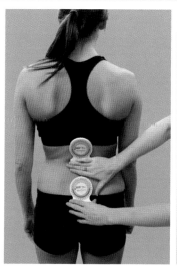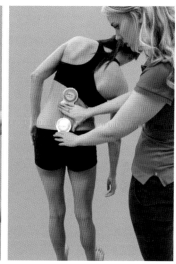

患者体位	两脚分开站立，与肩同宽
步骤	将一个倾斜计放在骶骨上
	第二倾斜计位于胸腰段接合处。将两个倾斜计设置为 0°
运动	患者在临床医生握住倾斜计时横向弯曲
最终测量	横向屈曲关节活动度(ROM)记录为上倾斜计
	读数减去从下倾斜计获得的读数
证据	无相关文献或文献中说法不一

运动的活动范围

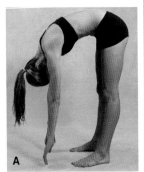
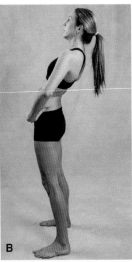

图 10-2　活动躯干：(A) 屈曲和(B)伸展。

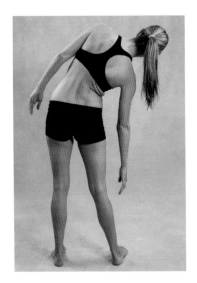

图 10-3　靠重力主动侧向弯曲。患者试图用手指触摸地板。观察正常的节段运动。

手动肌肉测试

手动肌肉测试 10-1
躯干屈肌

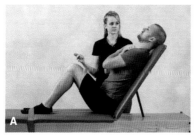 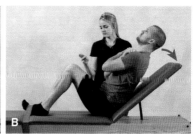

患者位置	测试位置

患者体位	患者躺在斜背上，可拆分支架或检查者支撑患者躯干成 60°角。臀部和膝关节均屈曲 90°。脚用带子或另一个检查者稳定。两臂交叉在胸前
测试者位置	测试者降低支持物(或去除支持物)。患者可以维持该位置的持续时间
解释/规范数据	年轻健康男性平均 144±76 秒,年轻健康女性平均 149±99 秒,随年龄增长而持续下降[3] 在不同的研究中,年轻健康的成年人平均为 340±215 秒[4]
肌肉评估	腹直肌,髋关节屈肌,腹内斜肌,腹外斜肌
证据	屈曲与伸展耐力的比值> 1.0 表示不平衡 (参见手动肌肉测试 10-2)。该测试具有优异的重复可靠性,无论稳定性是由人类提供还是由带子提供[3,4]

手动肌肉测试 10-2

背伸耐力

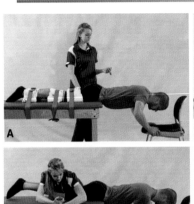
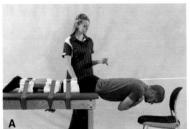
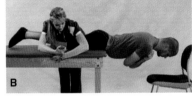
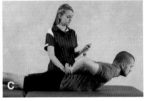

(A)索伦森(Sorensen)测试。(B)改进后的索伦森测试。(C)背伸耐力测试

患者体位	(A)在索伦森测试中,患者的躯干脱离桌面,髂嵴的上边界与桌子的边缘对齐。患者的臀部和腿部用带子固定
测试者位置	两臂交叉在胸前,要求患者将上身保持在水平位置。检查者记录患者可以维持姿势的时间
解释/规范数据	背部伸肌耐力降低与腰背痛的发展和持续相关[5,6] 年轻,成年男性和女性平均持续时间分别为 146±51 秒和 189±60 秒[3]。另一项具有较大年龄范围的研究中,平均耐力时间为 113±46 秒,耐力随着年龄的增长而下降[7]
肌肉评估	腰髂肋骨、胸髂肋肌、背最长肌、胸棘肌、胸半棘肌、多裂肌、回旋肌、背阔肌、腰方肌
替代	髋关节伸展改进
修正	(C)对于本测试的改进,患者俯卧,双手放在后面或两侧,患者被要求将腰椎从桌子离开伸展至大约30°,并保持姿势

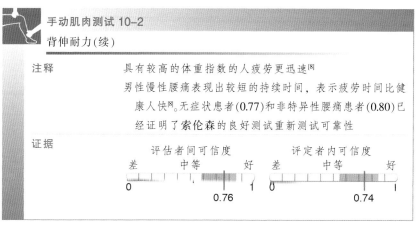

手动肌肉测试 10-2

背伸耐力(续)

注释	具有较高的体重指数的人疲劳更迅速[8] 男性慢性腰痛表现出较短的持续时间，表示疲劳时间比健康人快[8]。无症状患者(0.77)和非特异性腰痛患者(0.80)已经证明了**索伦森**的良好测试重新测试可靠性
证据	评估者间可信度　　　　评定者内可信度 差　　中等　　好　差　　中等　　好 0　　　　　　0.76　1　0　　　　　0.74　1

ASIS=髂前上棘

手动肌肉测试 10-3

腹横肌

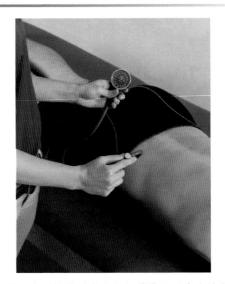

患者体位	将压力反馈装置或者血压袖带置于患者腹部下，压力膨胀至 70mmHg
测试者位置	患者在不移动骨盆的情况下吸气收腹 10 秒。注意压力的降低
解释	减少 4 mm 为正常；与下腰痛发生率相关时不能减少 2mm
肌肉评估	腹横肌
替代	允许盆腔运动表明来自周围肌肉组织的活动增加
注释	动员腹横肌的能力差，与慢性腰痛有关[9]
证据	研究发现，有中等到良好的重现性（类内相关系数从 0.47 到 0.82）和可接受的构造有效性（类内相关系数从 0.48 到 0.90）

手动肌肉测试 10-4

侧腹肌耐力

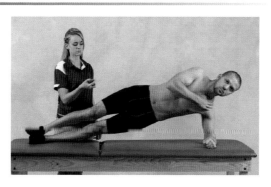

患者体位	患者侧卧,双腿伸直,身体靠在弯曲的肘部。 或者,患者的膝关节弯曲
测试者位置	患者将骨盆从桌子上抬起,同时将脊柱保持在中立(不弯曲或伸展)的位置——侧桥。无关的手穿过胸部到另一个肩膀。检查者记录患者可以保持的时间 在另一侧重复这个测试
解释	从右到左的差异大于5%表示不平衡。平均来说,健康男性可以保持约 94±34 [R]和 97±35 [L]秒,女性可以保持72±31 [R]和 77± 35 [L]秒的[3]
肌肉评估	腹内斜肌、腹外斜肌、腰方肌
改进	髋关节伸展
证据	测试:重测信度(个体间):0.96~0.993[3]

手动肌肉测试 10-5

骨盆抬高测试

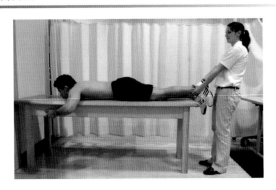

患者体位	仰卧位或俯卧位
测试者位置	检测者靠近脚踝抓住患者的腿
稳定性	患者抓扶桌子的边缘以保持稳定
阻力	检查者对腿部施加纵向阻力来牵拉腿部,并指示患者移动骨盆,试图将被测侧面的骨盆移动到肋骨架
主要动力(神经支配)	腰方肌 腹外斜肌(T1~T12) 腹内斜肌(T7~T12)
次要动力(神经支配)	背阔肌(患者肩关节屈曲) 腰髂肋肌(多根,分段)
替代	髋关节屈曲 躯干侧屈(腹部) 用胳膊拉
注释	测试也可以让患者站在升高的平台上并移动另一条腿进行

被动运动范围

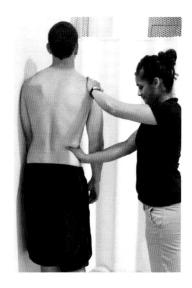

图 10-4　躯干被动侧移。当检查者侧向推压骨盆时,患者的肩部稳定地靠在墙上。

关节稳定性测试

关节活动测试

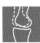

关节活动 10-1

后向前的椎间关节活动(被动附件椎间运动)

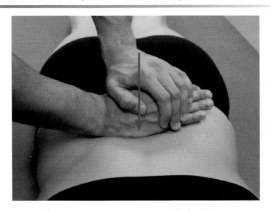

后向前的椎间关节活动,可用于节段活动性评估。

患者体位	俯卧位
测试者位置	站在患者身旁,一只手的小鱼际放在被测试者的棘突上
评估过程	检测者仔细地对棘突施加前向力,感觉椎体移位的程度
主动测试	椎骨不动("弹性")或过度移动
影响	腰椎节段性移动减少或移动过度
证据	

评估者间可信度　　　　　评定者内可信度

差　　中等　　好　　　差　　中等　　好

0　　　　　　　1　　　0　　　　　　　1

0.47　　　　　　　　0.41

敏感度　　　　　　　特异性

弱　　　　　强　　　弱　　　　　强

0　　　　　　　1　　　0　　　　　　　1

0.69　　　　　　　　0.55

LR+: 1.13–1.79–2.63　　　**LR−: 1.13–1.79–2.64**

神经测试

下运动神经元损伤测试

神经系统检查 10-1

腰骶椎神经系统检查

神经根水平	感觉测试	运动神经	反射能力测试
L1	股外侧皮神经	腰丛神经	无
L2	股外侧皮神经	腰丛神经	股神经(部分)
L3	股外侧皮神经	股丛神经	股神经(部分)
L4	隐神经	腓深神经丛	股神经(部分)
L5	腓浅神经	腓深神经丛	胫神经(内侧腘绳肌或者胫后肌)

S1	股后皮神经和 腓肠神经	腓浅神经	胫神经(跟腱)
S2	股后皮神经	胫神经和 腓总神经	胫神经外侧 (腘绳肌)

选择性组织测试

神经根受损检查

选择性组织测试 10-3

瓦尔萨瓦(Valsalva)试验

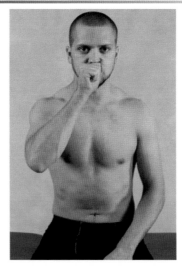

　　瓦尔萨瓦试验通过令椎管内压增高，重复可能由咳嗽或排便引起神经根痛。这样的神经根痛通常由患者自我报告，而非临床确诊。

选择性组织测试 10-3
瓦尔萨瓦 (Valsalva) 试验 (续)

患者体位	坐位
测试者位置	正对患者站立,相距一手臂间距
评估过程	患者深呼吸后屏气,同时进行类似于排便的动作
阳性测试结果	脊柱痛或神经根痛加剧
结果提示	椎间盘突出、脊柱肿瘤或骨赘等占位性损害下,椎管内压升高引起疼痛感
修正	患者站立,腰椎弯曲 35°~75°(Cocin 征)进行瓦尔萨瓦试验 患者站立,身子向前倾,直至感受疼痛或感觉异常。保持这样的姿势并咳嗽,如果症状加重则测试阳性。如果没有感受到疼痛,则脊柱弯曲到大约 35°,重复测试
注释	如果患者对模拟排便感到非常尴尬或者不安,可以指导患者向握紧的拳头吹气,就像吹气球一样。此项测试可以升高脊柱的鞘内压,引起脉搏降低、静脉回心血量减少,静脉压力升高等所有这些都可能导致晕厥
证据	

评估者间可信度

差　　　中等　　　好

0　　　　　　0.63　　　　　1

敏感度

弱　　　　　强

0　　　　0.73　　　1

特异性

弱　　　　　强

0　　　　　　0.95　　　1

LR+: 14.60　　　　**LR-:** 0.28

选择性组织测试 10-4

直腿抬高试验(又名拉塞格试验)/ 直腿抬高加强(交叉)试验

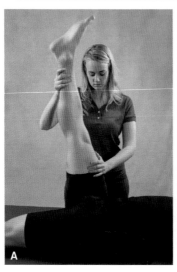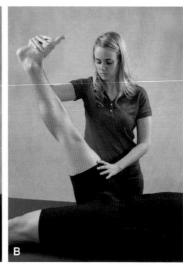

(A)测试腿在髋关节处屈曲直至症状发生。(B)测试腿下移大约 10°(直至症状消失),踝关节被动屈曲。若症状再次发生,则说明硬膜鞘拉伸。直腿抬高加强试验与直腿抬高试验的区别在于是否抬高健康侧的腿。

患者体位	仰卧位
测试者位置	检查的一侧:一只手抓住足跟,另一只手放在膝盖前部,使膝关节在检查过程中完全伸直
评估过程	保持膝关节伸直,检查者抬高腿,屈曲髋关节直至患者感到不适或关节活动度(ROM)达到最大。
阳性测试结果	直腿抬高试验:患者主诉疼痛,或还未达到正常的关节活动度(70°)时症状再次发生。描述的疼痛感可能是沿着检测腿向远端放射,通常疼痛是在大腿后侧,向腓肠肌或脚部放射 如果髋关节屈曲度小于 30° 时症状发生,那么这样的检查结果是极其重要的[11] 加强直腿抬高试验:没有被抬高的腿也出现疼痛或再次出现症状

选择性组织测试 10-4
直腿抬高试验(又名拉塞格试验)/ 直腿抬高加强(交叉)试验(续)

结果提示	直腿抬高试验：刺激(压迫)坐骨神经
	髋关节屈曲小于 70°时出现疼痛可能说明椎间盘疾病[12]。
	直腿抬高试验对 L5 到 S1 神经根的灵敏性和特异性明显高于 L2~L4[13]
	加强直腿抬高试验：椎间盘脱出等空间占位性大型损伤
修正	疼痛后，将腿下放至疼痛感消失处。检查者背屈患者的踝关节，和(或)让患者屈曲颈椎。通过该样的屈曲伸展硬膜鞘，再次引发症状。如果患者之前的疼痛感是由后跟腱收缩引发，则此变式不会引发疼痛感。
	虽然直腿抬高试验可以在患者坐位时完成，但坐位会减低检查的灵敏度[14]
注释	直腿抬高试验可以有效区分跗骨小管综合征和足底筋膜炎。开始时先背屈和外翻足部压迫胫神经，再进行直腿抬高试验，如果症状加重，则表明胫神经受损，因为足底筋膜的拉伸度不会再增加[15]

证据

直腿抬高

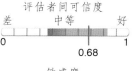

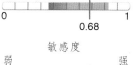

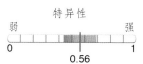

加强直腿抬高

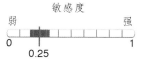

选择性组织测试 10-5

Slump 试验

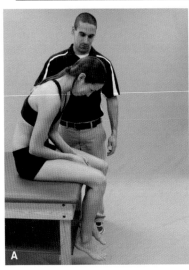
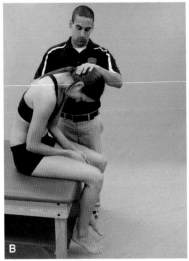
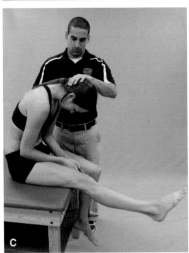
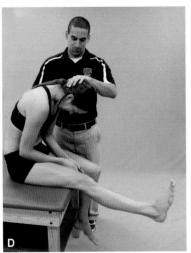

　　Slump 试验通过对患者进行按计划的动作,逐渐加大神经和神经根的压力,以诱发并缓解症状。

选择性组织测试 10-5
Slump 试验(续)

患者体位	直立
测试者位置	患者旁边
评估过程	遵循以下步骤直至引发症状

1. 患者胸腰部的脊柱向前倾,屈颈,同时保持颈椎在中立位 (**A**),检查者向屈曲的躯干施压
2. 患者下巴抵住胸部,使颈椎弯曲。医生使患者保持这一姿势 (**B**)
3. 主动伸直膝关节(**C**)
4. 主动背屈踝关节(**D**)
5. 另一边重复 2~4
6. 缓解动作:在任一步骤中出现症状,轻微放松引起症状的姿势,降低神经系统另一端的紧张感。例如,如果膝关节伸展时出现症状,稍微弯曲患者的膝关节并伸展颈椎。再次伸展患者的膝关节。在这个例子中,如果症状复发,病因是神经紧张,而不是腘绳肌病症

阳性测试结果	坐骨神经痛或其他神经系统症状再出现
可能结果	影响硬脑膜内层、脊髓或神经根
变式	提出的多种变式中,大多数描述了不同的动作顺序
证据	

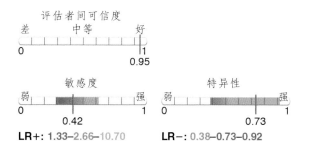

评估者间可信度
差　　中等　　好
0　　　　　　　0.95

敏感度
弱　　　　强
0　　0.42　　1

特异性
弱　　　　强
0　　0.73　　1

LR+: 1.33–2.66–10.70　　**LR−**: 0.38–0.73–0.92

选择性组织测试 10-6

Quadrant 试验

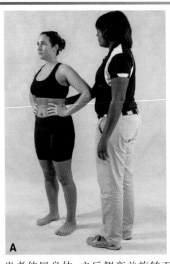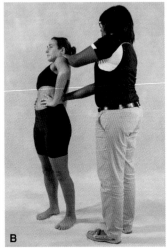

患者伸展身体,之后侧弯并旋转至同侧(A)。检查者施加压力以强调姿势(B)。

患者体位	站立位,两脚与肩同宽
测试者位置	站在患者后面,双手抓患者双肩
评估过程	患者尽量背伸脊柱,之后侧弯并旋转至患侧。检查者向患者双肩施压,给患者提供所需的支持
阳性测试结果	患者症状再次发生
结果提示	神经根症状表明椎间孔受压影响了腰椎神经根。局部疼痛(非放射性)表明小关节病症。单独出现于髂后上棘(PSIS)区域的症状也可能表明骶髂(SI)关节功能障碍
证据	

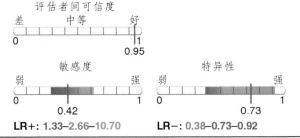

评估者间可信度

差　　中等　　好

0　　　　　　　1
　　　　　　0.95

敏感度　　　　　　　特异性

弱　　　　　强　　　弱　　　　　强

0　　　　　1　　　0　　　　　1
　　0.42　　　　　　　　0.73

LR+: 1.33-2.66-10.70　　　**LR-: 0.38-0.73-0.92**

椎间盘损伤

选择性组织测试 10-7

股神经牵张试验

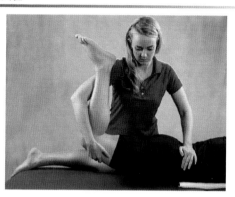

屈曲患者的膝关节,增加股神经(L2、L3、L4)的紧张度。此项检查可以通过伸展髋关节而改进。神经根损害会导致大腿前侧或外侧神经根痛。

患者体位	俯卧位,腹部下垫一枕头
测试者位置	患者旁边
评估过程	检查者被动屈曲患者膝关节
阳性测试结果	大腿前侧和外侧疼痛
结果提示	神经根损伤在 L2、L3 或 L4
修正	伸展患者的髋关节,同时保持膝关节屈曲,可以进一步增加股神经压力
	如果患者不能俯卧,测试可以在骨盆稳定的情况下侧卧进行。
注释	由于股四头肌的紧绷或损伤,导致这个试验出现了大量的假阳性结果
	当测试对侧腿时患肢出现症状则交叉股神经牵拉试验阳性
证据	

敏感度　　　　　　　　　特异性

弱　　　　　　强　　　　弱　　　　　　强

0　　　　　　　1　　　　0　　　　　　　1

　　　　0.60　　　　　　　　　　　0.88

LR+: 0−5.83　　　　　　　**LR−: 0.34−0.50−0.94**

286　骨科与运动损伤检查手册

选择性组织测试 10-8

张力增高征

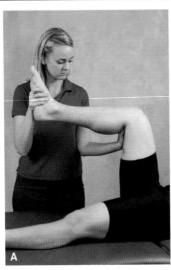
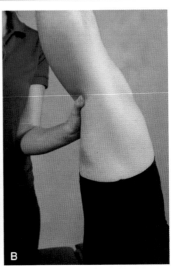

　　髋关节屈曲 90°,伸直患者膝关节,牵拉坐骨神经,按压经过腘窝处的坐骨神经。

患者体位	仰卧位
测试者位置	站在患者要检查一侧的旁边:一只手抓住脚后跟,另一只手抓住大腿
评估过程	髋关节屈曲至 90°,同时膝关节屈曲至 90°(A) 尽量伸展膝关节,检查者触诊经腘窝处的坐骨神经胫部(B)
阳性测试结果	与另一侧相比,压痛敏感且坐骨神经症状偶尔出现
结果提示	坐骨神经刺激
注释	弓弦测试这项技术的一种变体。检查者伸展患者的膝关节直到有放射性症状。之后将膝关节弯曲约 20°或直到症状缓解。检查者按压坐骨神经的胫部使症状再现
证据	缺乏文献,或文献结论不一致

选择性组织
测试

选择性组织测试 10-9

Milgram 试验

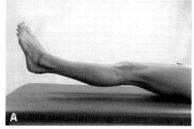
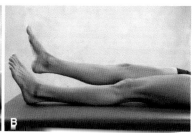

　　两边直腿抬高,增加腰神经根的压力。在椎间盘病变的情况下,一条腿
或两条腿会往下落。

患者体位	仰卧位
测试者位置	在患者脚边
评估过程	(A)患者双腿直腿抬高 2~6 英寸,并要求保持 30 秒
阳性测试结果	(B)患者无法保持姿势,不能抬起腿,或测试中有疼痛
结果提示	鞘内或鞘外的压力导致椎间盘压迫腰椎神经根
证据	缺乏文献,或文献结论不一致

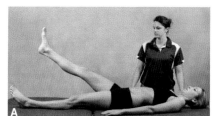
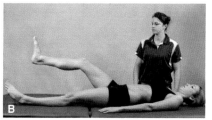
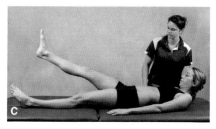

图 10-5　肌张力增高体证。(A 和 B)克
氏征确定椎间盘突出或椎间孔狭窄导致
的神经根受累。布氏征斯基(Brudzinski)
测试 (C) 识别硬膜鞘伸展导致的症状。
这两项测试也可鉴别脑膜刺激征,表明
阳性结果与脑膜炎之间存在关联。

节段性不稳定

 选择性组织测试 10-10

俯卧不稳定试验

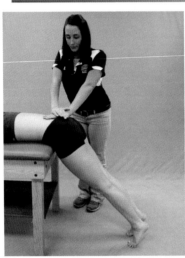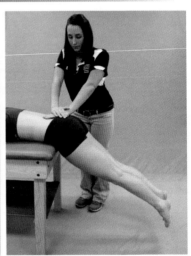

俯卧不稳定试验评估的是动态稳定的影响。在节段性不稳定的情况下，施加外部稳定的力量后，患者的症状会减少。症状减轻的患者往往对脊柱稳定治疗反应良好。

患者体位	患者俯卧，躯干在桌子上，骨盆离开桌子，脚落于地板上
测试者位置	站于患者一侧
评估过程	检查者在腰椎的每一个棘突上施加由后向前的力，注意到任何疼痛的刺激和所涉及的平面。患者接下来抬起双脚离开地板，在桌子支撑下保持姿势。检查者再次在出现症状的水平施加由后向前的力量，注意症状的任何变化
阳性测试结果	躯干肌肉紧张时，不稳定的由后向前的滑动力所引起的症状减少
结果提示	主动的稳定性可以保护可动性较高的节段，这表明稳定性练习可能是有益的
注释	初次由后向前滑动按压时，患者完全靠桌子支持

选择性组织测试 10-10

俯卧不稳定试验(续)

证据

评估者间可信度

差　　　中等　　　好

0 ┃━━━━┃━━━━┃ 1
　　　 0.46

LR+: 1.70　　　　　　　　**LR−:** 0.48

脊椎病

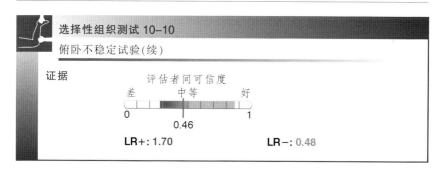

选择性组织测试 10-11

单腿站立试验

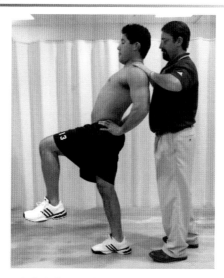

此项测试再现了患者在伸展和旋转时,脊椎峡部承受最大压力时的姿势。

患者体位	站立,体重均匀分布在两脚之间
测试者位置	站在患者后面,如果患者不稳定,随时准备提供支持
评估过程	患者抬起一条腿,然后把躯干过伸。在做这个动作的过程中,检查者可以协助患者,然后用另一条腿重复该过程

选择性组织测试 10-11

单腿站立试验(续)

阳性测试结果 腰椎或骶髂关节疼痛

结果提示 髂腰肌把椎骨向前拉,脊椎峡部承受一定的剪切力,引起疼痛感

注释 当脊椎峡部的病变是单侧的,抬高另一侧的腿时会引发患侧疼痛感。双侧部分不连时,抬高任意一条腿都会引发疼痛感。骶髂关节炎时,此项测试也可能继发髂后上棘区域的疼痛感

证据

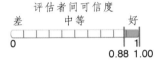

评估者间可信度

差　　中等　　好

0　　　　　　1

0.88 1.00

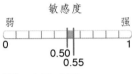

敏感度

弱　　　　强

0　　　　　1

0.50
0.55

LR+: 1.02-1.56

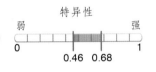

特异性

弱　　　　　　强

0　　　　　　　1

0.46　0.68

LR-: 0.74-0.98

骶髂部病症

选择性组织测试 10-12

骶髂关节挤压和分离试验

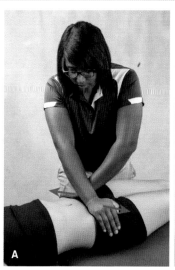
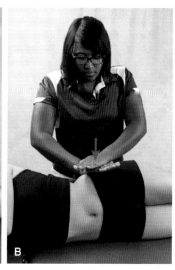

(A)骶髂关节分离试验。(B)骶髂关节挤压试验。挤压试验应在两侧进行。

患者体位	挤压:侧卧位,患侧开始。患侧朝下,重复进行
	分离:仰卧位
测试者位置	挤压:患者后侧,双手在骨盆侧面
	分离:站在患者旁边,双手分别放在髂骨对应部位,向外张开
评估过程	挤压:检查者向下用力,按压骶髂关节的后部
	分离:检查者在髂骨前端处向下用力按压,扩张骶髂关节的前端部分
阳性测试结果	骶髂关节疼痛加剧
结果提示	骶髂关节病变

选择性组织测试 10-12
骶髂关节挤压和分离试验(续)

证据

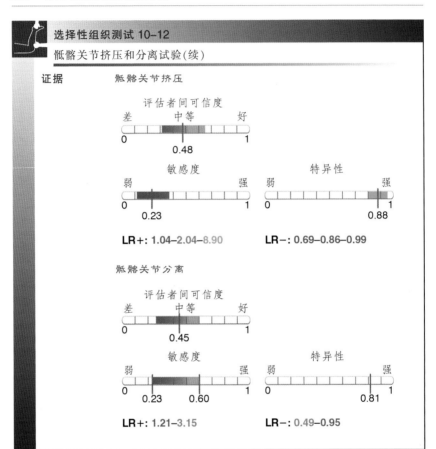

骶髂关节挤压

评估者间可信度

差　　中等　　好

0　　0.48　　1

敏感度

弱　　　强

0　　0.23　　1

特异性

弱　　　强

0　　0.88　　1

LR+: 1.04–2.04–8.90　　**LR–: 0.69–0.86–0.99**

骶髂关节分离

评估者间可信度

差　　中等　　好

0　　0.45　　1

敏感度

弱　　　强

0　　0.23　　0.60　　1

特异性

弱　　　强

0　　0.81　　1

LR+: 1.21–3.15　　**LR–: 0.49–0.95**

选择性组织测试 10-13

FABER(Patrick's)试验

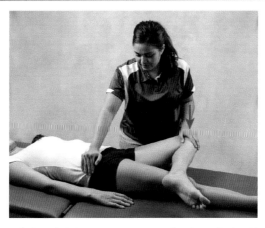

髋部或骶髂关节病变的 FABER 试验(屈曲、外展、外旋和伸展)。

患者体位	仰卧位,检查侧的脚交叉于另一侧大腿上
测试者位置	站在患者检查侧旁边,一只手在对侧的髂前上棘上,另一只手放在屈曲的膝关节内侧
评估过程	下肢在自然状态下充分外旋,然后检查者用力按压膝关节和髂前上棘。
阳性测试结果	髋部或骶髂关节的症状再现
结果提示	髋前腹股沟区疼痛可提示髋关节病变。用力按压时骶髂关节处疼痛可能预示骶髂关节病变

证据

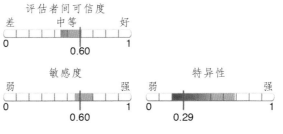

评估者间可信度

差　　　中等　　　好

0　　　　　　　　　　　1
　　　0.60

敏感度　　　　　　特异性

弱　　　　　强　　弱　　　　　　强

0　　　　　　1　　0　　　　　　　1
　　　0.60　　　　　　0.29

LR+: 0.82–1.08–1.53　　　**LR−:** 0.70–0.79–1.77

294　骨科与运动损伤检查手册

选择性组织测试 10-14

Gaenslen 试验

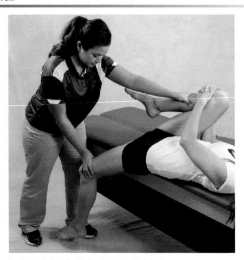

Gaenslen 试验是在骶髂关节处施加旋转力。

患者体位	仰卧位,靠近床的边缘
测试者位置	站在患者旁边
评估过程	检查者推动患者靠近床的边缘。患者将离检查者较远的一侧膝关节拉到胸部。离检查者较近一侧的腿上,允许悬挂在床边。在稳定患者的同时,检查者向双腿施加压力,迫使髋关节伸展
阳性测试结果	骶髂关节部位疼痛
结果提示	骶髂关节病变
注释	检查中不应伸展腰椎
证据	

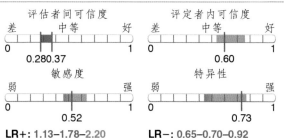

SI = 骶髂关节

选择性组织测试 10-15
股骨推压试验

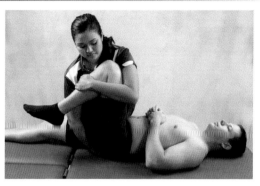

　　用一只手稳定骶骨底部,另一只手在股骨上施加轴向力量,在骶髂关节
处产生剪切力。

患者体位	仰卧位
	患者的髋部屈曲到 90°,膝关节屈曲到最大限度。避免髋关节内收
测试者位置	检查者站在患者检查侧的另一侧旁边,一只手伸到臀下,置于骶骨底部
	另一只手放在膝关节上
评估过程	向股骨施加向下的力,在骶髂关节上形成轴向压力和扭力
阳性测试结果	骶髂关节疼痛
结果提示	骶髂关节病变
证据	

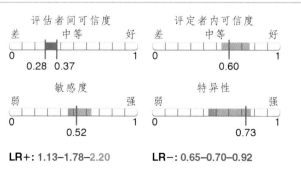

评估者间可信度

差　　　中等　　　好
0　　　0.28　0.37　　　1

评定者内可信度

差　　　中等　　　好
0　　　　0.60　　　1

敏感度

弱　　　　　　　强
0　　　0.52　　　1

特异性

弱　　　　　　　强
0　　　　0.73　　　1

LR+: 1.13–1.78–2.20　　　　**LR−**: 0.65–0.70–0.92

选择性组织测试 10-16

按压骶骨

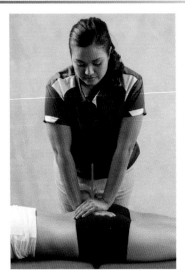

推按骶骨测试是向前推骶髂关节,骶髂关节病变时会出现疼痛。

患者体位	俯卧位
测试者位置	站在患者旁边
	双手叠放于骶骨上
评估过程	向骶骨施加向前的力
阳性测试结果	骶髂关节疼痛
结果提示	骶髂关节病变
证据	

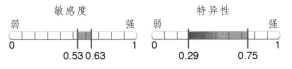

LR+: 0.75–2.52   **LR−: 0.49–1.62**

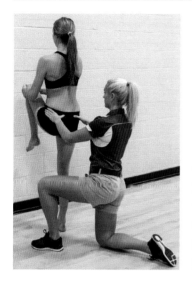

图 10-6　吉勒特(Gillet)试验。评估异常的骶髂关节活动,大拇指放在每个髂后上棘,使两拇指对齐。然后患者屈曲触诊侧对侧的髋关节。髋关节屈曲侧的髂后上棘应该稍向前移动。若检查侧的髂后上棘保持平稳或向下移动,则为阳性。两侧都需进行检查。依靠触诊的骶髂关节测试的可信度较差。

参考文献

1. Arieff, AJ, et al: The Hoover sign: an objective sign of pain and/or weakness in the back or lower extremities. *Arch Neurol*, 5:673, 1961.
2. Reese, NB, and Bandy, WD: *Joint Range of Motion and Muscle Length Testing*. Philadelphia: W.B. Saunders Co., 2002.
3. McGill, SM, et al: Endurance times for low back stabilization exercises: clinical targets for testing and training from a normal database. *Arch Phys Med Rehabil*, 80:941, 1999.
4. Reiman, MP, et al: Comparison of different trunk endurance testing methods in college-aged individuals. *Int J Sports Phys Ther*, 7:533, 2012.
5. Handrakis, JP, et al: Key characteristics of low back pain and disability in college-aged adults: a pilot study. *Arch Phys Med Rehabil*, 93:1217, 2012.
6. Demoulin, C, et al: Spinal muscle evaluation using the Sorensen test: a critical appraisal of the literature. *Joint Bone Spine*, 73:43, 2006.
7. Adedoyin, RA, et al: Endurance of low back musculature: normative data for adults. *J Back Musculoskelet Rehabil*, 24:101, 2011.
8. Süüden, E: Low back muscle fatigue during Sorensen endurance test in patients with chronic low back pain: relationship between electromyographic spectral compression and anthropometric characteristics. *Electromyogr Clin Neurophysiol*, 48:185, 2008.
9. Ferriera, PH, et al: Changes in recruitment of transversus abdominis correlate with disability in people with chronic low back pain. *Br J Sports Med*, 44:1166, 2010.
10. Cecin, HA: Cecin's sign ("X" sign): improving the diagnosis of radicular compression by herniated lumbar discs. *Rev Bras Reumatol*, 50:44, 2010.
11. Gatt, CJ, et al: Impact loading of the lumbar spine during football blocking. *Am J Sports Med*, 25:317, 1997.

12. Fritz, JM: Lumbar intervertebral disc injuries in athletes. *Athletic Ther Today*, March 27, 1991.

13. Suri, P, et al: The accuracy of the physical examination for the diagnosis of midlumbar and low lumbar nerve root impingent. *Spine*, 36:63, 2011.

14. Rabin, A, et al: The sensitivity of the seated straight-leg raise test compared with the supine straight-leg raise test in patients presenting with magnetic resonance imaging evidence of lumbar nerve root compression. *Arch Phys Med Rehabil*, 88:840, 2007.

15. Coppieters, MW, et al: Strain and excursion of the sciatic, tibial, and plantar nerves during a modified straight leg raising test. *J Orthop Res*, 24:1883, 2006.

16. Nadler, SF, et al: The crossed femoral nerve stretch test to improve diagnostic sensitivity for the high lumbar radiculopathy: 2 case reports. *Arch Phys Med Rehabil*, 82:522, 2001.

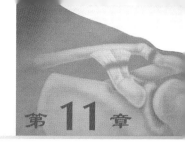

颈部、脊柱胸段和胸部疾病

第 11 章

颈部、脊柱胸段和胸部病症的临床检查

检查大纲

病史

既往病史
先前损伤记录
头部(胸腔)疼痛
使用护目镜
社会心理学因素
当前疾病史
疼痛特征
神经根部症状
损伤机制

功能评价

动作和姿态

视诊

检查侧面结构
颈部和胸廓曲度
姿势
检查前部结构
肩部水平
头部姿势
胸部外形
检查后部结构

两侧软组织
比较呼吸节奏
皮肤褶皱
胸部外形

触诊

颈部前侧和胸部触诊
舌骨
甲状软骨
环状软骨
颈动脉
淋巴结
胸锁乳突肌
斜角肌
胸骨
肋骨和肋软骨
颈后侧及胸部结构触诊
枕部和上项线
横突
脊突
棘上韧带
斜方肌
肩胛提肌

肩胛肌群
肋椎结
椎旁肌

关节和肌肉功能评价

角度测定
弯曲
伸展
侧向弯曲
旋转
活动范围
弯曲
伸展
侧向弯曲
旋转
手动肌肉测试
头、颈、头颈部联合屈曲
头、颈、头颈部联合伸展
侧弯
旋转和屈曲
颈屈肌耐力测试
被动关节运动
屈曲
伸展
侧弯
旋转

关节稳定性测试

关节活动评价
弹性测试
第一肋骨移动性

神经系统检查

上肢神经张力测试

上肢神经检查
上运动神经元病症
■ 巴氏（Babinski）测试
■ 奥本海姆（Oppenheim）测试
■ 比佛征

特定部位的疾病

神经根型颈椎病
颈部压迫试验
椎间孔挤压试验
颈椎牵引试验
椎动脉试验
椎间盘病变
肩外展功能测试
Valsalva 试验（见第 10 章）
退行性关节和椎间盘疾病
颈椎不稳
小关节功能紊乱
臂丛神经病变
臂丛神经牵引试验
胸廓出口综合征
Adson 试验
艾伦试验
肋锁综合征试验
Roos 试验
胸椎病变
舒尔曼病
肋骨骨折
■ 肋骨压缩试验
■ 肋软骨损伤
胸部疾病
脾脏损伤
肾创伤
心脏震荡

注意：只有排除颈椎骨折或脱位，才能进行本章节描述的检查。

表 11-1　严重颈椎病的症状和体征

脊髓型颈椎病	肿瘤条件	上颈椎韧带不稳定	椎动脉供血不足	炎性或全身性疾病
手部感觉障碍	大于 50 岁	枕部 头痛和麻木	跌倒发作	温度>37℃
手内在肌萎缩	既往癌症史	各方向颈部活动范围严重受限	与颈部运动相关头晕或眩晕	血压>160/95 mmHg
步态不稳	原因不详的体重减轻	脊髓型颈椎病体征	语言障碍	静息脉搏>100 bpm
反射亢进	持续疼痛；卧床休息无减轻		语言困难	疲劳
肠/膀胱失调	夜间疼痛		重影	
多节段病症和(或)感觉变化			阳性颅神经征	

表 11-2　基于损伤机制的病症

机制	病症
屈曲	椎体和椎间盘前部受压
	棘上韧带、棘间韧带、后纵韧带及黄韧带扭伤
	小关节扭伤
	颈后肌撕裂
伸展	前纵韧带扭伤
	椎体和椎间盘后部受压
	小关节受压
	棘突骨折
	颈前肌撕裂
侧弯	在弯曲一面：
	颈神经根部受压
	椎体和椎间盘受压
	小关节受压
	在弯曲对面：
	颈神经根牵拉
	外侧韧带扭伤
	小关节扭伤
	颈部肌肉撕裂
旋转	椎间盘损伤
	韧带扭伤
	小关节扭伤或脱位
	椎体脱位
轴向负载	椎体压缩骨折
	椎间盘受压
挥鞭伤	颈椎不稳
	颈部肌肉撕裂
	小关节功能紊乱

触诊
颈部前侧和胸部前侧触诊

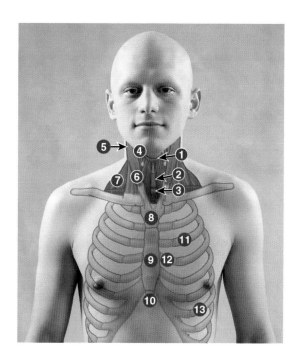

1 舌骨	胸骨：
2 甲状软骨	8 胸骨柄
3 环状软骨	9 胸骨体
4 颈动脉	10 剑突
5 淋巴结	肋骨和肋软骨，分别触诊：
6 胸锁乳突肌	11 肋骨
7 斜角肌	12 肋软骨
	13 浮肋

颈部和胸部后侧触诊

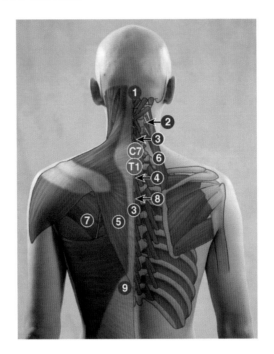

1　枕骨和上项线

2　横突

3　棘突

4　棘上韧带

5　斜方肌

6　肩胛提肌

7　肩胛肌

8　肋椎结

9　椎旁肌

胸部肌肉触诊指导参考第 10 章

角度测定

关节和肌肉功能测定

角度测定 11–1

颈椎屈曲和伸展

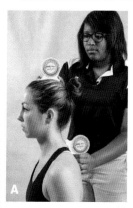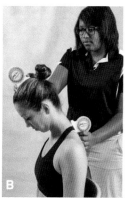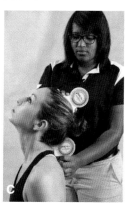

总体曲度 (屈曲/延伸) : 50° – 0° – 60°

患者体位	坐位
步骤	将第一个倾斜计放置在 T1 棘突, 调整角度到 0°
	将第二个倾斜计放在患者头顶部, 调整角度到 0°(A)
	让患者保持躯干不动头部和颈部屈曲, 记录每个测斜仪的度数。胸部的倾斜计和头顶部倾斜计的差值反映了曲度 (B)
	患者颈部伸展重复上述过程(C)
注释	颈椎屈伸也可以使用卷尺测量下巴和胸骨上切迹之间的距离进行评估
证据	也可以利用倾斜计

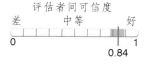

评估者间可信度

差　　　　中等　　　　好

0 |————————|————|— 1

0.84

角度测定 11-2

颈部旋转

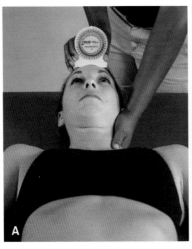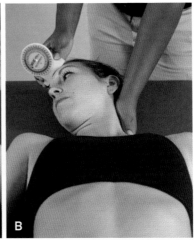

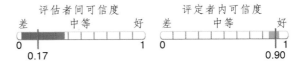

旋转角:0-80°(每个方向)

患者体位	平卧位
步骤	在患者前额中央放置倾斜计,调整倾斜角到 0°(A) 要求患者旋转颈部到一侧,在极限处记录倾斜计示数。让患者 转向另一侧重复上述过程(B)
证据	

评估者间可信度	评定者内可信度
差　　　中等　　　好	差　　　中等　　　好
0　　　　　　　　1	0　　　　　　　　1
0.17	0.90

角度测定

角度测定 11–3

颈椎侧屈（侧弯）

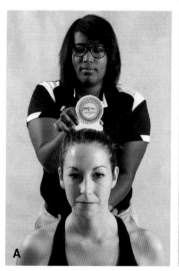

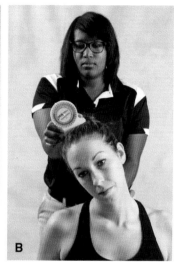

侧弯 45° – 0° – 45°（每个方向）

患者体位	躯干固定的坐位
步骤	在 T1 棘突冠状面放置一个倾斜计，调整倾斜角到 0°（未展示）
	在患者头顶部冠状面放置第二个倾斜计，调整倾斜角到 0°(A)
	要求患者躯干不动将头部侧向屈曲。胸部倾角计和头部倾斜计的差值反映了侧弯曲度(B)
	反方向重复上述过程
证据	

评估者间可信度

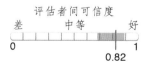

差　　　中等　　　好

0　　　　　　　　　1

0.82

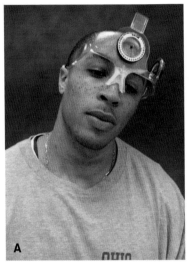 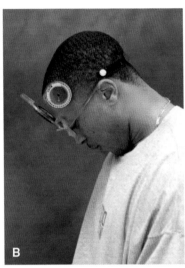

图 11-1　可以使用专门的颈椎倾斜计,如颈椎活动装置。这些仪器产生了更可靠的结果,因为测量误差的来源较少,包括不需要使用解剖标志物。(A)侧屈;(B)颈椎屈曲。

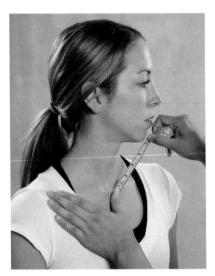

图 11-2　卷尺测量颈椎活动范围。从胸骨颈静脉切迹到下颌尖的距离测量并记录每一个动作。颈椎旋转显示在这张照片中。

主动活动度

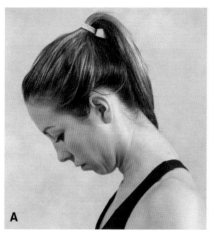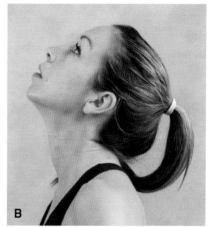

图 11-3　颈椎的弯曲 (A) 和伸展 (B)。患者可以试图弯曲肩膀来扩大颈椎屈曲范围,缩进肩胛骨来扩大伸展范围。

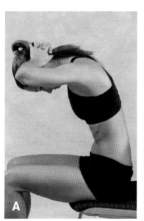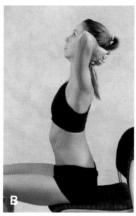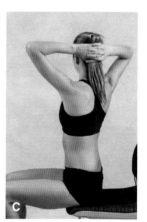

图 11-4　胸部主动活动。(A)屈曲;(B)伸展;(C)旋转。

手动肌肉测试

手动肌肉测试 11-1
头部、颈部以及头部和颈部联合屈曲

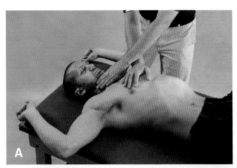

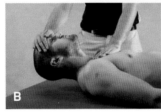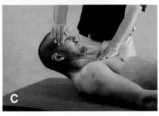

患者体位	仰卧位,头部支撑在桌子上,颈椎和头部处于中间位置,肩关节被外展至 90°,肘关节屈曲至 90°
测试者位置	头部屈曲:患者收起下巴但头部不抬起,类似点头的动作(A) 颈部屈曲:患者颈部弯曲但下巴不折叠,看向天花板(B) 头部和颈部联合屈曲:患者头部和颈部弯曲,下巴伸向胸部(C)
稳定性	头部和颈部联合曲度:如果患者不能自行稳定躯干,检查者从上方压住胸骨
阻力	头部屈曲:在下颌骨施加阻力,头向后抬起 颈部屈曲:在额头施加阻力 头部颈部联合屈曲:在额头施加阻力

手动肌肉测试 11-1

头部、颈部以及头部颈部联合屈曲(续)

主动肌 (神经支配)	头部屈曲： 　头前直肌(枕下神经：C1) 　头外侧直肌 　头长肌(CN 分支：CN C4、C5、C6、C7、C8) 颈部屈曲： 　胸锁乳突肌(副神经：CN XI、C2、C3) 　前斜角肌(背侧支·C4、C5、C6) 　颈长肌群(前支、C2、C3、C4、C5、C6)
副动肌 (神经支配)	头部屈曲：舌骨上肌群[下颌舌骨肌(CN Ⅲ)、二腹肌(CN Ⅲ)、茎突舌骨肌(CN Ⅶ)、颏舌骨肌(CN Ⅰ~CN Ⅻ)] 颈部屈曲： 　中斜角肌(背侧支：C3~C8) 　后斜角肌(背侧支：C7、C8)
替代	在联合运动中颈深屈肌无力和过度依赖胸锁乳突肌导致无 法保持下巴收缩[2]

手动肌肉测试 11-2

头部伸展、颈部伸展以及头部颈部联合伸展

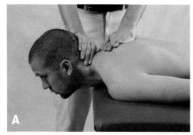 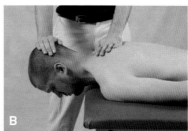

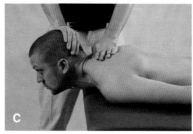

患者体位	俯卧位,头部离开桌子
	双上肢放在身体两侧,或肩关节外展90°,同时肘关节屈曲90°
测试者位置	颈部和头部在正中位
	头部伸展:通过向上倾斜下巴伸展患者头部("看墙")(A)
	颈部伸展:患者伸展头部,但不向上倾斜下巴("向上推我的 手,但不保持下巴向下")(B)
	头部和颈部伸展:患者伸展头部,再抬起下巴("看天花板") (C)
稳定性	上胸椎(例如 T2~T9)
阻力	头部伸展:在枕骨底部
	颈部伸展:在顶枕区
	头部和颈部伸展:在顶枕区
主动肌	头部伸展:头肌
(神经支配)	颈部伸展:
	颈部肌肉
	斜方肌上束(副神经:CN XI)
	肩胛提肌(肩胛背神经:C3、C4、C5)
	多裂肌

手动肌肉测试 11-2

头部延伸、颈部延伸以及头部颈部联合延伸(续)

副动肌 (神经支配)	无
替代	腰椎和胸椎
注释	如果患者的头部离开桌子由医生支撑，建议使用带有下降 脸部托盘的桌子

手动肌肉测试 11-3

侧面弯曲

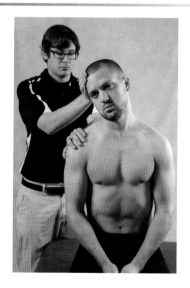

患者体位	坐位,颈椎和头部在中立位
测试者位置	被测试者的一侧
稳定性	在肩锁关节上方
阻力	检测朝向运动方的颞骨顶骨侧面
主动肌	胸锁乳突肌(副神经:CN XI、C2、C3)
(神经分布)	斜角肌(背支:C3~C8) 被测试者一侧的椎旁肌

手动肌肉测试 11-3

侧面弯曲(续)

副动肌 (神经分布)	无
替代	颈屈肌
注释	侧弯测试的肌肉与测试颈椎旋转,弯曲和伸展的肌肉是重复的

手动肌肉测试 11-4

旋转和屈曲

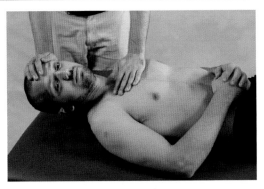

患者体位	仰卧位,肩外展至 90°,肘部屈曲至 90°
测试者位置	头转向检测方向的反方向
稳定性	胸骨上
阻力	检测运动方向同侧颞骨上
主动肌 (神经支配)	胸锁乳突肌(CN XI、C2、C3)
副动肌 (神经支配)	同侧颈屈肌群
替代	同一平面颈部屈曲

手动肌肉测试 11-5

颈部屈肌耐力测试

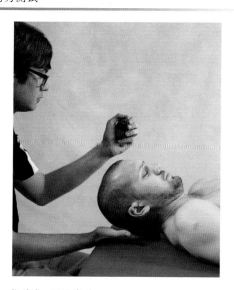

患者体位	仰卧位,双腿弯曲
测试者位置	要求患者最大限度收起下巴,然后抬起头,距离桌面大约 1 英寸(2.5 cm)
	检测者把手伸到患者的头下,低于枕骨。当患者不能再维持测试位置时记录。
	检测者记录患者能够保持此姿势的时间
主动肌	头长肌(前支 C1~C3)
(神经支配)	颈长肌(背侧支 C2~C6)
	头侧直肌和头直肌(C1、C2)
标准值	无颈部疼痛的患者的标准值:34.2±17.7 秒
推断	深层颈屈肌控制减少与颈椎前凸增加有关,可能会导致头部或颈部疼痛[3,4]
	综合此检测已发表的数据说明,在被测试者本身和测试者之间已经建立良好可信度[5]

被动活动度

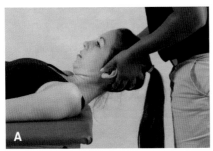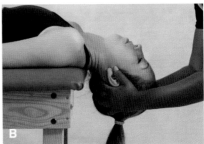

图 11-5　被动弯曲(A)和颈部伸展(B)。如果患者头部离开桌子被临床医生支撑，建议使用带有下降脸部托盘的桌子。

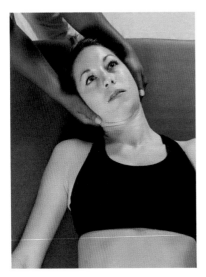

图 11-6　颈椎被动右侧屈曲。

应力试验

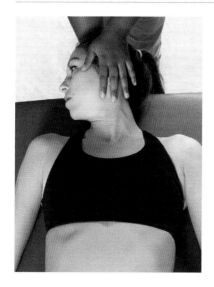

图 11-7　颈椎被动右旋转。

关节稳定性检测

应力试验

表 11-3	被动活动度测试时颈椎韧带紧张
运动	**韧带紧张**
屈曲	后纵韧带
	项韧带
	棘间韧带
	黄韧带
伸展	前纵韧带
旋转	黄韧带
	棘间韧带
侧弯 *	棘间韧带
	黄韧带

* 这些评价通常具有不确定性

关节运动检测

 关节运动 11-1

颈椎和胸椎关节运动

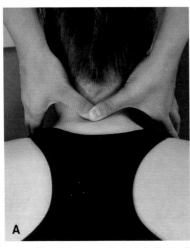 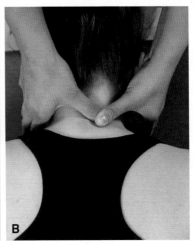

颈椎运动。(A)中央后向前(B)单侧后向前。

患者体位	俯卧位,头部处于中立位
测试者位置	站在患者头部位置
评估过程	**中央后向前**:使用拇指的尖端触压棘突。以豌豆骨作为胸段棘突的接触点。应用逐渐的前向力直到确定终点感觉,注意任何疼痛的再现。在每个节段重复,注意任何差异(A)
	注意胸椎棘突向下成角,因此移动段可能在目标棘突之下一个节段
	单侧后向前:触诊目标棘突,并横向移动约一个拇指宽度到凸起区域,即关节柱位置。应用前向力。在每个节段重复,然后评估相反的一面(B)
	在胸椎中,小关节位于棘突侧面与肋骨之间,仅在棘突侧面。为了评估肋横突关节的移动性,在棘突外侧约1英寸横突末端的关节处施加后向前的力
阳性测试结果	高或低活动度与上下段疼痛激发相比

关节运动 11-1

颈椎和胸椎关节运动(续)

结果提示	可动性增加:被动支撑结构(例如韧带)的不足
	可动性减少:被动支撑结构的限制
证据	

评估者间可信度

差　　　　中等　　　　好

0　　　　　　　　　　　1
　0.15

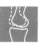

关节运动 11-2

第一肋活动性

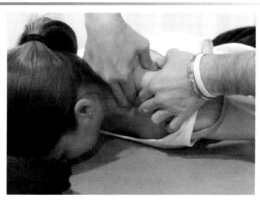

活动第一肋以反映第一肋椎关节活动度。

患者体位	俯卧位
测试者位置	立于患者头侧
评估过程	于肩胛骨脊柱缘上方的斜方肌前上方触诊第一肋后缘,对其施以向下滑动的力
阳性测试结果	活动受限或产生疼痛
结果提示	第一肋椎关节活动受限
修正	一些评估第一肋活动性的技术
证据	尚无确定性文献依据

神经检查

选择性组织测试 11-1

上肢牵拉试验

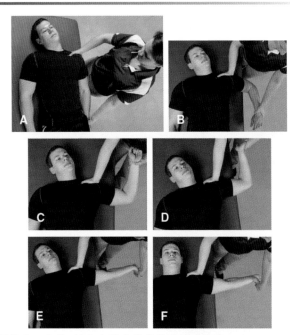

分别检查双上肢,每个步骤出现症状时停止检查。

患者体位	仰卧位
	肩关节在床边,手腕和手指放松,前臂旋前,肘关节屈曲
测试者位置	位于患者检查侧
评估过程	以下每个步骤维持 6 秒钟:

(A) 使患者颈部向未检查侧弯曲,压住检查侧肩部,在下面的步骤中保持此姿势

(B) 外展肩关节至 90°

(C) 外旋肩关节 90°,与肘关节屈曲 90°

(D) 旋后前臂,手腕和手指背伸

选择性组织测试 11-1

上肢牵拉试验(续)

	(E)伸肘
	(F)出现症状时,恢复颈椎至中立位,观察症状的改变
	无论处于何种体位,出现任何阳性表现时应停止检查
阳性测试结果	确定症状的激发和活动受限的数据
结果提示	外周神经高敏感性,由于自身缩短或受到嵌压及损伤(如颈椎间盘突出症)[6]
修正	改变肩部、肘部、腕部的位置可分辨出不同的外周神经受损
	正中神经:使肩部外展至110°,外旋60°,背伸10°,肘部保持在0°伸直的位置,掌心旋后,腕部背伸至70°
	尺神经:肩部最大限度地外展、外旋,肘部屈曲至120°,掌心旋后,腕部背伸至70°
	桡神经:肩部最大限度地外展、背伸、内旋,肘关节伸直,最大限度旋前,掌心向下,腕关节屈曲至70°
注释	此测试有高度假阳性率,在正常人中阳性率可达88.1%。当肘部背伸角度至60°时诊断准确性可提高
证据	

评估者间可信度

差　　　中等　　　好

0 ——————————— 1

0.62 0.72

敏感度

弱　　　　　强

0 ——————— 1

0.75

特异性

弱　　　　　强

0 ——————— 1

0.33

LR+: 0.91–1.24–4.79　　　**LR−: 0.24–0.54–1.20**

颈椎神经分部检查

神经检查 11-1

上肢部分

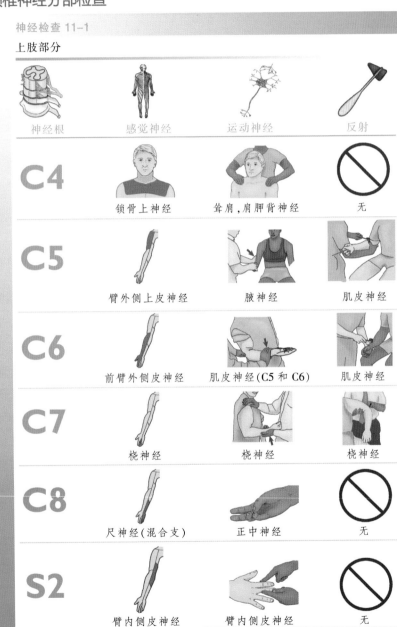

神经根	感觉神经	运动神经	反射
C4	锁骨上神经	耸肩,肩胛背神经	无
C5	臂外侧上皮神经	腋神经	肌皮神经
C6	前臂外侧皮神经	肌皮神经(C5 和 C6)	肌皮神经
C7	桡神经	桡神经	桡神经
C8	尺神经(混合支)	正中神经	无
S2	臂内侧皮神经	臂内侧皮神经	无

上运动神经元病症

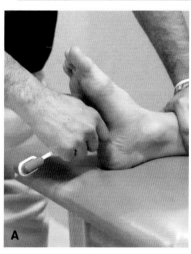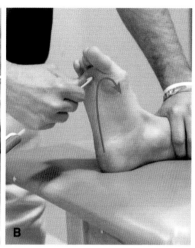

选择性组织测试 11-2
上运动神经元损伤的巴氏（Babinski）测试

A　　　　　　　　　　B

　　在成年人中，巴氏征阳性常见于急性头部或颈髓伤导致的上运动神经元病症。

患者体位	仰卧位
测试者位置	位于患者的脚侧，使用较钝的工具，如反射锤柄处或剪刀手柄
评估过程	(A)检查者手持钝头工具从患者足跟骨划至大拇趾内侧边缘划一弧线 (B)正常人的反射为各脚趾向跖侧屈曲
阳性测试结果	大拇趾背伸，其他各趾张开
结果提示	上运动神经元病症，尤其是椎体束病症，常由头部或脊髓损伤或疾病导致
注释	巴氏征正常情况下常出现于新生儿且在出生后不久常自行消失

324　骨科与运动损伤检查手册

选择性组织测试 11-2

上运动神经元损伤的巴氏(Babinski)测试(续)

证据

评估者间可信度

差　　　中等　　　好

0 ———————— 1

0.30

敏感度　　　　　　　　特异性

弱　　　　强　　弱　　　　强

0 ———————— 1　　0 ———————— 1

0.34　　　　　　　　0.95

LR+: 1.52–3.30　　　　**LR−:** 0.31–0.79–0.91

选择性组织测试 11-3

上运动神经元损伤的奥本海姆(Oppenheim)测试

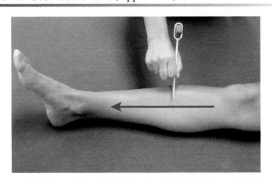

　　在怀疑有中枢神经系统病症的患者进行评估时,可以进行奥本海姆(Oppenheim)检查,以确定上运动神经元病症的存在。

患者体位	仰卧位
测试者位置	位于患者侧面
评估过程	检查者使用钝头工具或指甲沿患者胫骨前内侧胫骨嵴下划
阳性测试结果	大拇趾背伸,其余各趾展开或患者诉感觉过敏
结果提示	由脑部或脊髓损伤或病症引起的上运动神经元病症
证据	尚无明确文献依据

选择性组织测试 11-4

胸神经抑制：比弗征

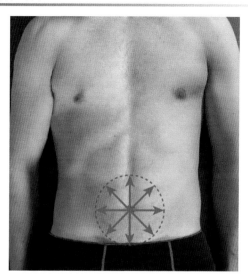

脐部位置发生改变表明支配腹部肌肉的胸部神经传导发生障碍。

患者体位	仰卧位,双腿弯曲
测试者位置	位于患者侧面
评估过程	嘱患者主动弯曲腹部(半个仰卧起坐)
阳性测试结果	脐部向上、下或侧方移动
结果提示	支配腹直肌的神经节段性受累(T5~T12)。应检查同样受此节段支配的椎旁肌有无异常
注释	正常情况下,脐部不应出现任何移动,在出现此类病症时,脐部常向肌力更强的方向移动
证据	尚无明确的文献依据

软组织检查

神经根型颈椎病

 选择性组织测试 11-5

颈椎压迫试验

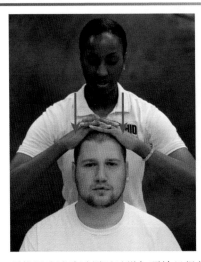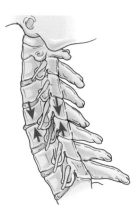

颈椎压迫试验试图通过增加颈神经根的压力来复制患者的症状[8]。

患者体位	坐位
测试者位置	立于患者后方,双手交叉置于患者头顶部
评估过程	检查者下压患者头顶部
阳性测试结果	患者感到疼痛或颈椎、上肢症状再现,或者两者皆有
结果提示	小关节受压和椎间孔狭窄导致
注释	此测试应在排除颈部骨折及不稳后进行。在实施此测试过程中,若产生症状,应在患者处于坐位时进行牵引观察症状能否缓解

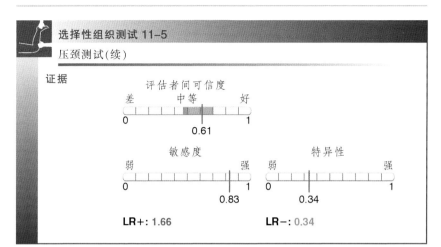

选择性组织测试 11-5

压颈测试(续)

证据

评估者间可信度

差　　中等　　好

0　　　0.61　　　1

敏感度

弱　　　　强

0　　0.83　　1

特异性

弱　　　　强

0　　0.34　　1

LR+: 1.66　　　LR−: 0.34

选择性组织测试 11-6

椎间孔挤压试验

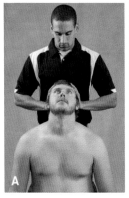 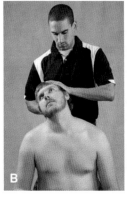 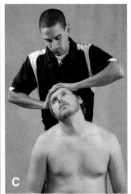

与压颈测试类似,椎间孔挤压试验也可模拟颈部神经根压力增加。

患者体位	坐位
测试者位置	立于患者后方,双手交叉置于患者头顶部
评估过程	(A)患者头部被动后仰,若未出现症状[9]
	(B)使患者头部向侧方弯曲
	(C)对颈椎施以轴向压力
阳性测试结果	颈部产生疼痛或患者上肢产生放射痛
结果提示	神经孔狭窄导致神经根受压
改进	此测试的一些改进办法已被提出,包括结合压颈、牵拉或旋转颈[9,10,11]
	此测试可在仰卧位时操作,但是灵敏度及特异度会降低[12]
注释	此测试应在排除颈椎骨折及明显不稳后进行
证据	

评估者间可信度

差　　中等　　好

0　　　　　　　1

0.46

敏感度

弱　　　　强

0　　　　　1

0.55

特异性

弱　　　　强

0　　　　　1

0.92

LR+: 2.33-4.64-8.47　　**LR-: 0.36-0.56-0.66**

选择性组织测试 11-7

颈椎牵引试验

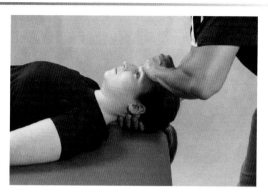

颈椎牵引试验通过减轻颈部神经根的压力来缓解患者症状。

患者体位	仰卧位,放松颈部
测试者位置	一手置于患者枕后部,另一手置于前额部,稳定头部
评估过程	检查者弯曲患者颈部至一舒适的位置[10]
	牵拉颅骨以减轻颈椎压力
阳性测试结果	患者症状缓解或减轻
结果提示	颈椎小关节腔压迫或神经孔狭窄
修正	颈椎牵引试验可在患者坐位时实施,此测试的优点在于使患者处于功能位
注释	此测试应在排除颈椎骨折及明显不稳后进行

证据

评估者间可信度

差　　中等　　好

0　　　　　　　　1
　　0.50

敏感度　　　　　　　特异性

弱　　　　　强　　弱　　　　　强

0　　　　　1　　0　　　　　1
　0.43　　　　　　　　　0.985

LR+: 4.40–13.30　　　**LR–: 0.43–0.53–0.80**

选择性组织测试 11-8

椎动脉检查

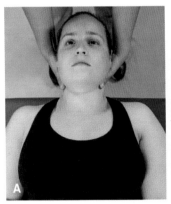
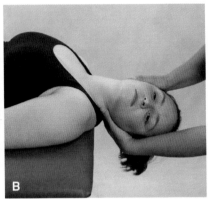

　　椎动脉试验是在开始可能损害部分闭塞的动脉的治疗或康复技术前评估椎动脉功能。此项检查应在排除颈椎骨折、脱位或不稳后进行。如果患者的头不在桌子上，而是由临床医生支撑，建议使用一张带有下降面板的桌子。

患者体位	仰卧位
测试者位置	坐于患者头侧，一手置于患者枕后部以稳定头部
评估过程	(A)检查者被动地伸展颈椎
	(B)将患者头部旋向一侧保持30秒
	重复此过程将头部转向另一侧
	检查过程中，检查者应密切关注患者瞳孔活动
阳性测试结果	头晕、混乱、眼球震颤、单边瞳孔变化、恶心
结果提示	椎动脉闭塞
评价	在进行任何其他评价性测试或康复计划实施之前，在允许恢复体育活动之前，应将阳性结果的患者交给医生
	此测试的结果尤其是旋转可能会在检查后出现症状[13]
证据	

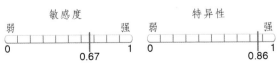

LR+: 4.79　　　　　　**LR−: 0.38**

椎间盘病症

选择性组织测试 11-9
肩部外展试验

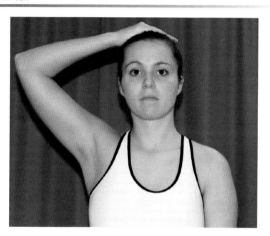

由于此测试可缓解疼痛,患者常自发性保持此姿势。

患者体位	坐位或站立位
测试者位置	立于患者前面
评估过程	嘱患者主动外展上肢使手放于头顶部,维持此姿势 30 秒
阳性测试结果	由于受损神经根张力降低,因此患者症状可缓解
结果提示	椎间盘突出或神经根受压
证据	

评估者间可信度

差　　　　中等　　　　好

0　　　　　　　　　　1

0.20
0.21

敏感度

弱　　　　　　　　强

0　　　　　　　　　　1

0.43

特异性

弱　　　　　　　　强

0　　　　　　　　　　1

0.90

LR+: 2.13–2.15–2.44　　　　**LR−:** 0.50–0.71–0.80

臂丛神经受损

选择性组织测试 11–10

臂丛神经牵拉试验

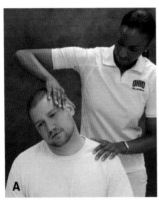

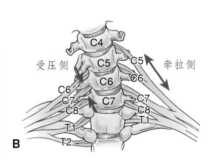

受压侧　牵拉侧

C4
C5　C5
C6　C6
C6　C7
C7　C7
C8　C8
T1　T1
T2

　　检查者模拟受伤过程以诱发症状 (A)。当存在牵拉损伤时,患者左侧肩部出现放射痛;当存在挤压伤时,患者右侧肩部出现放射痛。(B)此测试应在双侧分别进行。

患者体位	坐位或站立位
测试者位置	立于患者后侧
评估过程	一只手置于患者头部侧面,另一只手置于肩锁关节处以稳定躯干部
	使颈椎向一侧弯曲,且压住对侧肩部
阳性测试结果	相应受损侧上肢产生疼痛或感觉异常
结果提示	臂丛神经受累
	弯曲相反侧上肢放射痛:臂丛神经紧张(受牵拉)
	弯曲侧上肢放射痛:两椎骨间颈神经根受压
注释	此测试应在排除颈椎骨折、明显不稳后进行
证据	尚无明确文献依据

胸廓出口综合征

选择性组织测试 11–11

胸腔出口综合征 Adson 试验

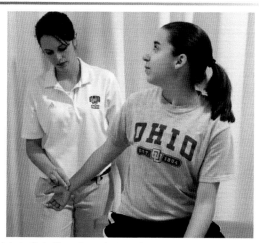

前、中斜角肌的包绕可能导致臂丛神经的内侧、锁骨下动静脉受压。

患者体位	坐位
	肩部外展至 30°
	肘部伸展，拇指上翘
	肱骨外旋
测试者位置	立于患者身后
	一只手置于桡骨侧，触诊桡动脉脉搏
评估过程	检查者外旋外展患者肩部，同时患者面部旋至受累侧，且颈部伸展。在此过程中始终保持患者脉搏可被触及
	嘱患者深吸气，屏住呼吸
阳性测试结果	桡动脉搏动较对侧明显减弱或消失
	患者出现症状
结果提示	锁骨下动脉或臂丛神经在前、中斜角肌或胸小肌间受压
证据	

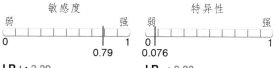

敏感度　　　　　　　　　特异性

弱　　　　　　　强　　　弱　　　　　　　强

0　　　　　　　　1　　　0　　　　　　　　1

0.79　　　　　　0.076

LR+: 3.29　　　　　　**LR−:** 0.28

334 骨科与运动损伤检查手册

选择性组织测试 11-12

胸腔出口综合征艾伦试验

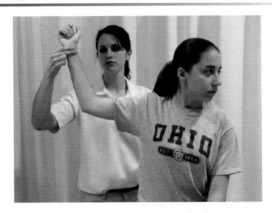

由胸小肌的压迫可能导致锁骨下动静脉闭塞。

患者体位	坐位,面朝前
测试者位置	立于患者后方,触摸桡动脉搏动
评估过程	肘部屈曲90°,检查者外展患者一侧肩部至90°。肩部随后被动水平外展、外旋位。患者随后旋转头部至相反侧肩部
阳性测试结果	桡动脉搏动消失或神经症状出现
结果提示	胸小肌压迫神经血管束
证据	尚无明确文献依据

选择性组织测试 11-13

胸腔出口综合征立正试验

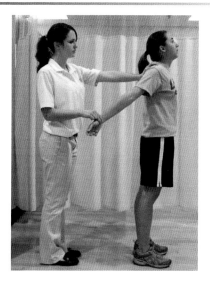

确定肋锁结构引起的锁骨下动脉及臂丛神经受压。

患者体位	站立位,肩部放松,头朝向前方
测试者位置	立于患者后方,一手置于受损上肢桡动脉搏动处
评估过程	患者保持身体绷紧,肩部下垂,像是军人的立正姿势 上臂背伸,外展 30° 颈部和头部后仰
阳性测试结果	桡动脉搏动消失或神经症状出现
结果提示	锁骨下动脉或臂丛神经下束被肩部的肋骨结构压迫
证据	尚无明确的文献依据

336　骨科与运动损伤检查手册

 选择性组织测试 11-14

胸腔出口综合征 Roos 试验或举臂试验

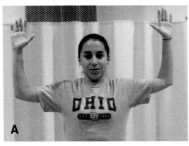 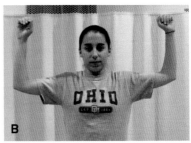

确定由血管或神经病症导致的胸廓出口综合征。

患者体位	坐位或站立位
测试者位置	肩关节外展至 90°,肱骨外旋,肘关节屈至 90°
	立于患者前方
评估过程	患者快速开(A)合(B)双手 3 分钟
阳性测试结果	不能维持检查体位
	出现上肢感觉或运动症状
结果提示	血管或神经性胸廓出口综合征
证据	

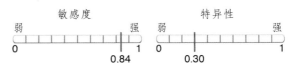

敏感度　　　　　　　　特异性

弱　　　　　　强　　　弱　　　　　　强

0　　　　　　　　1　　0　　　　　　　1

　　　　　　0.84　　　　0.30

LR+: 1.20　　　　　　LR-: 0.53

肋骨骨折

选择性组织测试 11-15

胸廓挤压试验

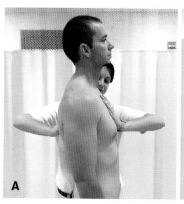
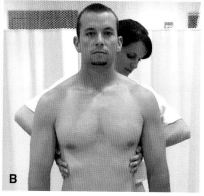

人为挤压可导致胸廓变性、肋骨骨折处出现疼痛。(A)前后挤压；(B)两侧挤压。肋软骨损伤可出现假阳性。

患者体位	坐位或站立位
测试者位置	立于患者前方，双手置于胸廓前后或两侧
评估过程	检查者前后挤压患者胸廓，并快速松手
	挤压患者两侧胸廓，并快速松手
阳性测试结果	胸廓包括肋骨骨折处出现疼痛
结果提示	胸廓受损，包括骨折、挫伤或肋软骨分离
注释	在触诊触及肋骨畸形或捻发感时不要进行此测试
证据	尚无明确文献依据

参考文献

1. Scifert, J, et al: Spinal cord mechanics during flexion and extension of the cervical spine: a finite element study. *Pain Physician*, 5:394, 2002.

2. Reese, NB: *Muscle and Sensory Testing.* St. Louis, MO: Elsevier Saunders, 2005, p 203.

3. Domenech, MA, et al: The deep flexor endurance test: normative data scores in healthy adults. *PM R*, 3:105, 2011.

4. Edmondston, S, et al: Endurance and fatigue characteristics of the neck flexor and extensor muscles during isometric tests in patients with postural neck pain. *Man Ther*, 16:332, 2011.

5. de Koning, CHP, et al: Clinimetric evaluation of methods to measure muscle functioning in patients with non-specific neck pain: a systematic review. *BMC Musculoskelet Disord*, 9:142, 2008.

6. Walsh, MT: Upper limb neural tension testing and mobilization: fact, fiction, and a practical approach. *J Hand Ther*, 18:241, 2005.

7. Kleinrensink, GL, et al: Upper limb tension tests as tools in the diagnosis of nerve and plexus lesions: anatomical and biomechanical aspects. *Clin Biomech*, 15:9, 2000.

8. Davis, DS, et al: Upper limb neural tension and seated slump tests: the false positive rate among healthy young adults without cervical or lumbar symptoms. *J Man Manip Ther*, 16:136, 2008.

9. Anekstein, Y, and Smorgick, Y: What is the best way to apply the Spurling test for cervical radiculopathy? *Clin Orthop Relat Res*, 470:2566, 2012.

10. Wainner, RS, et al: Reliability and diagnostic accuracy of the clinical examination and patient self-report measures for cervical radiculopathy. *Spine*, 28:52, 2003.

11. Tong, HC, Haig, AJ, and Yamakawa, K: The Spurling test and cervical radiculopathy. *Spine*, 27:156, 2002.

12. Malanga, GA, Landes, P, and Nadler, S: Provocative tests in cervical spine examination: historical basis and scientific analyses. *Pain Physician*, 6:199, 2003.

13. Mitchell, J, et al: Is cervical spine rotation, as used in the standard vertebrobasilar insufficiency test, associated with a measurable change in intracranial vertebral artery blood flow? *Man Ther*, 9:220, 2004.

第 4 部分
上肢检查

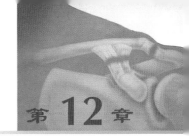

肩部和上肢疾病　第12章

肩损伤的临床检查

检查大纲

肱二头肌
- 长头
- 短头

触诊后部结构

肩胛骨

肩胛上角

肩胛下角

肩袖
- 冈下肌
- 小圆肌
- 冈上肌

大圆肌

菱形肌

肩胛提肌

斜方肌

背阔肌

三角肌

肱三头肌

关节和肌肉的功能

测角
- 屈曲
- 伸展
- 外展
- 内旋
- 外旋
- 水平外展
- 水平内收

关节活动度

摸背试验

前屈/后伸

外展/内收
- 垂臂试验

内外旋

水平内收外展

肌肉测试

戈贝尔抬升测试

前屈后伸

外展内收

内旋/外旋

水平内收/外展

肩胛肌
- 收缩和向下旋转
- 收缩
- 前伸和向下旋转
- 内陷和收缩
- 抬升

关节被动活动度

屈曲

伸展

外展

内收

内旋

外旋

水平外展

水平内收

关节稳定性测试

关节动作评估

胸锁关节

肩锁关节

盂肱关节

神经学检查

上肢神经检查

血管检查

远端搏动

毛细血管再充盈

局部疾病和选择性组织检查

胸锁关节

肩锁关节

肩锁关节脱位牵引试验

肩锁关节脱位挤压试验

盂肱关节

前部不稳

- 恐惧试验

- 复位试验

- 前部压力释放试验

后部不稳

- 后部恐惧试验

- 急拉试验

下方不稳

- 沟槽征

多方向不稳

肩袖疾病

撞击综合征

- 尼尔撞击试验

- 霍金斯撞击试验

- 垂臂试验

肩袖肌腱疾病

- 倒罐头试验

肩峰下囊炎

肱二头肌肌腱疾病

- 叶佳森试验

- 斯皮德试验

上盂唇剥离

- 主动挤压试验

- 前滑试验

- 挤压—旋转试验

视诊

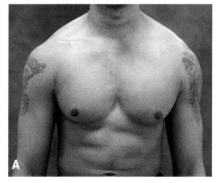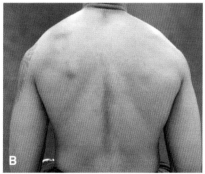

图 12-1　肩部的前视图(**A**)和后视图(**B**)。注意：右侧肩部(惯用肢)低于左侧肩部(非惯用肢)。

344 骨科与运动损伤检查手册

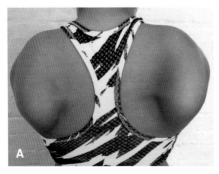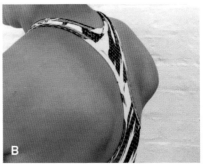

图 12-2 肩胛骨翼。(A)后视图。(B)斜视图。若前锯肌肌力较弱或胸长神经受损，则做墙壁俯卧撑时肩胛骨内侧缘会凸出胸廓。

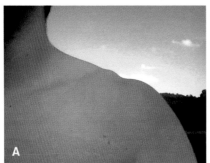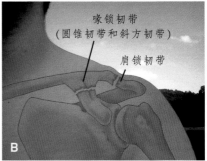

图 12-3 肩锁关节扭伤导致的肩关节阶梯畸形。(A)粗略视诊可看到锁骨远端抬升。(B)通过示意图可看到相关韧带的创伤和其他相关结构。按压锁骨远端再撤去压力会出现弹响征。

触诊

肩前部触诊

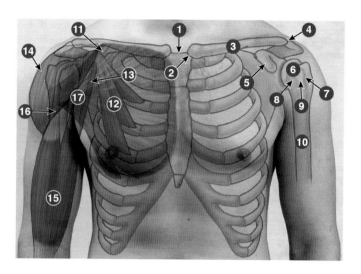

1　颈静脉切迹	10　肱骨干
2　胸锁关节	11　胸大肌
3　锁骨干	12　胸小肌
4　肩峰和肩锁关节	13　喙肱肌
5　喙突	14　三角肌群
6　肱骨头	15　肱二头肌
7　大结节	16　肱二头肌长头
8　小结节	17　肱二头肌短头
9　结节间沟	

肩后部触诊

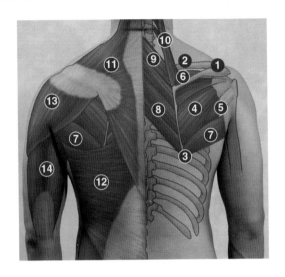

1 肩胛冈	8 大菱形肌
2 上角	9 小菱形肌
3 下角	10 肩胛提肌
肩袖:	11 斜方肌
4 冈下肌	12 背阔肌
5 小圆肌	13 三角肌后束
6 冈上肌	14 肱三头肌
7 大圆肌	

关节和肌肉功能评估

角度测试 12-1

肩关节测角:屈曲和伸展

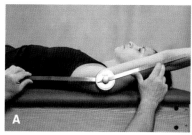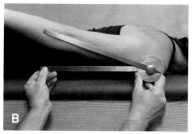

肩关节屈曲(0~120°) 肩关节伸展(0~60°)

通过屈曲抬升(0~180°)

患者体位	仰卧位	俯卧位
	头转向背对检查者的一侧	头转向背对检查者的一侧
		肘部轻度屈曲
测角器校准		
支点	将支点与肩峰对齐	将支点与肩峰对齐
近端臂	测角器的固定臂(近端臂)与	测角器的固定臂(近端臂)与
	胸廓平行对齐	胸廓平行对齐
远端臂	活动臂(远端臂)与肱骨外侧	活动臂(远端臂)与肱骨外侧
	面中线对齐	面中线对齐
注释	为使肩关节能独立屈曲,需	从肩胛骨后面稳定住肩胛骨,
	固定住肩胛骨的外侧缘。	使得肩关节能独立伸展
	在肩胛骨始动点进行测量	测量肩关节伸展角度时允许
		肘部屈曲

角度测试 12-2

肩部测角:外展

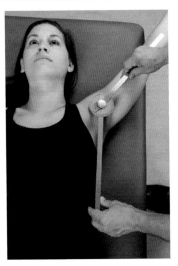

肩关节外展(0~120°)

通过外展抬升(0~180°)

患者体位	仰卧位
测角器校准	
支点	将测角器支点放在肩峰前部
近端臂	测角器固定臂与躯干长轴平行对齐
远端臂	测角器活动臂与肱骨前侧中线平行对齐
注释	固定住肩胛骨外侧缘,使得肩关节能独立外展在肩胛骨始动点以便进行试验
	一般来说,不测量肩关节内收的角度

角度测试 12-3

肩部测角:内旋和外旋

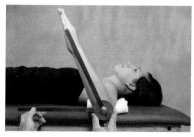 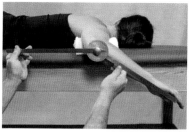

内旋(0~90°)　　　　　　　　　　外旋(0~100°)

内旋　　　　　　　　　　　　　　外旋

患者体位	仰卧位	俯卧位
	肩部外展 90°,肘部屈曲 90°	肩部外展 90°,肘部屈曲 90°
	可能需要在肱骨远端垫一条	可能需要在肱骨远端垫一条
	毛巾,以维持该姿势	毛巾,以维持该姿势

测角器校准

支点	与尺骨鹰嘴外侧面对齐
近端臂	固定臂垂直于墙壁或平行于桌面且对齐
远端臂	活动臂与尺骨长轴对齐
注释	若存在肩关节前部不稳,则在关节外旋至极限时患者
	会感到疼痛或出现恐惧的表情(恐惧试验)
	外旋过程中稳定住肩胛骨使得肩关节能够独立活动
	内旋时靠身体的重量来稳定肩胛骨

关节主动活动度

关节活动度检查 12-1

摸背试验

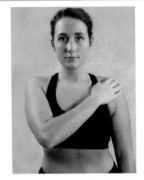

患者用手掌经胸前触碰
另一侧肩

涉及的动作：肩关节水平内收及内
旋；肩胛骨前伸

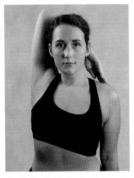

患者将手放在头后部，并
从后方触碰另一侧肩

涉及的动作：肩关节内收及内旋；
肩胛骨内缩及下旋

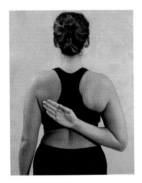

患者用手背从背后触摸
另一侧肩胛骨

涉及的动作：肩关节外展及外旋；肩胛
骨抬升及上旋
通过测量患者手背能够碰到的部位与
脊柱之间的距离来确定肩关节旋转的
程度，并与另一侧肩进行比较

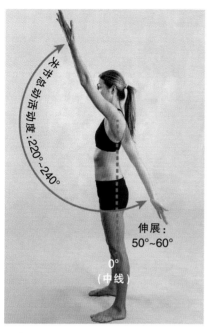

图 12-4　肩关节屈曲和伸展的活动度。

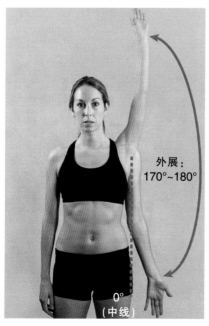

图 12-5　肩关节外展和内收的活动度。

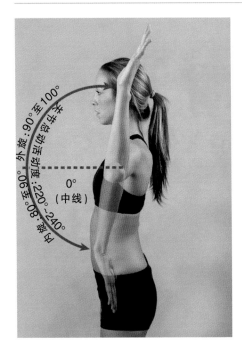

图 12-6　肩关节内旋和外旋的活动度。

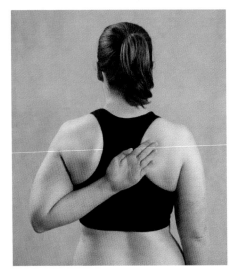

图 12-7　美国矫形外科医师学会推荐的检查肩关节内旋的方法。

选择性组织测试 12-1

肩袖肌腱疾病的垂臂试验

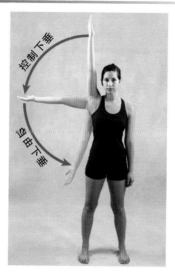

　　手臂从完全外展位缓慢垂至完全内收位的过程中，手臂肌群需通过偏心收缩力来控制肱骨运动。垂臂试验检查的正是患者控制肱骨运动的能力。

患者体位	立位或坐位
	肱骨完全外展。当肱骨内旋时主要是冈上肌受力
测试者位置	站在患肢侧面或后面
检查过程	患者缓慢将手臂垂至身侧
阳性测试结果	当手臂降至外展约90°时突然不受控制地降至身侧
	患者可能主诉剧烈疼痛
结果提示	不能控制手臂下垂提示肩袖肌群损伤,特别是冈上肌损伤
修正	如果患者能够控制手臂下垂,可尝试垂臂试验的一种变形试验:
	患者保持肱骨外展90°
	检查者对患者手掌轻微施加压力
	若患者手臂垂至身侧,则检查结果为阳性,提示肩袖肌群损伤

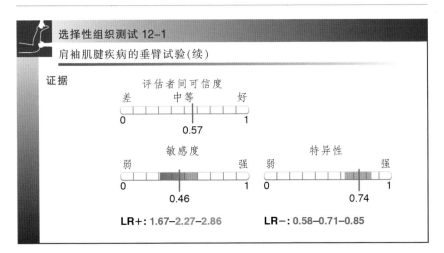

选择性组织测试 12-1

肩袖肌腱疾病的垂臂试验(续)

证据

评估者间可信度

差　　　中等　　　好

0 ——————————————— 1

0.57

敏感度

弱　　　　　　　强

0 ——————————————— 1

0.46

特异性

弱　　　　　　　强

0 ——————————————— 1

0.74

LR+: 1.67-2.27-2.86　　　　**LR-: 0.58-0.71-0.85**

徒手肌力检查

选择性组织测试 12-2

肩胛下肌疾病的戈贝尔抬升试验(内旋滞后征)

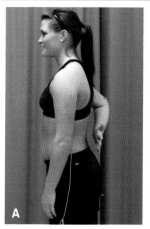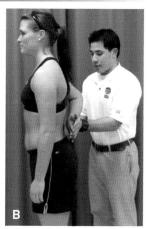

戈贝尔抬升试验是肩胛下肌徒手肌力检查的一种变形。

患者体位	(A)站立,肩关节内旋并伸展,肘部屈曲。手背贴住中腰椎
测试者位置	站在患者后面
检查过程	患者肱骨保持伸展,同时手背尝试沿脊柱往上抬
阳性测试结果	手背不能沿着脊柱上抬
结果提示	肩胛下肌撕裂或无力可导致阳性结果。可提示 C5、C6、C7 神经根病变
修正	(B)检查者可对患者手掌施加压力
注释	仅当患者肩关节可充分内旋使得手背触及骶骨或更高的区域时进行该项检查 不要让患者做出补偿性运动,如肩关节伸展 该项检查对发现肩胛下肌全层撕裂具有较高的灵敏度,这意味着如果检查结果为阴性,那么患者就不太可能有该疾病
证据	

敏感度	特异性
弱　　　　　　　　　强	弱　　　　　　　　　强
0　　　　　　　　　　1	0　　　　　　　　　　1
0.28	0.84
LR+: 0.34–1.48–2.26	**LR−**: 0.38–0.83–1.15

徒手肌力检查 12–1

肩屈曲和伸展

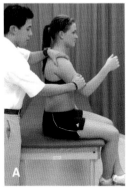 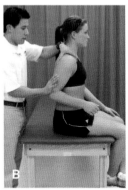

	屈曲（A）	伸展（B）
患者体位	坐位	俯卧位
测试者位置	肩关节屈曲约 45°	肩关节轻度伸展
支撑部位	肩上缘	
受力部位	肱骨前面靠近肘窝的部位	肱骨后面靠近鹰嘴的部位
原动肌 （神经支配）	三角肌前部（C5、C6）	背阔肌（C6、C7、C8） 大圆肌（C5、C6、C7）
从动肌 （神经支配）	胸大肌（锁骨端）（C6、C7、C8、 　T1） 喙肱肌（C6、C7） 三角肌中部（C5、C6） 肱二头肌（C5、C6） 下斜方肌（CN XI） 前锯肌（C5、C6、C7）	三角肌后部（C5、C6） 肱三头肌（长头）（C6、C7、C8、 　T1）
替代检查	躯干伸展，肩胛骨抬升	肩胛骨前伸（从胸小肌开始）， 躯干旋转
注释		维持肘部伸展，尽量不要借助 肱三头肌的力量

徒手肌力检查 12-2

肩外展和内收

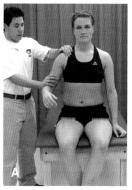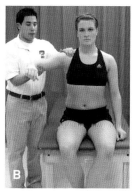

	外展（A）	内收（B）
患者体位	坐位	坐位或仰卧位
测试者位置	肩关节外展约 30°	肩关节内收约 80°
支撑部位	肩上部	肩上部
受力部位	肱骨远端靠近外上髁	肱骨远端靠近内上髁
		胸大肌（C6、C7、C8、T1）
原动肌	三角肌群（C5、C6）	背阔肌（C6、C7、C8）
（神经支配）	冈上肌（C4、C5、C6）	大圆肌（C5、C6、C7）
		喙肱肌（C6、C7）
从动肌		肱三头肌（C6、C7、C8、T1）
（神经支配）	肩胛骨抬升、外旋，躯干向	躯干向同侧侧屈
替代检查	同侧或对侧侧屈	
注释		检查肩部伸展及水平内收可更好地单独检查原动肌

徒手肌力检查 12–3

肩内旋及外旋

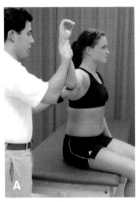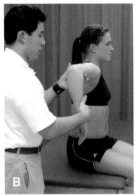

	内旋(A)	外旋(B)
患者体位	俯卧位有助于保持稳定 坐位(如图)也可	俯卧位有助于保持稳定 坐位(如图)也可
测试者位置	肩关节处于静息体位或外展 至90°,并轻度内旋 肘部屈曲90°	肩关节处于静息体位或外展 至90°,并轻度外旋 肘部屈曲90°
支撑部位	肱骨远端。在靠近肘部的部 位稳定住肱骨	在靠近肘部的部位稳定住肱 骨
受力部位	前臂远端前侧面	前臂远端后侧面
原动肌 (神经支配)	肩胛下肌(C5、C6、C7)	冈下肌(C5、C6) 小圆肌(C5、C6)
从动肌 (神经支配)	大圆肌(C5、C6、C7) 胸大肌(C6、C7、C8、T1) 背阔肌(C6、C7、C8) 三角肌前部(C5、C6)	三角肌后部(C5、C6)
替代检查	肘部伸展,肩胛骨前伸	肘部伸展,肩胛骨内陷
注释	戈贝尔抬升试验也用于评估 肩胛下肌疾病	

徒手肌力检查 12-4

肩水平内收和外展

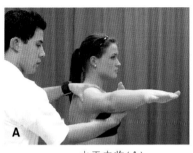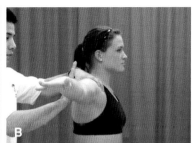

	水平内收 (A)	水平外展 (B)
患者体位	坐位或仰卧位	坐位或俯卧位
	仰卧位有助于保持稳定	俯卧位有助于保持稳定
	肩关节外展至 90°	肩关节外展至 90°
测试者位置	轻微水平内收	轻微水平外展
支撑部位	肩胛骨	肩胛骨
受力部位	肱骨远端前部	肱骨远端后部
原动肌	胸大肌 (C6、C7、C8、T1)	三角肌后部 (C5、C6)
(神经支配)		
从动肌	三角肌前部 (C5、C6)	冈下肌 (C5、C6)
(神经支配)	喙肱肌 (C6、C7)	小圆肌 (C5、C6)
替代检查	转体	肩胛骨内缩
		转体

肩胛骨运动

徒手肌力检查 12-5

肩胛骨内缩及下旋

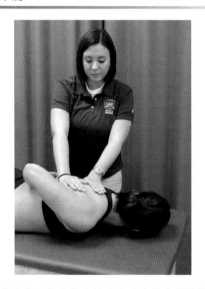

患者体位	俯卧位。将头转向检查者可降低肩胛提肌的张力
测试者位置	待测手臂背在背后,肩关节内旋且肘部屈曲
支撑部位	躯干
受力部位	当患者尝试将手沿后背抬升时,肩胛骨脊柱侧缘受力
原动肌	大菱形肌(C4、C5)
(神经支配)	小菱形肌(C4、C5)
从动肌	中斜方肌(CN XI)
(神经支配)	
替代检查	转体,肩关节伸展以及肩胛骨前倾
注释	注意该检查需对肩胛骨施力,这是该检查与戈贝尔抬升试验(见选择性组织测试 12-2)的不同之处

徒手肌力检查 12-6
肩胛骨内缩

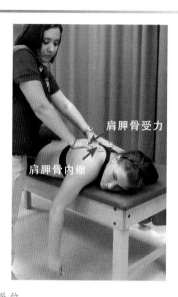

肩胛骨受力

肩胛骨内缩

患者体位	俯卧位
测试者位置	手肘伸展,盂肱关节屈曲 90°。肩胛骨稍微内缩
支撑部位	躯干
受力部位	肩胛骨脊柱侧缘
原动肌	中斜方肌(CN XI)
(神经支配)	菱形肌(C4、C5)
从动肌	上下斜方肌
(神经支配)	
替代检查	转体及盂肱关节水平外展

徒手肌力检查 12-7

肩胛骨前伸及上旋

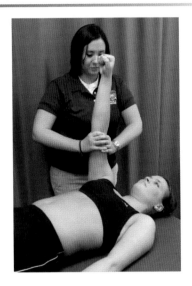

患者体位	仰卧位
测试者位置	肩关节弯曲至90°。引导患者"手指天花板",这样肩胛骨可以前伸并向上旋转
支撑部位	躯干
受力部位	肱骨远端、靠近肘关节的部位
原动肌 (神经支配)	前锯肌(C5、C6、C7)
从动肌 (神经支配)	胸小肌(C7、C8、T1) 斜方肌(CN XI)
替代检查	上臂水平内收及转体
注释	观察患者完成一个墙壁俯卧撑,以对患者的前锯肌进行功能性评估

徒手肌力检查 12-8

肩胛骨下压与内缩

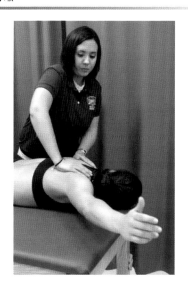

患者体位	俯卧位
测试者位置	受检肩关节外展至 135°、前臂掌心向前、患者头部转向受检肩关节的对侧
	当患者做好上述姿势后,告诉患者"举起手臂"
支撑部位	躯干
受力部位	肩胛骨受到向上向外方向的力
原动肌	下斜方肌(CN XI)
(神经支配)	
从动肌	中斜方肌(CN XI)
(神经支配)	
替代检查	转动躯干,肩关节伸展
注释	肩胛骨有伤痛的患者也许无法完成这项检查。这种情况下,可将患者手臂置于身侧,指导患者将肩胛骨"向下向内收"

徒手肌力检查 12-9

肩胛骨上提

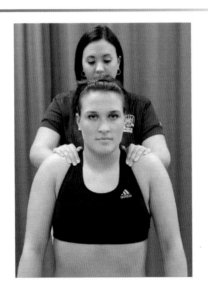

患者体位	坐位
测试者位置	坐位。患者做出耸肩的动作
支撑部位	躯干
受力部位	肩上部受到向下的力
原动肌	上斜方肌(CN XI)
(神经支配)	肩胛提肌(C3、C4、C5)
从动肌	无
(神经支配)	
替代检查	转体或躯体侧弯

关节被动活动度

表 12-1	肩关节关节囊活动模式及检查者感觉
关节囊活动模式:外旋、外展、内旋终末感觉	
抬升	坚固或坚硬
伸展	坚固
屈曲	坚固
外展	坚固或坚硬
水平外展	坚固
水平内收	坚固或柔软
内旋	坚固
外旋	坚固

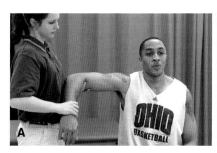 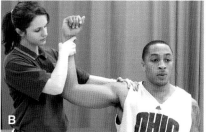

图 12-8 (A)内旋和(B)外旋的被动活动度。

关节稳定性检查

关节活动评估

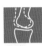

关节活动 12-1
胸锁关节活动

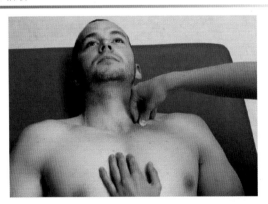

控制锁骨近端,以确定胸锁关节向上、向前及向后活动的幅度。

患者体位	仰卧位或坐位
测试者位置	站在患者边上,紧握住锁骨近端
评估过程	滑动着对锁骨施加压力,使得锁骨中段相对于胸骨向上、向前及向后活动,注意疼痛、活动度过大或活动度过小的情况

锁骨活动	受力结构
向上	肋锁韧带(前支和后支)
向前	胸锁韧带(后支)
向后	胸锁韧带(前支)

阳性测试结果	疼痛、活动度过大或活动度过小
结果提示	活动度过大:附着的关节囊或关节韧带松弛或扭伤
	活动度过小:关节粘连

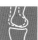

关节活动 12-2

肩锁关节活动

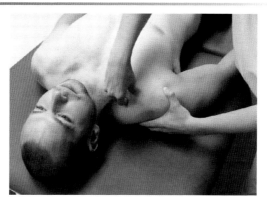

　　控制锁骨远端,以确定肩锁关节可向下、向上、向前和向后活动的幅度。

患者体位	坐位或仰卧位
测试者位置	站在患者身侧,紧握锁骨远端、紧挨着肩锁关节的部位。另一只手托住肩胛骨和肩胛冈以保持肩峰的稳定
评估过程	滑动着对锁骨施加压力,使得锁骨远端相对肩胛骨向下、向上、向前及向后活动,注意施加压力引起的疼痛或松弛。压力应垂直于关节表面

锁骨活动	受力结构
向下	肩锁韧带(上支)
向上	锥状韧带 *
	斜方韧带 *
	肩锁韧带(后支)
向前	肩锁韧带
	喙锁韧带(肩锁韧带不参与)
向后	锁骨与肩峰连接处(后部)
	肩锁韧带

*喙锁韧带的一部分

阳性测试结果	疼痛、活动度过大或活动度过小
结果提示	活动度过大:松弛、扭伤
	活动度过小:关节粘连、骨赘

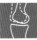

关节活动 12-3

肩关节活动

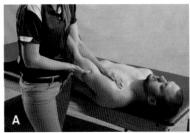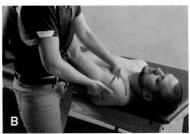

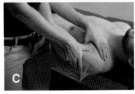

肩关节活动用于评估关节囊和关节韧带允许的最大活动度。

患者体位	坐位 将患者手臂置于静息体位（肩关节外展约55°、屈曲约30°） 检查者帮助患者将手臂维持在该体位以确保手臂处于放松状态
测试者位置	(A) 肱骨头下滑：一只手支撑手臂以维持静息体位，另一只手握住肱骨上侧 (B) 肱骨头前滑：一只手从前方按住喙突以及肩胛骨体以稳定肩胛骨，另一只手从肱骨后侧施加压力 (C) 肱骨头后滑：一只手按住喙突和肩胛骨体以稳定肩胛骨，另一只手在肱骨头前侧施加压力
评估过程	轻揉关节的各个部位，使得关节松弛下来。随后向下、向前或向后活动肱骨头
阳性测试结果	两侧肩关节向同一方向活动时，其中一侧关节相对另一侧出现疼痛、活动度过大或过小的情况

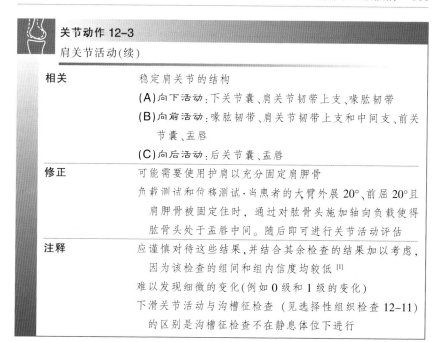

相关	稳定肩关节的结构
	(A)向下活动：下关节囊、肩关节韧带上支、喙肱韧带
	(B)向前活动：喙肱韧带、肩关节韧带上支和中间支、前关节囊、盂唇
	(C)向后活动：后关节囊、盂唇
修正	可能需要使用护肩以充分固定肩胛骨
	角载测试和位移测试·当患者的大臂外展 20°、前屈 20°且肩胛骨被固定住时，通过对肱骨头施加轴向负载使得肱骨头处于盂唇中间。随后即可进行关节活动评估
注释	应谨慎对待这些结果，并结合其余检查的结果加以考虑，因为该检查的组间和组内信度均较低 [1]
	难以发现细微的变化（例如 0 级和 1 级的变化）
	下滑关节活动与沟槽征检查（见选择性组织检查 12-11）的区别是沟槽征检查不在静息体位下进行

关节动作 12-3
肩关节活动（续）

神经功能测试

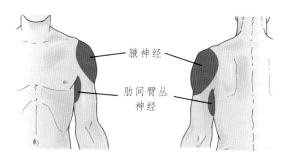

腋神经

肋间臂丛神经

图 12-9　肩部和上肢的神经病变。胸神经丛和臂神经丛病变引起的疼痛也有可能放射至该区域（见神经系统检查 1-2）。

选择性组织测试

选择性组织测试 12-3
肩胛骨辅助试验

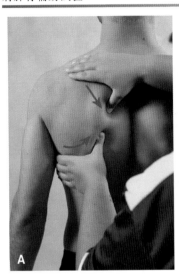
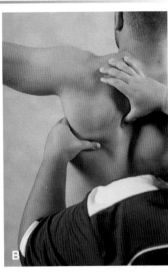

肩胛骨辅助试验是一种矫正动作,用于改善疾病相关的症状,并确定肩胛骨功能障碍在相关疾病中扮演的角色。

患者体位	立位
测试者位置	立于患侧肩胛骨后
	(A)一只手放在肩胛骨上缘辅助肩胛骨向上转动,另一只手放在肩胛骨下角辅助肩胛骨内缩(肩胛骨后倾并外旋)
评估过程	(B)患者抬起上臂,注意该过程中产生的疼痛或活动受限。接下来,当患者抬起上臂时,检查者辅助患者做出肩胛骨内缩(即后倾并外旋)及上旋的动作
阳性测试结果	患者关节活动度增大或症状减轻
结果提示	若外力辅助肩胛骨可改善肩关节的关节活动度及相关症状,则提示疾病和功能障碍可能与肩胛骨功能较差相关,并应在治疗项目中加以处理
证据	该检查具有较好的组间信度[2]

选择性组织测试 12-4

肩胛骨回缩试验

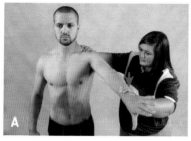

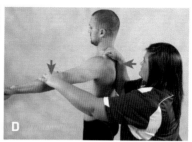

　　肩胛骨内缩检查是一种矫正动作,用于改善疾病相关的症状,并确定肩胛骨功能障碍在相关疾病中扮演的角色。

患者体位	立位
测试者位置	立于患侧肩胛骨后
	(A)检查者对患者的冈上肌实施标准的空罐手动肌肉试验,注意检查的力度及检查过程中患者出现的症状
	(B)检查者让患者将肩胛骨内缩并保持该姿势,而后用前臂贴住患者肩胛骨靠近脊柱的一边,并用手按住肩胛骨上缘,以稳定肩胛骨。在肩胛骨保持稳定的状态下,检查者重复进行空罐试验
评估过程	稳定患者肩胛骨时,冈上肌肌力增强或症状消失。
阳性测试结果	若辅助稳定肩胛骨及肩胛骨内缩可增强肌力或改善症状,则提示疾病和功能障碍可能与肩胛骨稳定性较差相关,应在后续治疗项目中加以处理
结果提示	若上盂唇损伤检查出现阳性结果,则辅助稳定肩胛骨及肩胛骨内缩可减轻该症状[3] 对肩袖关节损伤或多向肩关节不稳定的患者进行空罐试验时,辅助患者进行肩胛骨内缩可增强肌力[4]
证据	无相关文献或文献中说法不一

选择性组织测试 12-5

肩锁关节牵引试验

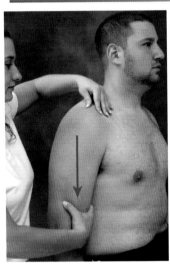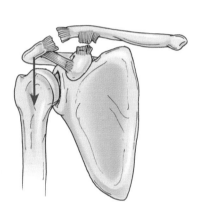

　　肩锁关节牵引试验的原理与用于诊断肩锁关节松弛的应力性 X 线检查有类似之处。

患者体位	坐位或立位
	两臂自然垂于身侧
测试者位置	立于患者患侧旁
	医师抓住患者肱骨靠近肘关节的一端
	另一只手轻轻触摸肩锁关节
评估过程	检查者对肱骨施加向下的牵引力
阳性测试结果	当肱骨和肩胛骨下降到锁骨以下时，导致肩锁关节阶梯畸形或疼痛，或二者兼有
结果提示	肩锁关节或喙锁韧带扭伤
注释	肩锁关节牵引试验结果为阳性的患者，应当转诊至专业医师处进行后续的应力性 X 线检查，以确诊或排除锁骨骨折
证据	无相关文献或文献中说法不一

选择性组织测试 12-6

肩锁关节挤压试验

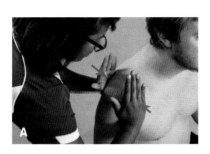

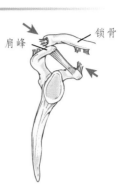

肩峰　　锁骨

　　肩锁关节挤压试验尝试让锁骨与肩峰发生相对移位，使得喙锁韧带和肩锁韧带受力。(A)临床技术。(B)锁骨相对肩峰移位的示意图。

患者体位	坐位或立位,两臂自然垂于身侧
测试者位置	立于患侧,一只手掌贴于肩峰后侧,另一只手掌贴于锁骨前侧
评估过程	检查者两只手掌相对挤压,对肩锁关节产生压力
阳性测试结果	肩锁关节疼痛,或锁骨相对于肩峰发生了滑动
结果提示	肩锁韧带损伤,有可能为喙锁韧带损伤
调整检查形式	将拇指贴在患者肩峰的后外侧,同一只手或另一只手的示指和中指贴在锁骨的中点[5] 拇指施加前上方向的力,而示指和中指对锁骨施加向下的力 出现疼痛表示检查结果为阳性
证据	

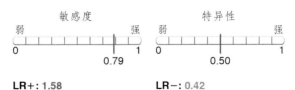

敏感度　　　　　　　　　　特异性

弱　　　　　　　强　　　弱　　　　　　　强

0　　　　　　　　1　　　0　　　　　　　1

　　　　　0.79　　　　　　　0.50

LR+: 1.58　　　　　　**LR-: 0.42**

选择性组织测试 12-7

肩关节前部脱位的恐惧试验

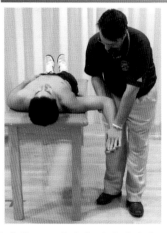

恐惧试验:将肩关节被动外旋至最大限度,并保持在该位置,模拟肩关节脱位的过程。

患者体位	仰卧位、立位或坐位
	肩关节外展至 90°,肘关节屈曲至 90°
测试者位置	立于患者患侧之前或患侧旁边
	检查者一只手抓住前臂靠近手腕的一端,另一只手托住肱骨中段
评估过程	当患者肱骨外展 90°时,检查者对前臂前侧轻微缓慢施加压力
	使得肩关节外旋
阳性测试结果	患者由于担心肩关节脱位而显示出恐惧的神态,并拒绝进一步活动关节。疼痛集中在肩关节前囊
结果提示	肩关节前囊、肩关节韧带后支或盂唇受到挤压,使得肱骨头相对于关节窝向前脱位或半脱位
	恐惧伴随着疼痛产生,这常常与肩袖疾病继发的关节不稳定有关[8]
	肩膀后侧深部的疼痛可能与内部受到撞击有关[6]
注释	应逐渐施加压力,当患者第一次出现恐惧表情时即终止检查
	当患者肩关节有明显脱位或半脱位时不要进行该项检查。复位检查通常在患者出现恐惧后进行(见选择性组织测试 12-8)
证据	

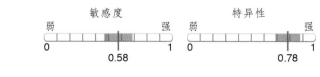

敏感度	特异性
弱　　　　　　强	弱　　　　　　强
0　　　　　　　1	0　　　　　　　1
0.58	0.78

LR+: 1.60–8.85–16.10　　**LR−: 0.40–0.57–0.75**

选择性组织测试 12-8

肩关节前部松弛的复位试验及前部压力释放试验

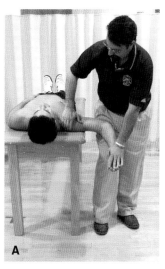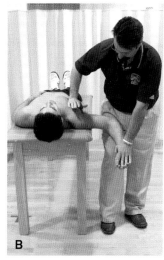

当患者恐惧试验(见选择性组织检查 12-7)结果为阳性后进行复位试验,该试验对肩关节施加压力使得肩关节外旋时维持肩关节的稳定(图 A)。恐惧试验过程中突然撤去施加于肩部的力,若患者再次出现恐惧表情则证实了恐惧试验的结果,这称为前部压力释放试验(图 B)。前部压力释放试验,也称为惊吓试验,需谨慎实施。

选择性组织测试 12-8

肩关节前部松弛的复位试验及前部压力释放试验(续)

患者体位	仰卧位
	肩关节外展至 90°
	肘关节屈曲至 90°
测试者位置	立于患者身侧,于患者患侧肱骨头与躯干之间
	试验者前臂抓住患者手腕,这样患者肱骨外旋时可起到支撑作用
	另一只手抓住肱骨头
评估过程	**(A)** 复位试验:患者的手臂处于自然体位,试验者对肱骨头施加向后的压力,而且当肱骨外旋时也维持这一压力
	(B) 前部压力释放试验("惊吓!"试验):复位检查过程中,当患者肩关节外旋时,检查者突然撤去施加压力的手
阳性测试结果	复位试验:与恐惧测试相比,疼痛减轻或关节活动度增加(或二者兼有)
	前部压力放松试验:复位检查中撤去施加压力的手时,患者出现恐惧表情或感到疼痛
结果提示	复位试验:阳性检查结果支持一种结论,即关节囊损伤或盂唇撕裂会导致肩关节前囊松弛
	前部压力放松试验:从本质上来说,该检查是恐惧试验的重复,临床上不推荐实施该项检查
注释	复位试验通常在恐惧试验结果为阳性时实施,而前部压力释放试验通常在复位试验结果为阳性时实施
	肩关节有内部损伤时恐惧试验和复位试验结果也可能呈阳性
	复位试验结果为阳性(如疼痛减轻)也可能是因为上肩盂唇剥离,因为做该项检查时断裂的肱二头肌长头腱受到的拉力减小[7,8]
	复位试验对发现肩前部不稳定性增加几乎没有帮助。相比之下,当施加向后的力能减轻患者的恐惧感而不是减轻疼痛时,该项检查更具有预测价值

选择性组织测试 12-8

肩关节前部松弛的复位试验及前部压力释放试验(续)

证据　　　复位试验(肩关节前部不稳定)

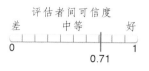

评估者间可信度

差　　　中等　　　好

0　　　　　　　　　　1

0.71

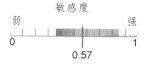

敏感度

弱　　　　　　　强

0　　　　　　　　　1

0.57

LR+: 1.00–4.50–7.44

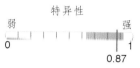

特异性

弱　　　　　　　强

0　　　　　　　　　1

0.87

LR−: 0.17–0.43–1.00

复位试验(上肩盂唇剥离)

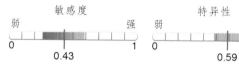

敏感度

弱　　　　　　　强

0　　　　　　　　　1

0.43

LR+: 0.68–1.13–1.58

特异性

弱　　　　　　　强

0　　　　　　　　　1

0.59

LR−: 0.53–1.11–1.68

前部压力释放试验(肩关节前部不稳定)

评估者间可信度

差　　　中等　　　好

0　　　　　　　　　1

0.63

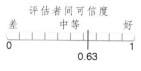

敏感度

弱　　　　　　　强

0　　　　　　　　　1

0.92

LR+: 5.43–8.36–11.29

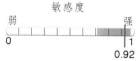

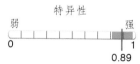

特异性

弱　　　　　　　强

0　　　　　　　　　1

0.89

LR−: 0.05–0.09–0.29

378　骨科与运动损伤检查手册

选择性组织测试 12-9

肩关节松弛的后部恐惧试验

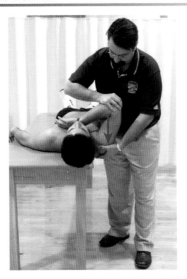

　　肱骨头在关节窝内向后活动。若患者存在肩关节后部松弛或不稳定,则可能出现恐惧感并反抗检查。

患者位置	坐位或仰卧位
	肩屈曲 90°,肘屈曲 90°
	待检查的肩关节靠近桌子的边缘
测试者体位	立于患者患侧肩部旁
	一只手抓住患侧前臂
	另一只手稳定住肩胛骨后侧
评估过程	检查者对肱骨干施加纵向的力,使得肱骨头在关节窝内向后移动
	检查者可以选择改变肩屈曲和外旋的角度
阳性测试结果	患者出现恐惧表情,并且肌肉产生对抗肩部向后半脱位的力
结果提示	肩关节后囊松弛,后盂唇撕裂
修正	急冲试验是后部恐惧测试的一种变形(见选择性组织测试 12-10)

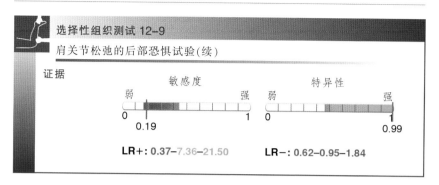

选择性组织测试 12-9

肩关节松弛的后部恐惧试验(续)

证据

敏感度

弱　　　　　　　　　强

0　0.19　　　　　　　　1

特异性

弱　　　　　　　　　强

0　　　　　　　　0.99　1

LR+: 0.37–7.36–21.50　　　　**LR−:** 0.62–0.95–1.84

选择性组织测试 12-10

盂唇撕裂的急拉(后部压力)试验

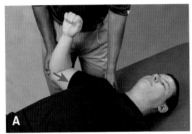
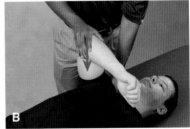

　　对肩关节施加向后的力。若肩关节存在下后方不稳定，则可能出现疼痛;若存在盂唇撕裂，则肩关节可能在检查过程中发出闷响。

患者体位	仰卧位或坐位。仰卧位时肩胛骨更稳定
测试者位置	立于患者身侧 一只手托住肩胛骨 另一只手抓住患侧手臂，屈曲90°、内旋并对肱骨施加轴向压力(A)
评估过程	患者患侧胳膊被动水平外展，同时检查者维持对肱骨的轴向压力(B)
阳性测试结果	发出闷响,伴或不伴疼痛
结果提示	肩关节后下方不稳定,伴或不伴盂唇后下部撕裂
注释	若检查过程中肩关节发出闷响并伴随疼痛，则提示盂唇后下部撕裂,必须通过手术修复[9];若发出闷响而不伴有疼痛,则提示预后较好,不需进行手术
证据	

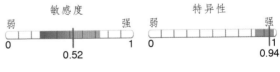

敏感度
弱　　　　　强
0　　　0.52　　　1

特异性
弱　　　　　强
0　　　　　　0.94　1

LR+: 1.71-19.80-36.50　　**LR−:** 0.28-0.53-0.90

下盂肱关节松弛的沟槽征

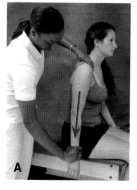
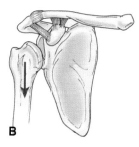
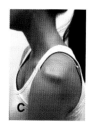

　　沟槽征反应的是当肱骨受到向下的牵引力时(图 C),肱骨头向下滑动的幅度。

患者体位	坐位 手臂悬于身侧
测试者位置	立于患者患侧旁
评估过程	检查者一只手握住患者手腕的位置 另一只手稳定住肩胛骨,而后对手臂施加向下的牵引力
阳性测试结果	肩峰下方出现凹痕(沟槽) 为了区别该项检查的结果与肩锁关节牵引测试 (用于检查肩锁关节不稳定)的结果,在该项检查中,肱骨头向远离肩胛骨和锁骨的方向移动;而在肩锁关节牵引测试中,肱骨和肩胛骨向远离锁骨的方向移动
结果提示	肱骨头在关节窝内向下滑动,提示上盂肱韧带松弛 松弛的程度与肩峰下空间增加的宽度相关[10] 　　1 级：≤1 cm 　　2 级：1~2 cm 　　3 级：≥2 cm
注释	肘关节屈曲 90°时进行关节活动评估,若沟槽征为阳性,则提示可能有下盂肱韧带松弛 当患者处于麻醉状态时,该项检查结果更有结果释义,因为可提示肌张力对检查结果的影响

382　骨科与运动损伤检查手册

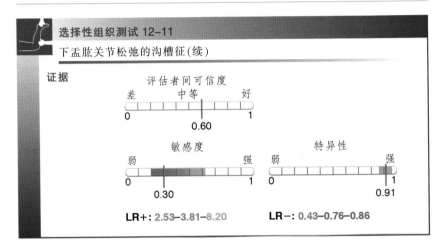

选择性组织测试 12-11

下盂肱关节松弛的沟槽征(续)

证据

评估者间可信度

差　　中等　　好

0 ——————————— 1

0.60

敏感度

弱　　　　　　强

0 ——————————— 1

0.30

特异性

弱　　　　　　强

0 ——————————— 1

0.91

LR+: 2.53–3.81–8.20　　**LR−: 0.43–0.76–0.86**

选择性组织测试 12-12

尼尔撞击试验

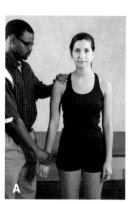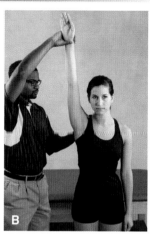

检查者屈曲患者手臂以再现肩袖挤压的症状,通常屈曲 90°~180°。

患者体位	立位或坐位 肩、肘、腕处于解剖学体位
测试者位置	(A)立于患者患侧旁或患侧前 一只手稳定住患者肩胛骨 另一只手抓住患者手腕
评估过程	(B)肘部伸展,肱骨内旋,手掌向后转动 稳定住肩胛骨,同时盂肱关节向前屈曲
阳性测试结果	手臂抬升 90°至完全抬升时,肩前部和侧部出现疼痛
结果提示	肩袖肌群(特别是冈上肌)或肱二头肌长头腱出现病症。该检查撞击到这些结构,而这些结构位于肱骨大结节、肩峰下缘以及喙肩韧带之间
注释	若单纯累及关节囊(肩袖未受损),则该检查灵敏度提高至 0.86,但特异度降低至 0.49(阳性似然比=0.49)[11]

384　骨科与运动损伤检查手册

选择性组织测试 12-12

尼尔撞击试验(续)

证据　　撞击

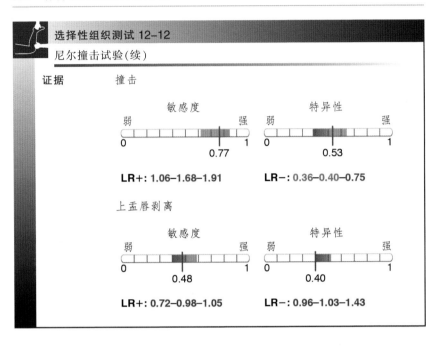

敏感度

弱　　　　　　　　　强
0　　　　　　　　0.77　　　1

LR+: 1.06-1.68-1.91

特异性

弱　　　　　　　　　强
0　　　0.53　　　　　　1

LR-: 0.36-0.40-0.75

上盂唇剥离

敏感度

弱　　　　　　　　　强
0　　0.48　　　　　　　1

LR+: 0.72-0.98-1.05

特异性

弱　　　　　　　　　强
0　　0.40　　　　　　　1

LR-: 0.96-1.03-1.43

选择性组织测试 12-13

霍金斯(肯尼迪-霍金斯)撞击试验

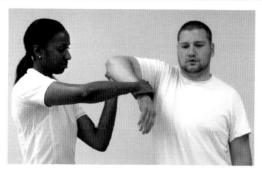

盂肱关节外展 90°至肩胛骨平面，同时肱骨内旋以再现肩袖挤压的症状。

患者体位	坐位或立位 肩、肘、腕处于解剖学体位
测试者位置	立于患者患侧旁或患侧前 抓住患者肘部
评估过程	肘部屈曲,肩关节抬升 90°至肩胛骨平面。随后内旋肱骨直到感觉疼痛或观察到肩胛骨转动
阳性测试结果	活动时出现疼痛,特别是关节活动接近极限时
结果提示	肩袖肌群(特别是冈上肌)或肱二头肌长头腱出现病症。该检查撞击到这些结构,而这些结构位于肱骨大结节和肩峰下缘之间
注释	如果肱骨向矢状面移动,可能会因肩锁关节病症而增加假阳性结果的概率

选择性组织测试 12-13

霍金斯(肯尼迪–霍金斯)撞击试验(续)

证据　　　夹挤

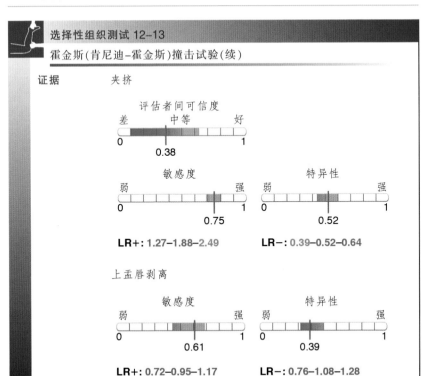

评估者间可信度

差　　中等　　好

0　　0.38　　1

敏感度

弱　　　　强

0　　0.75　　1

特异性

弱　　　　强

0　　0.52　　1

LR+: 1.27–1.88–2.49　　　**LR−:** 0.39–0.52–0.64

上盂唇剥离

敏感度

弱　　　　强

0　　0.61　　1

特异性

弱　　　　强

0　　0.39　　1

LR+: 0.72–0.95–1.17　　　**LR−:** 0.76–1.08–1.28

选择性组织测试 12-14

冈上肌疾病的空罐试验

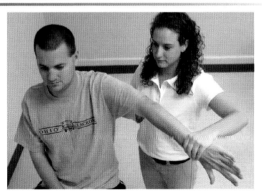

　　空罐试验实际上是冈上肌的一种徒手肌力检查。阳性结果通常提示肩峰下撞击或肌腱疾病。

患者体位	坐位或立位
	盂肱关节外展 90° 至肩胛骨平面,肘部伸展,肱骨内旋,前臂向后转使得拇指向下
测试者位置	面向患者站立
	一只手放在前臂中上部,以抵抗盂肱关节在肩胛骨平面的外展
评估过程	检查者抵抗盂肱关节外展(施加向下的力)
阳性测试结果	关节活动时出现无力感和(或)疼痛
结果提示	冈上肌肌腱较弱、受到挤压、部分撕裂或完全撕裂
修正	该检查可以换一种形式进行,即患者肱骨外旋而前臂向后旋转使得拇指向上,这称为满罐试验
注释	空罐试验和满罐试验在检测冈上肌撕裂方面具有同等的准确度。因为满罐试验在诱发挤压症状时产生的疼痛较轻,因此推荐使用[12]
	若仅出现疼痛但没有无力感,则无助于诊断冈上肌半层撕裂或肌腱病[13]

证据

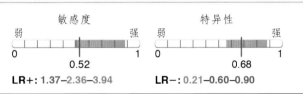

敏感度　　　　　　　　特异性

弱　　　　　　强　　弱　　　　　　强

0　　　　　　　1　　0　　　　　　　1

　　　0.52　　　　　　　　0.68

LR+: 1.37-2.36-3.94　　**LR-:** 0.21-0.60-0.90

选择性组织测试 12-15

叶佳森试验

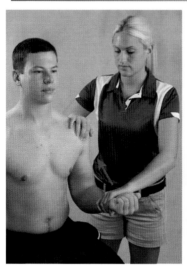
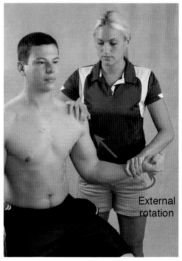

External
rotation

　　叶佳森试验可发现肱二头肌长头腱在结节间沟内的疾病或上盂唇剥离。对穿过结节间沟的肌腱进行触诊以发现该区域的疾病。

患者体位	坐位或立位
	盂肱关节处于解剖学体位
	肘关节屈曲 90°
	前臂固定在该位置,使得桡骨外侧缘向上(中间位置)
测试者位置	站在患者患侧旁,轻触患者结节间沟
	肘部保持稳定并靠近患者胸廓
	左手握住患者手腕
评估过程	当检查者将患者盂肱关节向外旋时,患者会产生手臂向后旋及肘关节屈曲的力
阳性测试结果	结节间沟疼痛或出现弹响音(或二者兼有)
	上盂肱关节疼痛(上盂唇剥离)
结果提示	原发性:结节间沟出现弹响音或爆裂音,提示肱横韧带撕裂或松弛。该病症使得韧带不能将肌腱长头腱固定在结节间沟内
	继发性:结节间沟出现疼痛但不伴有爆裂音,提示肱二头肌肌腱病症,当肱骨外旋时迫使肘部屈曲

选择性组织测试 12-15

叶佳森试验(续)

修正	肩袖撞击可能会产生假阳性结果[14]
注释	上盂肱区域疼痛对上盂唇剥离的预测力较弱[15]
证据	肱二头肌长头腱病症

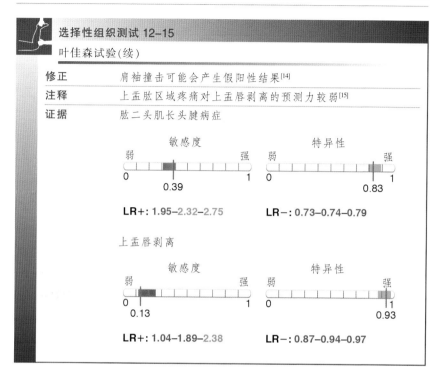

敏感度

弱　　　　　　　　强
0　　　0.39　　　　1

特异性

弱　　　　　　　　强
0　　　　　　0.83　1

LR+: 1.95–2.32–2.75　　　LR−: 0.73–0.74–0.79

上盂唇剥离

敏感度

弱　　　　　　　　强
0　0.13　　　　　　1

特异性

弱　　　　　　　　强
0　　　　　　　0.93 1

LR+: 1.04–1.89–2.38　　　LR−: 0.87–0.94–0.97

选择性组织测试 12-16

肱二头肌长头腱肌腱炎的斯皮德试验

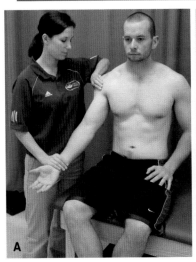
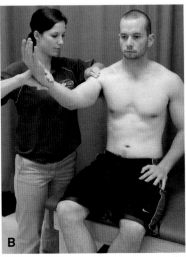

当患者有肱二头肌长头腱肌腱炎(一种累及肱横韧带的病症)或上盂唇剥离时,患者肘部伸展并对抗肩部屈曲(图 A),或肩部和肘部同时屈曲(图 B)时在结节间沟区域会产生疼痛。

患者体位	坐位或立位
	肘关节伸展
	盂肱关节处于自然体位,或轻度外展以拉伸肱二头肌
测试者位置	立于患肢侧前方
	将一只手的手指放在结节间沟处稳定肩部
	另一只手的手掌抓住患者手腕近端
评估过程	医师对结间沟处进行触诊以检查是否有触痛,同时让患者肩关节被动屈曲。允许患者肩关节在关节活动度范围内屈曲
阳性测试结果	沿着肱二头肌长头腱区域出现疼痛,特别是结节间沟区域或肩上部区域
结果提示	肱二头肌长头腱炎症
	可能出现肱横韧带撕裂伴肱二头肌长头腱在结节间沟内不稳定
	上盂唇剥离(出现肩上部疼痛时)

选择性组织测试 12-16

肱二头肌长头腱肌腱炎的斯皮德试验(续)

修正	主动斯皮德试验,即检查者将患者肘部屈曲,同时将肩关节向前屈曲。该检查也有助于发现上盂唇剥离[16]
注释	许多疾病都可以使得该项检查结果为阳性 阴性结果可排除肱二头肌肌腱肌腱炎,灵敏度较高。该项检查的阳性可能性比较小,提示该检查对确诊肱二头肌肌腱肌腱炎结果释义不大 [17]
证据	肱二头肌长头腱肌腱炎

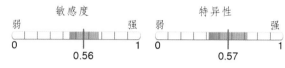

敏感度

弱　　　　　　　　强
0　　　　0.56　　　1

LR+: 1.16–1.52–1.88

特异性

弱　　　　　　　　强
0　　　　0.57　　　1

LR−: 0.65–0.76–0.86

上盂唇剥离

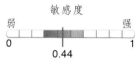

敏感度

弱　　　　　　　强
0　　　0.44　　　1

LR+: 0.00–3.24–7.42

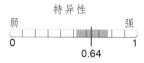

特异性

弱　　　　　　　强
0　　　　0.64　　　1

LR−: 0.36–1.19–2.00

392　骨科与运动损伤检查手册

选择性组织测试 12-17

主动挤压试验(奥布莱恩试验)

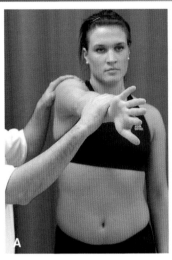
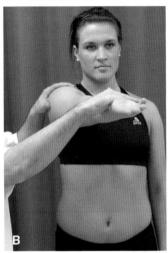

　　肱骨屈曲 90°并水平外展,在该姿势的基础上,当肱骨内旋(A)或外旋(B)时相关肌群产生等长收缩。阳性结果可提示盂唇撕裂、肩锁关节病症或上盂唇剥离,这取决于出现疼痛的部位。

患者体位	立位
	肩关节屈曲 90°,并相对矢状面水平外展 15°
	肱骨完全内旋、肘部伸展、手掌旋后**(A)**
测试者位置	站在患者面前
	一只手放在患者手腕上缘
评估过程	检查者对患者手腕施加向下的力,使得患者肌肉出现等长收缩来对抗该力
	随后患者将肱骨外旋、手掌旋后,再次重复该检查**(B)**
阳性测试结果	患者手臂内旋进行检查时感受到的疼痛大于手臂外旋时的疼痛
	1.肩关节出现疼痛或弹响可提示盂唇撕裂
	2.肩锁关节出现疼痛可提示肩锁关节病症
	若上盂唇剥离检查结果为阳性,则手掌旋后时疼痛减轻可确诊该结果;双臂交叉水平内收时出现疼痛可确诊肩锁关节病症[10]

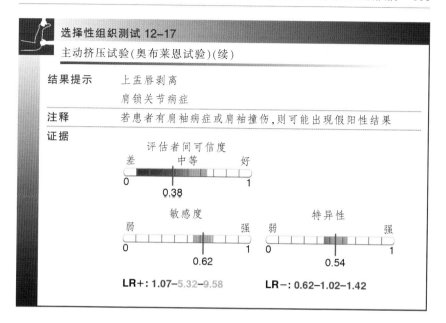

选择性组织测试 12-17
主动挤压试验(奥布莱恩试验)(续)

结果提示	上盂唇剥离
	肩锁关节病症
注释	若患者有肩袖病症或肩袖撞伤,则可能出现假阳性结果
证据	

评估者间可信度

差　中等　好

0　0.38　1

敏感度

弱　强

0　0.62　1

特异性

弱　强

0　0.54　1

LR+: 1.07–5.32–9.58　　**LR−: 0.62–1.02–1.42**

选择性组织测试 12-18

前滑试验

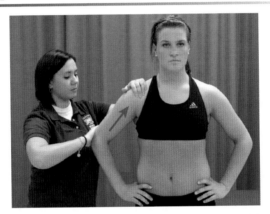

　　前滑试验对肱骨头施加了向前、向上的直接作用力,如果患者存在盂唇撕裂,则可能在检查过程中出现肱骨头平移或挤压。

患者体位	坐位或立位
	手掌贴于髋部,拇指向后
测试者位置	立于患者后侧
	一只手放在患者肩上,食指贴于肩峰侧并跨过肩关节
	另一只手放在患者待测手臂的肘关节后
评估过程	对患者的肱骨施加向前并略微有些向上的力
	患者肌肉可能会产生收缩力或者手臂向后推来对抗该力
阳性测试结果	患者肩部在检查者食指下方的部位出现疼痛、爆裂音或弹响音。患者主诉再现了盂唇撕裂时的症状
结果提示	上盂唇剥离
注释	前滑试验结果阳性,且患者主诉有"爆裂音"或"弹响音"强烈提示盂唇撕裂[18]
证据	

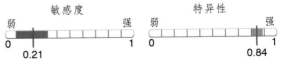

敏感度　　　　　　　　　　　特异性

弱　　　　　　　　强　　　弱　　　　　　　　强

0　　　　　　　　1　　　0　　　　　　　　1

0.21　　　　　　　　　　　　　　0.84

LR+: 0.19–2.26–4.34　　　**LR−:** 0.79–0.95–1.10

选择性组织测试 12-19

挤压-旋转(研磨)试验

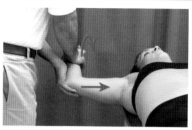
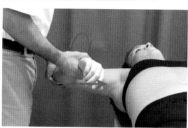

该检查旨在挤压盂唇,再现疼痛症状。

患者体位	仰卧位
	肩关节外展 90°
	肘关节屈曲 90°
测试者位置	立于患者待测肢体旁
评估过程	检查者对肱骨持续施加轴向的压力,同时将患者肩部内旋或外旋
阳性测试结果	再现盂唇剥离的疼痛症状
结果提示	上盂唇剥离
修正	该试验的一种变形为曲柄测试,患者将手臂最大限度地向前屈曲。这两种试验有着相似的原理
证据	

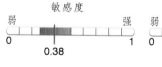

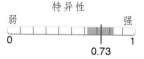

敏感度　　　　　　　　　　特异性

弱　　　　　　强　　　　弱　　　　　　强

0　　　　　　　1　　　　0　　　　　　　1

　　0.38　　　　　　　　　　0.73

LR+: 0.80-3.32-5.85　　　**LR-: 0.68-0.88-1.08**

参考文献

1. Levy, AS, et al: Intra- and interobserver reproducibility of the shoulder laxity examination. *Am J Sports Med*, 58:272, 1999.

2. Rabin, A, et al: The intertester reliability of the scapular assistance test. *J Orthop Sports Phys Ther*, 36:653, 2006.

3. Kibler, WB, et al: Clinical utility of traditional and new tests in the diagnosis of biceps tendon injuries and superior labrum anterior and posterior lesions in the shoulder. *Am J Sports Med*, 37:1840, 2009.

4. Kibler, WB, et al: Evaluation of apparent and absolute supraspinatus strength in patients with shoulder injury using the scapular retraction test. *Am J Sports Med*, 34:1643, 2006.

5. Walton, J, et al: Diagnostic values of tests for acromioclavicular joint pain. *J Bone Joint Surg Am*, 86-A: 807, 2004.

6. Meister, K: Injuries to the shoulder in the throwing athlete. Part One: biomechanics/pathophysiology/classification of injury. *Am J Sports Med*, 28:265, 2000.

7. Tripp, BL, et al: Functional multijoint position reproduction acuity in overhead throwing athletes. *J Athl Train*, 41:146, 2006.

8. Parentis, MA, et al: An evaluation of the provocative tests for superior labral anterior posterior lesions. *Am J Sports Med*, 34:265, 2006.

9. Kim, SH, et al: Painful jerk test: a predictor of success in nonoperative treatment of posteroinferior instability of the shoulder. *Am J Sports Med*, 32:1849, 2004.

10. Baker, CL, and Merkley, MS: Clinical evaluation of the athlete's shoulder. *J Athl Train*, 35:256, 2000.

11. Park, HB, et al: Diagnostic accuracy of clinical tests for the different degrees of subacromial impingement syndrome. *J Bone Joint Surg*, 87-A:1446, 2005.

12. Itoi, E, et al: Which is more useful, the "full can test" or the "empty can test" in detecting the torn supraspinatus tendon? *Am J Sports Med*, 27:65, 1999.

13. Holtby, R, and Razmjou, H: Validity of the supraspinatus test as a single clinical test in diagnosing patients with rotator cuff pathology. *J Orthop Sports Phys Ther*, 34:194, 2004.

14. Calış, M, et al: Diagnostic values of clinical diagnostic tests in subacromial impingement syndrome. *Ann Rheum Dis*, 59:44, 2000.

15. Holtby, R, and Razmjou, H: Accuracy of the Speed's and Yergason's tests in detecting biceps pathology and SLAP lesions: comparison with arthroscopic findings. *Arthroscopy*, 20:231, 2004.

16. Wilk, KE, et al: Current concepts in the recognition and treatment of superior labral (SLAP) lesions. *J Orthop Sports Phys Ther*, 35:273, 2005.

17. Bennett, WF: Specificity of the Speed's test: arthroscopic technique for evaluating the biceps tendon at the level of the bicipital groove. *Arthroscopy*, 14:789, 1998.

18. Walsworth, MK, et al: Reliability and diagnostic accuracy of history and physical examination for diagnosing glenoid labral tears. *Am J Sports Med*, 36:162, 2007.

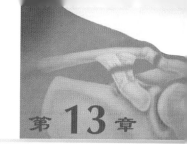

肘部和前臂疾病

肘和前臂的临床检查

检查大纲

检测过度外翻外展

后外侧旋转不稳定性

■ 后外侧旋转不稳定试验

检测桡侧副韧带

骨软骨炎的解剖

外上髁痛

■ 网球肘试验

内上髁痛

远端二头肌肌腱破裂

■ 胡克试验

■ 二头肌挤压试验

神经病变

尺神经病变

桡神经病变

正中神经病变

骨筋膜室综合征

病史

表 13-1	根据疼痛部位判断病症位置			
	疼痛的部位			
	侧面	前面	中间	后面
软组织损伤	环状韧带扭伤 桡侧副韧带扭伤 肱髌骨软化症 外上髁痛（网球肘） 桡骨头脱位 桡神经病变	肱二头肌肌腱炎 肱二头肌肌腱断裂 正中神经损伤 前囊膜扭伤	尺侧副韧带扭伤 内侧上髁痛 尺神经病变	鹰嘴滑囊炎 肱三头肌肌腱炎 肱三头肌肌腱断裂
骨损伤	伸肌腱撕脱 外上髁骨折 桡骨骨折 桡骨头骨折 桡骨头脱位	骨软骨骨折 肱二头肌肌腱撕脱	屈指肌腱撕脱 内上髁骨折 尺骨骨折 骨赘形成	尺骨鹰嘴骨折 骨赘形成

检查

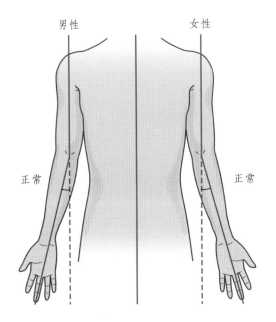

图 13-1　肘部的角度关系。一般而言,女性与男性相比,前臂中线和肱骨的夹角略大("携带角度")。长期进行投球运动可增加优势臂的这个角度。

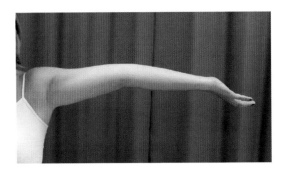

图 13-2　肘反张。肘关节的过伸状态。

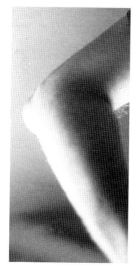

图 13-3　皮下鹰嘴滑囊炎症。直接的鹰嘴创伤常常导致该疾病的发生。

触诊

前部结构的触诊

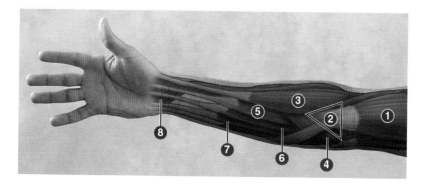

1 肱二头肌	5 桡侧腕屈肌
2 肘窝	6 掌长肌(部分人缺如)
3 肱桡肌	7 尺侧腕屈肌
4 旋前圆肌	8 旋前方肌

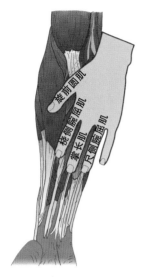

图 13-4　粗略地估计前臂浅层屈肌肌肉的方法。

内侧结构的触诊

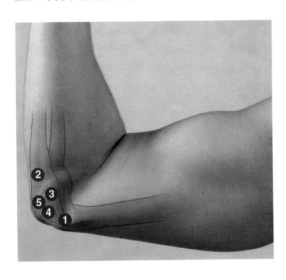

1 内上髁

2 尺骨

尺侧副韧带：

3 前韧带

4 后束

5 横向束

外侧结构的触诊

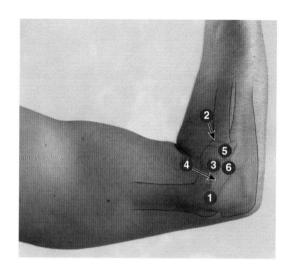

1　外上髁
2　桡骨头
3　桡侧副韧带
4　肱骨小头
5　环状韧带
6　尺侧副韧带

后部结构的触诊

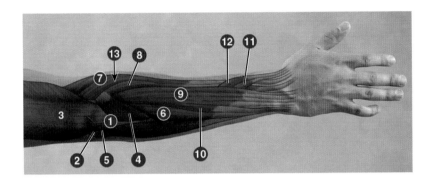

1　鹰嘴

2　鹰嘴窝

3　肱三头肌

4　肘肌

5　尺神经

腕伸肌：

6　尺侧腕伸肌

7　桡侧腕短伸肌

8　桡侧腕长伸肌

指伸肌：

9　指伸肌

10　小指伸肌

拇指肌群：

11　拇短伸肌

12　拇长展肌

13　桡管

关节和肌肉功能检查

角度测定 13-1

肘的屈伸运动

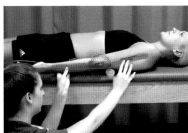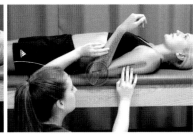

屈曲到伸直[0°~145°(155°)]

患者体位	肱骨贴近身体呈仰卧位,肩部在正中位置,前臂向上 将一个枕垫放在肱骨远端下方以检测伸展程度
测角仪校准	
支点	以外上髁为中心
近端臂	固定臂与肱骨长轴对准,以肩峰为近端的标志[1]
远端臂	移动臂与桡骨长轴对准,采用茎突为远端的标志
证据	

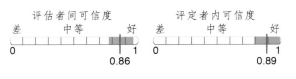

角度测定 13-2
前臂旋前及旋后

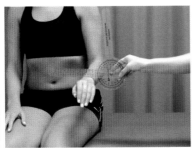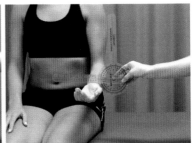

旋前到旋后 (90° - 0° - 90°)

	旋前	旋后
患者体位	患者取坐位,肱骨靠近躯干,肘部屈曲 90 度	
测角仪校准		
支点	尺骨茎突的外侧	
近端臂	固定臂平行于肱骨中线	
远端臂	移动臂位于前臂的背部,靠近桡侧腕关节	运动臂位于前臂的腹侧,靠近桡侧关节
修正	使用第三掌骨作为轴,移动臂与握在手中的铅笔保持平行[2]。该方法通过在手腕上引入运动来获得更大的功能范围。两种测量策略都表现出较高的评定者间和评定者内部的可靠性	
证据		

评估者间可信度	评定者内可信度
差　　　中等　　　好	差　　　中等　　　好
0　　　　　　　0.93	0　　　　　　　0.96

徒手肌肉测试

徒手肌肉测试 13-1

肘部屈曲和伸展

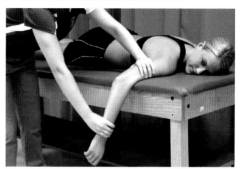

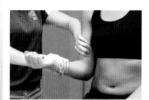

	屈曲	伸直
患者体位	坐位、站位或仰卧位	俯卧位
测试者位置	肩膀处于中立位置；肘部处于中部 重点关注特定肌肉 前臂旋后 前臂旋前 前臂置于中间	肩部外展90度 肘位于正中,前臂旋前
稳定性	肱骨前部,注意不要挤压波及的肌肉	肱骨后部,注意不要挤压波及的肌肉
抵抗性	远端前臂	远端前臂后方
主要移动 (神经支配)	前臂旋后:肱二头肌(C5、C6) 前臂旋前:肱肌(C5、C6) 前臂正中:肱桡肌(C5、C6)	肱三头肌(C7、C8)
次要移动 (神经支配)	尺侧腕屈肌(C8、T1)	肘后肌(C7、C8)
代偿	手腕和手指屈曲,肩抬高	手腕和手指伸直,肩水平外展,肩胛骨回缩
注释	患者应该保持手指放松	另一种测试是取仰卧位,肩部弯曲至90°,肘部弯曲

徒手肌肉测试 13-2

旋前和旋后

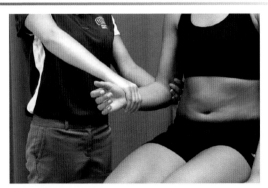

	旋前	旋后
患者体位	坐位	
测试者位置	肩部处于中立位置,肘部弯曲至 90° 拇指朝上	
稳定性	靠近肘部防止肩关节外展或内收	
抵抗性	于前臂腹侧施加阻力	于前臂背面施加阻力
主要移动 (神经支配)	旋前方肌(C8、T1) 旋前圆肌(C6、C7)	肱二头肌(C5、C6)
次要移动 (神经支配)	肱桡肌(C5、C6) 桡侧腕屈肌(C6、C7)	肱桡肌(C5、C6) 旋后肌(C6、C7、C8)
代偿	手指屈曲、腕屈曲, 肩关节内旋	伸腕、肩关节外旋
注释	旋前、旋后功能评定强度更多的是让患者握考官的手旋转 进行 前臂旋前、旋后位时肱桡肌协助其恢复至中位 旋前力量不够,通常与 C6 神经根型颈椎病相关	

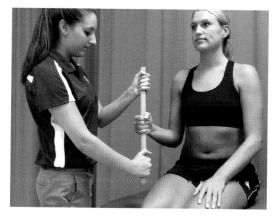

图 13-5　评估外旋力量的替代方法。患者抓住木棍的中间，好像拿着锤子一样。当患者外旋前臂时，检查者对木棍的两端施加阻力。这种外旋的测试比临床测试更具功能性，但是患者更有可能使用肩部运动进行代偿。

被动活动范围

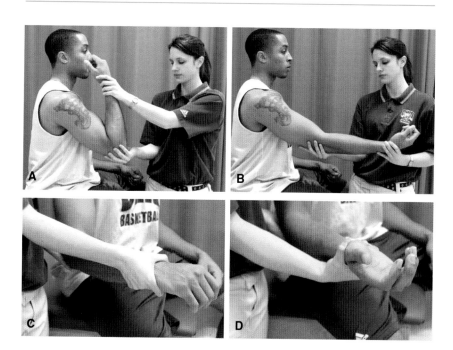

图 13-6　被动活动范围为(A)屈曲和(B)外展和(C)旋前和(D)旋后。

表 13-2	被动活动范围
肘：肱尺关节、肱桡关节囊形态和末端感觉	
关节囊状态：屈曲，伸展	
伸展	硬
屈曲	软
肘部：上尺桡关节	
关节囊形态：旋后和旋前相同	
尺桡关节旋后	稳固
尺桡关节旋前	坚硬或稳固
前臂：远端桡尺关节	
关节囊形态：旋后和旋前相同	
尺桡关节旋后	坚硬
尺桡关节旋前	坚硬

关节稳定性测试

应力试验

应力试验 13-1

外翻应力试验

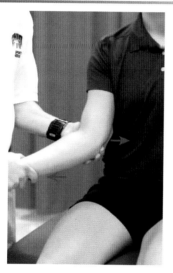
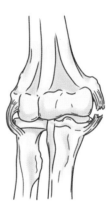

外翻应力试验确定了尺侧副韧带的完整性 [还可以观察移动的外翻应力测试(组织选择性测试13-1)]。

患者体位	站立位、坐位或仰卧位
	盂肱关节处于正中
	手肘弯曲 10°~25°
测试者位置	站在受测关节旁边
	一只手支持肘关节,同时手指置于肘关节后面,触诊肘关节
	另一只手抓住远端前臂
评估过程	在关节上施加外翻力
	重复该过程,使肘部有不同程度的屈曲
阳性测试结果	与对侧相比松弛度增加,或疼痛,或两者都有

应力试验 13-1

外翻应力试验(续)

结果提示	尺侧副韧带扭伤,尤其是前束
	屈曲超过 60 度意味着有后束的损伤
	完全伸直意味着尺骨鹰嘴或肱骨骨折
修正	为了获得更好的稳定性,可以使患者的肩关节外旋。注意这
	种方法不要应用与前盂肱关节不稳定的患者
注释	松弛也可能是骨骺损伤所致
证据	

敏感度

弱   强

0   0.65   1
          0.66

LR+: 1.70–19.00

特异性

弱   强

0   0.50 0.60   1

LR−: 0.57–0.70–0.82

应力试验 13-2

内翻应力试验

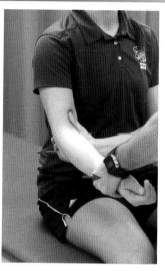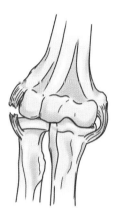

内翻应力试验是检测尺侧副韧带的完整性。

患者体位	站立位或坐位
	肘部屈曲至 25°
	盂肱关节处于中立位置
测试者位置	站在被测试的关节内侧
	一只手支撑肘关节,手指位于肘关节后方,触诊外侧关节线
	另外一只手握住远端前臂
评估过程	对肘关节施加内翻力
	重复这个过程,使肘关节不同程度地内翻
阳性测试结果	与对侧相比,松弛程度增加,伴或不伴疼痛产生
结果提示	中度松弛反映该创伤。完全松弛也可能表明环状韧带的断裂或腕尺侧副韧带损坏,造成桡骨与尺骨的分离
注释	松弛也可能表明骨骺或骨骺损伤
证据	缺少文献或无有效文献

关节内活动评价

关节内活动 13-1
肘关节内活动

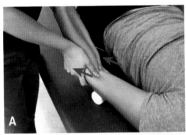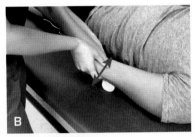

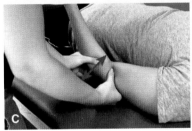

由于关节囊和韧带的存在,肘关节可以进行一些关节内的活动。

患者体位	(A)测定肱尺关节时:仰卧位,肘关节屈曲约70°,前臂旋后约10°
	(B)测定尺桡关节时:坐位或仰卧位,肘部屈曲70°,前臂旋后约35°
	(C)测定桡肱关节时:坐位或仰卧位,手肘伸直,前臂旋后
测试者位置	站于患侧
评估过程	(A)测定肱尺关节时:检查者将拇指放在近端尺骨上,同时使远端前臂固定在他(她)的前臂和身体之间,然后对肘部施加分力
	(B)测定尺桡关节时:检查者固定受检者尺骨,并于桡骨头处施加前后作用力
	(C)测定肱桡关节时:检查者固定受检者近端肱骨,并在桡骨头施加前后作用力

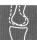

关节内活动 13-1

肘关节内活动(续)

阳性测试结果	活动度过小、过大或疼痛
结果提示	所有关节活动受限都可能伴随生理性肘运动而丧失
	尺桡关节的活动性降低可能与旋前或旋后受限有关
注释	请注意,在评估桡尺和桡肱关节时,患者的位置不同
	对患者桡骨头所需施加的压力,在非受伤患者中可能会引发痛苦
	在患者后方检测其关节运动会更容易

神经系统测试

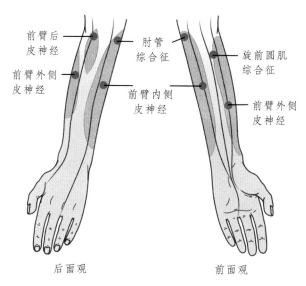

图 13-7　肘、前臂和手的局部神经病症。请将这些发现与上肢神经检查对应起来观察(见神经学筛查 1-2)。

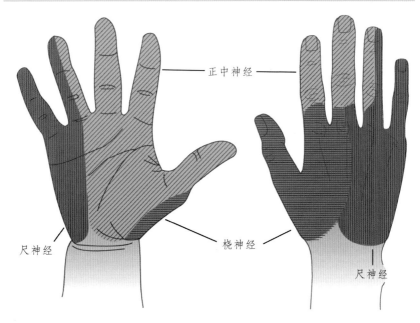

图 13-8   正中、尺和桡神经在手部的感觉支配分布图。请注意,不同的版本子在个别神经的精细支配范围的划分上有所不同。

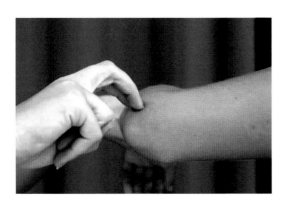

图 13-9   神经病症的 Tinel 征。由于神经病症的存在,敲击尺骨(如图所示)或桡神经会导致手有灼热感。该测试具有高比例的假阳性。

选择性组织测试

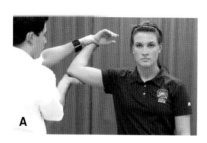

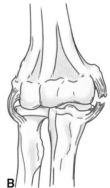

> **选择性组织测试 13-1**
> 移动外翻应力试验

　　移动外翻应力试验是指在肘关节屈曲和伸展时在尺侧副韧带上施加拉力，以判断肘关节在活动时是否存在不稳定性。

患者体位	患者取坐位 肩关节外展至 90° 肘部弯曲到运动范围的末端
测试者位置	站于患侧 一只手固定肱骨远端 另一只手握住尺骨远端前臂
评估过程	(A) 检查者外旋肩关节和肘部施加外翻力 (B) 检查者将肘部外展至约 30°，同时在关节上保持外翻力，注意疼痛引起的位置。之后检查者将肘部从外展状态移动到屈曲状态，同时保持在关节上施加的压力
阳性测试结果	能引发功能性疼痛的肘内侧疼痛常引起焦虑反应 在 120°~70° 之间的疼痛（表现为投掷动作的手臂上举和手臂加速阶段的位置） 在检查的屈曲和外展过程中，在运动范围中同一点的疼痛的再现意味着检测结果阳性

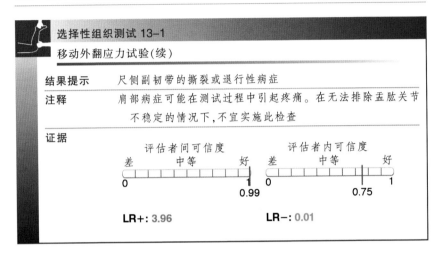

选择性组织测试 13-1

移动外翻应力试验(续)

结果提示　尺侧副韧带的撕裂或退行性病症

注释　肩部病症可能在测试过程中引起疼痛。在无法排除盂肱关节
不稳定的情况下,不宜实施此检查

证据

评估者间可信度
差　　　中等　　　好
0　　　　　　　　　　　1
　　　　　　　　　0.99

评估者内可信度
差　　　中等　　　好
0　　　　　　　　　　　1
　　　　　　　0.75

LR+: 3.96　　　　　　**LR−:** 0.01

选择性组织测试 13-2

后外侧旋转不稳定性试验(轴移试验)

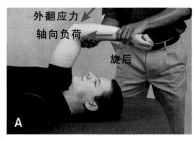

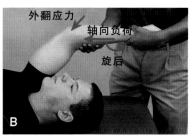

　　测试肘部后外侧不稳定性。(A)起始位置:肘部弯曲,前臂旋前,将肘部外翻并施加轴向负荷。(B)将肘部外展,并且前臂旋后,同时保持沿轴向施加外翻力。然后将患者恢复到起始位置。

患者体位	患者取仰卧位
	肩部和肘部弯曲至 90°,前臂完全旋后
测试者位置	站于患侧
	一只手握住近端前臂,另一只手握住远端前臂的腕部(A)
评估过程	在施加外翻力和轴向压力的同时,肘部外展,前臂保持完全旋后(B)
	将肘部恢复到弯曲位置(A)
阳性测试结果	肘部在外展时出现半脱位,在屈曲时有所恢复
结果提示	慢性肘关节不稳
讨论	当患者在麻醉下进行手术时,仅当整个桡侧副韧带切断时,后外侧旋转不稳定性测试为阳性
证据	

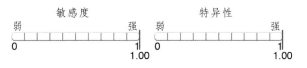

LR−: 0.00

420   骨科与运动损伤检查手册

选择性组织测试 13-3

外侧髁痛试验("网球肘"试验)

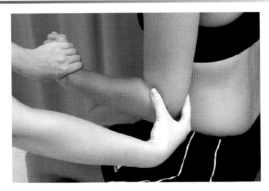

外上髁的测试包括对抗手腕外展,同时触及外上髁。

患者体位	受检者取坐位,肘部屈曲 90 度,前臂旋前,手指屈曲
测试者位置	检查者站于患者的侧面,用一只手置于受检者手部与腕部的背面
评估过程	检查者对抗受检者腕部外展,同时触诊外上髁和腕伸肌的附着结构
阳性测试结果	外上髁疼痛
结果提示	外上髁痛("网球肘")
修正	该项检测也可以在肘部外展时进行
注释	这是通过一系列完整的动作进行的腕部外展徒手肌肉测试
证据	缺乏或无有效相关文献

选择性组织测试 13-4

远端肱二头肌肌腱断裂的胡克试验

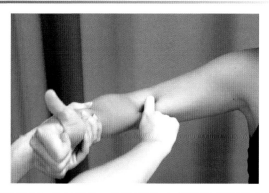

　　胡克试验试图勾住远端肱二头肌肌腱。如果肌腱不能"钩住",则表示远端断裂。

患者体位	患者坐位或站立位
测试者位置	肩关节外展 90 度,肘部屈曲 90 度 站于患侧
评估过程	检查者在对抗前臂外旋的同时,试着用手指钩住远端二头肌腱
阳性测试结果	无法用手指触及远端二头肌肌腱
结果提示	远端二头肌肌腱断裂
讨论	在未受伤的个体中,远端二头肌肌腱可以被认为是穿过肘窝中心的索状结构

证据

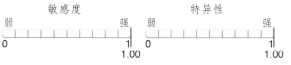

敏感度　　　　　　　　特异性

弱　　　　　　强　弱　　　　　　强

0　　　　　　　1　0　　　　　　　1

1.00　　　　　　　1.00

LR−: 0.00

参考文献

1. Chapleau, J, et al: Validity of goniometric elbow measurements: comparative study with a radiographic method. *Clin Orthop Relat Res.* 469:3134, 2011.
2. Gajdosik, RL: Comparison and reliability of three goniometric methods for measuring forearm supination and pronation. *Percept Mot Skills.* 93:353, 2001.
3. Karagiannopoulos, C, Sitler, M, and Michlovitz, S: Reliability of 2 functional goniometric methods for measuring forearm pronation and supination active range of motion. *J Orthop Sports Phys Ther.* 33:523, 2003.
4. Rainville, J, et al: Assessment of forearm pronation strength in C6 and C7 radiculopathies. *Spine.* 32: 72, 2007.
5. Dunning, CE, et al: Ligamentous stabilizers against posterolateral rotatory instability of the elbow. *J Bone Joint Surg.* 83(A):1823, 2001.

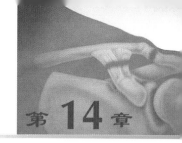

腕部、手部和手指疾病

第14章

腕部、手部和手指损伤的临床检查

检查大纲

尺侧腕屈肌

三角纤维复合体

豌豆骨

钩骨

腕背侧触诊

尺骨

尺骨茎突

尺侧副韧带

尺侧腕伸肌

李斯特结节

桡骨远端茎突

桡侧副韧带

手舟骨

月骨

三角骨

大多角骨

头状骨

小多角骨

桡侧腕短伸肌

桡侧腕长伸肌

手部触诊

大鱼际

中央部

小鱼际

掌骨

掌指关节侧韧带

指骨

指间关节侧韧带

鱼际间隙

指伸肌

拇长伸肌

拇长展肌

拇短展肌

关节和肌肉功能评估

腕部

测角术

主动活动度

- 屈伸运动

- 尺侧偏移和桡侧偏移

徒手肌力测试

- 屈伸运动

- 尺侧偏移和桡侧偏移

被动活动度

- 屈伸运动

- 尺侧偏移和桡侧偏移

拇指

测角术

主动活动度

- 屈伸运动

- 外展与内收运动

徒手肌力测试

- 屈伸运动

- 外展与内收运动

- 对抗力

被动活动度

- 屈伸运动

- 外展与内收运动

- 对抗与回位手指

测角术

主动活动度

- 屈伸运动——掌指关节

- 外展与内收运动——掌指关节

- 屈伸运动—— 指间关节

徒手肌力测试

- 近端指间关节屈曲运动

- 外展与内收运动——掌指关节

屈伸运动

被动活动度握力测试

- 屈伸运动——掌指关节
- 外展与内收运动——掌指关节
- 指间关节的屈伸运动

关节稳定性测试

应力试验

腕部

- 桡侧副韧带
- 尺侧副韧带

手指(近端指间关节和远端指间关节)

- 桡侧副韧带
- 尺侧副韧带

关节运动评估

腕部

- 桡侧滑动
- 尺侧滑动
- 背侧滑动
- 掌侧滑动

手部

- 腕骨间活动

神经学检查

上肢神经检查 Tinel 征

特定区域的病理和组织选择性测试

腕部病变

前臂远端骨折

- Colles 骨折
- Smith 骨折

舟状骨骨折

- 舟状骨压缩测试

Preiser 病

钩骨骨折

月骨脱位

- 游离腕骨不稳定性
- Kienböck 病

腕部扭伤

- Watson 测试

三角纤维软骨复合体损伤

腕管综合征

- Phalen 测试

手部病变

掌骨骨折

手指病变

侧副韧带损伤

Boutonnière 畸形

- Pseudoboutonnière 畸形
- 手指骨折

肌腱断裂和撕脱骨折

拇指病变

De Quervain 病

- Finkelstein 测试

拇指扭伤

掌指间关节脱位

拇指骨折

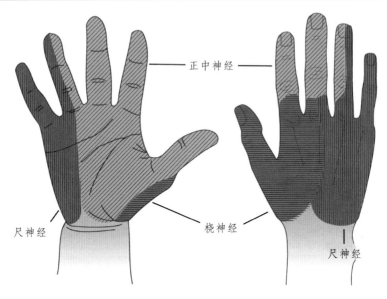

图 14-1　手部的神经分布。

检查

检查 14-1

手和手指畸形

	猿掌畸形	bishop's 畸形	爪形手
	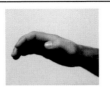	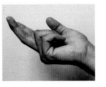	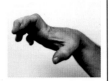
损害	鱼际肌的无力与萎缩导致伸肌功能过强,拉伸五指掌指关节和指间关节的对抗和屈曲无力	小鱼际、骨间肌和内侧两蚓状肌肉无力和萎缩导致内侧手指形成近端指间关节和远端指间屈曲的休息姿势关节伸展受限	手内在肌无力导致掌指关节伸展、近端指间关节和远端指间关节屈曲

检查 14–1

手和手指畸形（续）

	猿掌畸形	bishop's 畸形	爪形手
病症	正中神经疾病	尺神经受抑制；也称为"Benediction 畸形"	尺神经和正中神经疾病
	掌腱膜挛缩症	**天鹅颈畸形**	**沃克曼缺血性肌挛缩**

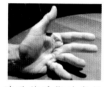	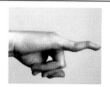	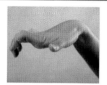

损伤	涉及的手指过度屈曲休息姿势。涉及手指不能主动或被动伸展掌指关节和近端指间关节	由掌指关节和远端指间关节屈曲和近端指间关节过度伸展所致	手腕和手指的屈曲挛缩（爪形手指）导致这些关节伸展受限
病症	掌腱膜缩短或挛缩（或两者都有）导致掌指关节和近端指间关节屈曲挛缩。这种遗传情况最常影响第四和第五指	可由广泛病因所致，包括掌板损伤，中节指骨的骨折畸形愈合，指屈肌和指伸肌的创伤，或者类风湿性关节炎	前臂肌肉血供减少，前臂骨折、肘部骨折或脱位、前臂骨筋膜室综合征都可以导致沃克曼挛缩

检查 14-2

手指畸形

	球衣指	槌状指 *	纽孔畸形 *

观察例图

指浅屈肌　指深屈肌

纽孔畸形

假纽孔畸形

掌板

病理	指深屈肌肌腱的撕裂或者断裂	指伸肌肌腱的撕裂或者断裂	纽孔的畸形：中央伸肌肌腱的断裂 假纽孔的畸形：掌板的断裂
损伤	远端指间关节不能很好地进行活动	远端指间关节不能很好地进行活动，只有一个 25°~35°的活动性	掌指关节和远端指间关节的延伸，近端指间关节的弯曲，事实上，近端指间关节可以被动的被延伸，在纽孔畸形的时候。但是，在假纽孔畸形的时候，近端指间关节的被动活动与延伸是受限制的

*Photo courtesy of Stanley, BG, and Tribuzi, SM: Concepts in Hand Rehabilitation. Philadelphia, PA: FA Davis, 1992.

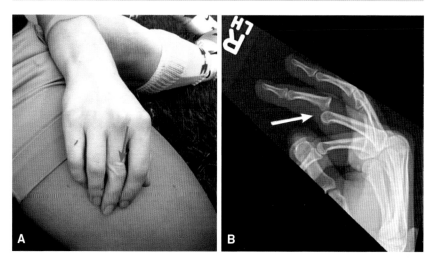

图 14-2　中指近端指间关节脱位。(A)检查时可见。(B)同样的损伤 X 线片(内侧视图,右手)显示中间指骨背侧移位。

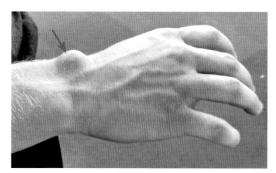

图 14-3　腕伸肌腱的腱鞘囊肿。这些畸形由肌腱鞘或关节囊内积聚的液体引起,常无症状。

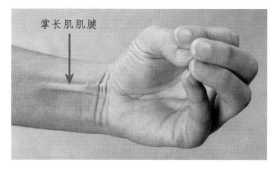

图 14-4　Schaeffer 测试。手腕屈曲和拇指小手指呈对掌位置时掌长肌肌腱变得突出。

触诊

掌(前)腕的触诊

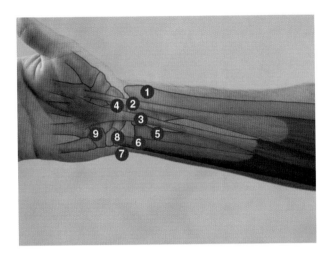

1 桡骨

2 桡侧腕屈肌

3 掌长肌

4 腕管

5 尺骨

6 尺侧腕屈肌

7 三角纤维软骨复
　合体

8 豌豆骨

9 钩骨

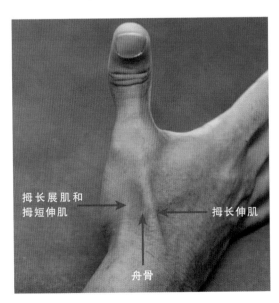

拇长展肌和
拇短伸肌 → 　← 拇长伸肌

舟骨

图 14-5　鼻烟壶的边界。

背（后）腕的触诊

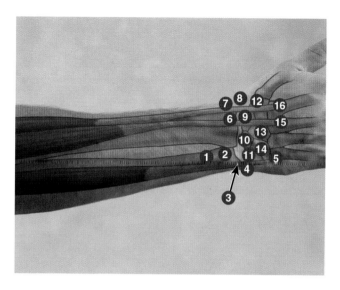

1　尺骨

2　尺骨头

3　尺骨茎突

4　尺侧副韧带

5　尺侧腕伸肌

6　Lister 结节

7　桡骨远端茎突

8　桡侧副韧带

9　舟状骨

10　月骨

11　三角骨

12　大多角骨

13　头状骨

14　小多角骨

15　桡侧腕短伸肌

16　桡侧腕长伸肌

手部触诊

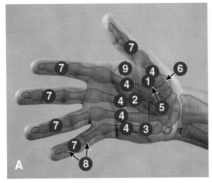 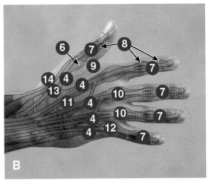

1 大鱼际	8 指间关节侧副韧带
2 掌中间隙	9 掌间隙
3 小鱼际	10 指伸肌
4 掌骨	11 示指伸肌
5 尺侧副韧带	12 小指伸肌
6 桡侧副韧带	13 拇长伸肌
7 指骨	14 拇长展肌和拇短伸肌

起于肘部并作用于腕部和手部的肌肉详细触诊见第 13 章。

关节和肌肉功能评估

表 14-1	在被动活动度测试范围内的正常末端肌张力		
区域	**运动**	**末端肌张力**	**组织**
手腕	屈曲	稳固	桡腕背侧韧带和关节囊
	伸展	稳固	桡腕掌侧韧带和关节囊
	桡侧屈曲	坚硬	舟状骨向桡骨茎突运动
	尺侧屈曲	稳固	桡腕韧带和肌腱
拇指（CMC）	屈曲	软	大鱼际和手掌相互靠近
	伸展	稳固	掌中关节囊、拇短屈肌、
	外展	稳固	拇对掌肌、第一背侧骨间
	内收	软	肌掌间隙拉伸
			大鱼际和手掌相互靠近
手指和拇指	屈曲	坚硬	近节指骨与掌骨相互靠近
（掌指关节）	伸展	稳固	掌板张力
	外展	稳固	副韧带和空间的拉伸
	内收	稳固	副韧带和空间的拉伸
手指（指间关节）	屈曲	坚硬	近端和中间指骨相互靠近
	伸展	稳固	掌板拉伸
手指（远端指间关节）	屈曲	稳固	背侧关节囊和副韧带张力
拇指（指间关节）	伸展	稳固	掌侧关节囊和掌板拉伸

腕关节和肌肉功能评估

角度测定 14-1

手腕

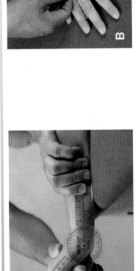

从屈曲到到伸展（90°-0°-85°）

前臂旋前，手伸出出桌子边缘，肘部弯曲 90 度。
腕部屈曲，手指可以伸展。
腕部伸展，手指可以屈曲。

桡侧和尺侧屈曲（20°-0°-85°）

前臂旋前，手留在某表面，肘部屈曲 90 度。

患者体位		
测角仪校准		
支点	中心轴在尺骨茎突	中心轴在头状骨背侧表面
近端臂	将固定臂沿尺骨干对齐	将固定臂沿尺骨中轴对齐
远端臂	将运动臂平行于第五掌骨纵轴	将运动臂置于第三掌骨之上
注释		

角度测定

角度测定 14—1

手腕（续）

证据

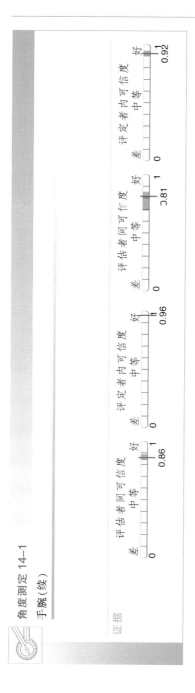

评估者间信度

差　0

中等

好　1

0.86

评定者内可信度

差　0

中等

好　1

0.96

评估者间可信度

差　0

中等

好　1

0.81

评定者内可信度

差　0

中等

好　1

0.92

拇指关节和肌肉功能评估：腕掌关节

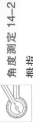

角度测定 14-2

拇指

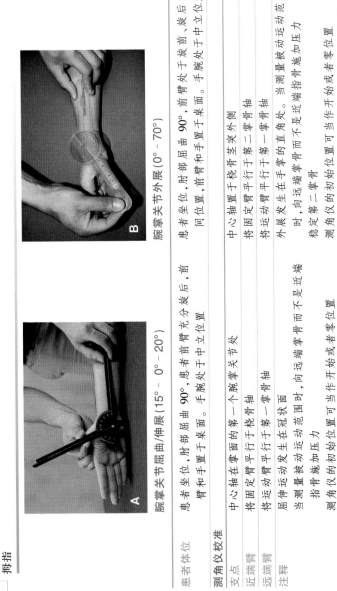

A　腕掌关节屈曲/伸展（15°~0°~20°）

B　腕掌关节外展（0°~70°）

患者体位	患者坐位，肘部屈曲90°，患者前臂充分旋后，前臂和手置于桌面。手腕处于中立位置
测角仪校准	
支点	中心轴在掌面的第一个腕掌关节处
近端臂	将固定臂平行于桡骨轴
远端臂	将运动臂平行于第一掌骨轴
注释	屈伸运动发生在冠状面 当测量被动运动范围时，向远端掌骨而不是近端指骨施加压力 测角仪的初始起始位置可当作患者零位置

患者体位	患者坐位，肘部屈曲90°，前臂处于旋前、旋后中立位置，前臂和手置于某面。手腕处于中立位置
支点	中心轴置于桡骨茎突外侧
近端臂	将固定臂平行于第二掌骨轴
远端臂	将运动臂平行于第一掌骨轴
注释	外展运动发生在手掌平面的直角处。当测量被动运动范围时，向近端掌骨而不是近端指骨施加压力 稳定第二掌骨 测角仪的初始起始位置可当作患者零位置

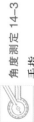

指关节和肌肉功能评估

角度测定 14-3
手指

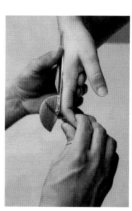

屈曲/伸展（掌指关节，近端指间关节和远端指间关节）

外展和内收（掌指关节）

掌指关节 = 90°–0°–45°

近端指间关节 = 0°~100°（屈曲）

远端指间关节 = 0°~90°（屈曲）

患者体位　患者坐位，肘部屈曲 90 度。前臂取中立位置，前臂和手置于桌面，腕部处于中立位置

患者坐位，肘部屈曲 90 度。前臂旋前和手平齐，腕部处于中立位置

测角仪校准

支点　屈曲：置于测试关节的背面

伸展：置于测试关节的掌面

置于掌指关节背面

角度测定 14-3

手指（续）

近端臂	固定臂位于被测关节近端臂的中线
远端臂	运动臂位于被测关节远端臂的中线
注释	稳定被测关节近端关节 食指掌指关节的屈伸可以在桡侧测量 测量拇指指掌关节和指间关节的屈伸运动也可以用同样的位置

固定臂	固定臂与被测关节的掌骨对齐
运动臂	运动臂位于被测关节近节指骨中心
	其他手指可能需要移动以实现完全内收

主动活动度

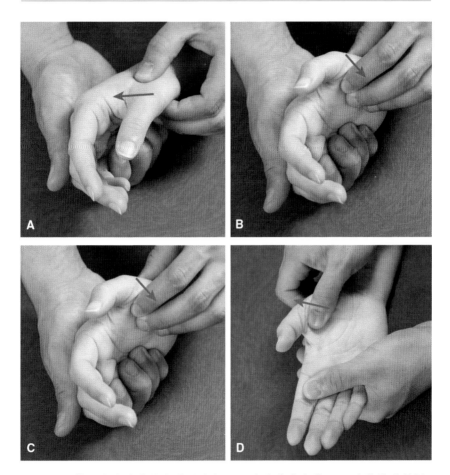

图 14-6　第一腕掌关节的主动活动度：(A)腕掌关节内收；(B)腕掌关节外展；
(C)腕掌关节屈曲；(D)腕掌关节伸展。不要将腕掌关节活动和掌指关节活动混淆。

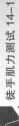

徒手肌力测试 14–1
腕部

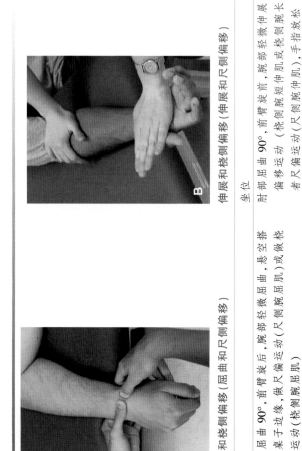

A　屈曲和桡侧偏移（屈曲和尺侧偏移）

B　伸展和桡侧偏移（伸展和尺侧偏移）

	A 屈曲和桡侧偏移（屈曲和尺侧偏移）	B 伸展和桡侧偏移（伸展和尺侧偏移）
患者体位	坐位	坐位
检查体位	肘部屈曲 90°，前臂旋后，腕部轻微屈曲，悬空搭在桌子边缘，做尺偏运动（尺侧腕屈肌）或做桡偏运动（桡侧腕屈肌）	肘部屈曲 90°，前臂旋前，腕部轻微伸展，做桡侧偏移运动（桡侧腕短伸肌或桡侧腕长伸肌）或者尺偏运动（尺侧腕伸肌），手指放松
稳定性	前中臂前部	前中臂后部
抵抗性	桡侧腕屈肌：大鱼际 尺侧腕屈肌：小鱼际	手背

主要移动（神经支配）

屈曲和桡侧偏移：桡侧腕屈肌（正中神经：C6, C7)

屈曲和尺侧偏移：尺侧腕屈肌（尺神经：C8,T1)

伸展和桡侧偏移：
桡侧腕长伸肌（桡神经：C6,C7)
桡侧腕短伸肌（桡神经：C6,C7)
伸展和尺侧偏移：尺侧腕伸肌（桡神经深支：C6, C7,C8)

次要移动（神经支配）

屈曲和桡侧偏移：尺侧腕屈肌（尺神经：C6,C7)
掌长肌（正中神经：C7,C8,T1)
指深屈肌（骨间掌侧神经：C8,T1)
指浅屈肌（正中神经：C7,C8,T1)
拇长屈肌（正中神经掌侧：C8,T1)
屈曲和尺侧偏移：
桡侧腕屈肌（正中神经：C6,C7)
掌长肌（正中神经：C6,C7)
指深屈肌（尺神经：C8,T1)
指浅屈肌（正中神经：C7,C8,T1)
拇长屈肌（骨间掌侧神经：C8,T1)

伸展和桡侧偏移：
尺侧腕伸肌（桡神经深支：C6,C7,C8)
指总伸肌（桡神经深支：C6,C7,C8)
拇长伸肌（桡神经深支：C6,C7,C8)
伸展和尺侧偏移：
桡侧腕长伸肌（桡神经：C6,C7)
桡侧腕短伸肌（桡神经：C6,C7)
指总伸肌（桡神经深支：C6,C7,C8)
拇长伸肌（桡神经深支：C6,C7,C8)

替代方法

屈曲和桡侧偏移：尺侧偏移，手指屈曲
屈曲和尺侧偏移：桡侧偏移，手指屈曲

伸展和桡侧偏移：尺侧偏移，手指伸展
伸展和尺侧偏移：桡侧偏移，手指伸展

注释

为了减小指浅屈肌和指深屈肌的作用，手指不应在检查期间弯曲

为了减小拇长伸肌和指总伸肌的作用，要求患者在测试期间保持手指放松

手部肌肉测试

徒手肌力测试 14-2

拇指：掌指间和指骨间屈曲和伸展

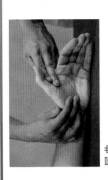

	屈曲	伸展
患者体位	坐位，将被测试的手臂放在某面上，手肘屈曲成 90°，前臂掌心向上	坐位，手肘屈曲成 90°，前臂放在某面上，呈放松状态
测试者位置	掌骨间屈曲：腕关节保持中立，掌骨间关节轻微屈曲 指骨间屈曲：腕关节和掌骨间保持中立，指骨间关节经微屈曲	掌骨间伸展：腕关节保持中立，掌骨间和指骨间关节屈曲 指骨间伸展：腕关节保持中立，指骨间关节屈曲
稳定性	掌骨间屈曲：第一掌骨 指骨间屈曲：近节指骨	掌骨间伸展：第一掌骨 指骨间伸展：近节指骨
抵抗性	掌骨间屈曲：手掌侧，近节指骨 指骨间屈曲：手掌侧，远节指骨	掌骨间伸展：手背侧，近节指骨 指骨间伸展：手背侧，远节指骨
主要移动 (神经支配)	掌骨间屈曲：拇短屈肌（正中神经：C6,C7,C8,T1) 指骨间屈曲：屈肌腱（骨间掌侧神经：C8,T1)	掌骨间伸展：拇短伸肌（桡神经深支：C6,C7) 指骨间伸展：拇长伸肌（桡神经深支：C6,C7,C8)
次要移动 (神经支配)	掌骨间屈曲：拇长屈肌（PI:C8,T1) 指骨间屈曲：无	掌骨间伸展：拇长伸肌（桡神经深支：C6,C7,C8) 指骨间伸展：无
替代方法	掌骨间屈曲：指骨间关节不能屈曲	掌骨间伸展：不允许指骨间不能伸展

徒手肌力测试 14-3

第一腕掌关节外展和内收

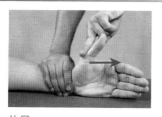 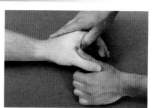

	外展	内收
患者体位	坐位,将手臂放在桌面上,手肘屈曲成90°,手呈放松状态	坐位,将手臂放在桌面上,手肘屈曲成90°,手呈放松状态
测试者位置	腕掌呈中等程度外展	拇指向掌侧外展,掌骨间和指骨间关节放松,呈轻微屈曲状态
稳定性	腕关节和外侧四个掌骨	腕关节和外侧四个掌骨
抵抗性	第一掌骨远端外侧	近端指骨的内侧
主要移动(神经支配)	拇短展肌(中间支:C6、C7)	拇内收肌[掌深支(中间支):C8、T1]
次要移动(神经支配)	拇短展肌(中间支:C6、C7)拇短伸肌(桡深神经:C6、C7)	拇短屈肌[掌深支(中间支):C6、C7、C8、T1]
替代方法	桡侧外展	不适用
注释	使拇指与矢状面成45°角进行外展抵抗测试可以更好地隔离拇长展肌,这有时被称为桡侧外展	在测试期间保持指骨间和掌骨间弯曲

徒手肌力测试 14-4

相对(第一和第五腕掌关节屈曲)

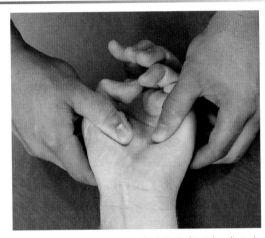

患者体位	坐位,手肘屈曲成90°,前臂放在桌面上,掌心向上,手呈放松状态
测试者位置	拇指和第五个手指相对
稳定性	不适用
抵抗性	测试者尝试分离被测试者的手指,在第一和第五掌骨的远端施加阻力
主要移动 (神经支配)	拇指对掌肌(中间支:C6、C7) 小指对掌肌(尺侧:C8、T1)
次要移动 (神经支配)	拇短展肌(中间支:C6、C7) 拇短屈肌[掌深支(中间支):C6、C7、C8、T1]
替代方法	替代指骨间关节和腕关节屈曲

徒手肌力测试 14-5

近端指间和远端指间屈曲

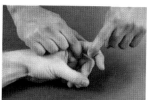

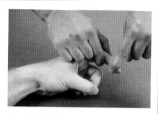

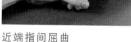

	近端指间屈曲	远端指间屈曲
患者体位	坐位,将前臂放在桌面上,掌心向上,呈放松状态	坐位,将前臂放在桌面上,掌心向上,呈放松状态
测试者位置	被测试关节呈中度屈曲状态	被测试关节呈屈曲状态
稳定性	近节指骨	中节指骨
抵抗性	手掌面,中节指骨	手掌面,远节指骨
主要移动 (神经支配)	指浅屈肌(C7、C8、T1)	指深屈肌(C8、T1)
次要移动 (神经支配)	指深屈肌(C8、T1)	无
替代方法	远端指间屈曲	无
注释	使未参与测试的手指保持伸展状态，以避免指深屈肌产生作用的影响[2]	

徒手肌力测试 14-6

掌指间外展和内收

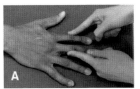 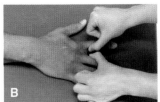

	外展	内收
患者体位	坐位,手肘屈曲成90°,前臂放于桌面上,掌心向下,手呈放松状态	坐位,手肘屈曲成90°,前臂放于桌面上,掌心向上,手呈放松状态
测试者位置	被测关节处于中间位置	掌指间关节内收
稳定性	手背部	手背部
抵抗性	被测手指的近节指骨	被测手指的近节指骨
主要移动 (神经支配)	背侧骨间肌(C8、T1) 小指展肌(第五个手指)(C8、T1)	掌侧骨间肌(C8、T1)
次要移动 (神经支配)	无	无
替代方法	掌指间屈曲	掌指间屈曲
注释	在无名指的尺侧、中指的桡侧和尺侧以及食指的桡侧施加外展阻力,以测试所有四个手背侧骨间肌	在小指的桡侧、无名指的桡侧和食指的桡侧施加内收阻力,以测试所有三个手掌侧骨间肌

徒手肌力测试 14—7

指骨间伸展时手指掌指间的伸展和屈曲

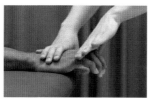 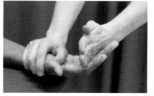

	掌指间伸展	指骨间伸展下掌指间屈曲
患者体位	坐位,手肘屈曲成 90°,前臂掌心向下,腕关节保持中立	坐位,将前臂放在桌面上,手肘屈曲成 90°,放松
测试者位置	掌指间外展,指骨间关节屈曲	掌指间关节和近端指间关节轻微屈曲
稳定性	掌骨	掌骨
抵抗性	手背部,被测手指的近节指骨	手掌侧,近节指骨(以抵抗掌指间屈曲);手背部,中节指骨(以抵抗近端指间屈曲)
主要移动 (神经支配)	指总伸肌(C6、C7) 示指伸肌(桡侧:C6、C7、C8) 小指伸肌(桡侧:C6、C7、C8)	蚓状肌(C6、C7、C8、T1)
次要移动 (神经支配)	无	小指屈肌(尺侧:C8、T1) 背侧骨间肌(C8、T1) 掌侧骨间肌(C8、T1)
替代方法	腕关节伸展	腕关节屈曲
注释	同时测试所有手指的掌指间伸展。在测试期间应保持指骨间关节屈曲 为了评估伸肌腱断裂,应让患者尝试稳定近端段的同时主动伸展涉及的关节	同时抵抗近端指间伸展和掌指间弯曲 掌指间也可通过骨间肌屈曲 可以通过抵抗小指的掌指间屈曲来测试小指屈肌

徒手肌力测试

选择性组织测试 14-1

握力测量

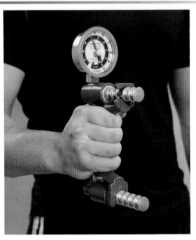

握力测力计的使用提供了对握力强度的定量评估。

患者体位	手肘屈曲成 90°，握住握力测力计，桡尺骨关节保持中立位
测试者位置	站在患者前面，观察测力计
评估过程	测力计设定为五个指定设置(1、1.5、2、2.5 和 3 英寸)中的一种 患者在每个设置下用最大的力量挤压测力计的手柄，在每种设置之间允许足够的恢复时间 记录测力计数值，并且在另一只手上重复测试
阳性测试结果	两只手臂的握力相差超过 10%[1]
结果提示	抑制握力的病症；必须找到握力不足的根本原因
注释	由于握力的变化范围很大，因此每次测试的结果与基线测量值相比才最有结果释义 该测试可以在任何一个设置重复三次，并且求三次结果的平均值
证据	评估者间可信度 差　　中等　　好 0　　　　　　　　1 0.96 0.99

被动活动度

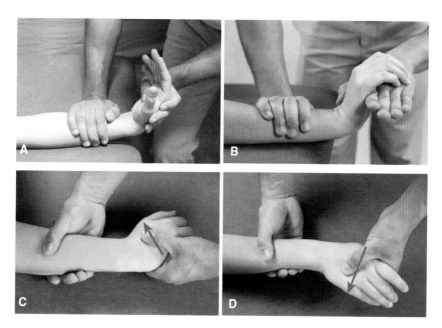

图 14-7　手腕的被动活动度：(A) 屈曲；(B) 伸展；(C) 向桡侧偏移；(D) 向尺侧偏移。

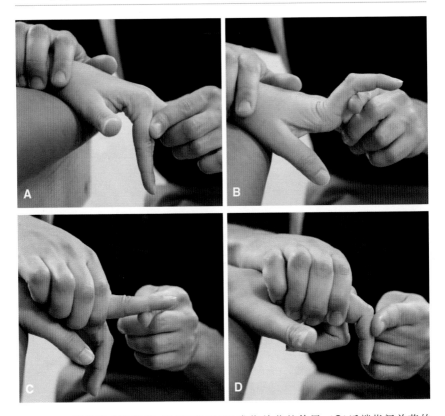

图 14-8   手指被动活动度：(A)屈曲和(B)掌指关节的伸展；(C)近端指间关节的伸展；(D)近端指间关节的屈曲。

关节稳定性测试

表 14-2	腕关节被动时韧带拉伸

	韧带拉伸	
被动运动	主要	次要
伸展	尺腕掌侧	桡侧
	桡腕掌侧	尺侧
屈曲	桡腕背侧	桡侧
		尺侧
桡侧运动	尺侧	尺腕掌侧
尺侧运动	桡侧	桡腕掌侧

应力试验

应力试验 14-1

腕关节桡侧副韧带和尺侧副韧带应力试验

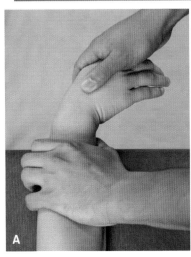
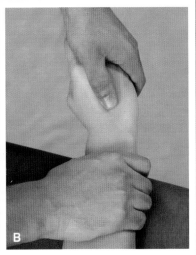

虽然临床应用有限,但被动性尺侧移动可评估桡侧副韧带 (**A**)。被动桡侧移动可压迫腕关节的尺侧副韧带 (**B**)。

患者体位	坐位
	手肘屈曲成 90°,使前臂掌心向下,手指呈屈曲放松状态
测试者位置	坐或站在患者被测腕关节一侧
	一只手握住前臂远端,另一只手穿过掌骨握住手掌
评估过程	尺侧副韧带:施加外翻压力,使腕关节向桡侧移动
	桡侧副韧带:施加外翻压力,使腕关节向尺侧移动
阳性测试结果	与另一腕关节上的同一韧带相比,有疼痛感或松弛感(或两者都有)
结果提示	尺侧副韧带或桡侧副韧带扭伤
注释	在三角纤维软骨、肩胛骨骨折、掌侧或背侧桡腕骨或尺腕骨韧带存在创伤的情况下可能引起疼痛
	这些测试对于过度运动很少是阳性的
证据	文献中缺少证据或尚未得出结论

应力试验 14-2

指骨间关节外翻和内翻测试

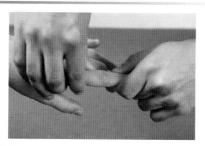

应力试验近端指间关节的尺侧副韧带。该测试应重复对桡侧副韧带施加内翻压力。

患者体位	坐位或站位
	被测试关节呈伸展状态
测试者位置	站在患者面前,稳定住被测者被测关节的前臂、手腕和近节指骨
评估过程	测试者握住被测关节的远节指骨,并对关节施加外翻压力
	对关节施加内翻压力
阳性测试结果	与另一只手相同手指上的相同运动相比,间隙增加
	疼痛感
结果提示	副韧带扭伤
	撕脱性骨折
注释	除了在韧带完全断裂的情况下,不能评估韧带的损伤程度
	避免将稳定的手指放在受压的韧带上
证据	文献中缺少证据或尚未得出结论

应力试验 14-3

拇指掌指间副韧带的松弛度测试

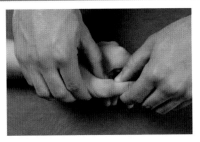

对掌指间关节施加外翻和内翻压力以确定尺侧副韧带和桡侧副韧带的完整性。

患者体位	坐位或站位
测试者位置	站在患者面前
评估过程	检查者用一只手固定住被测试者第一节掌骨,另一只手固定住其近节指骨
	当用拇指轻微外展和伸展来稳定第一掌骨时,测试者对尺侧副韧带施加外翻压力
	伸展时,主要测试副韧带。在完全屈曲时,副韧带本身受力
阳性测试结果	与未受伤一侧相比,第一掌指间关节的尺侧或桡侧间隙更大或患者描述疼痛(或两者都有)
结果提示	尺侧或桡侧副韧带扭伤
	撕脱性骨折
注释	避免承受压力的副韧带稳定
证据	文献中缺少证据或尚未得出结论

敏感度   特异性

弱   强   弱   强

0   0.87   0.12   1

LR+: 0.99   **LR−: 1.08**

关节测试

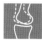

关节活动 14-1

桡腕关节和腕中关节测试

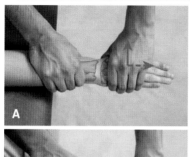
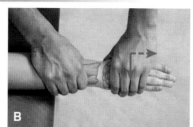
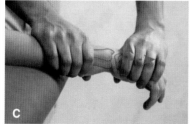
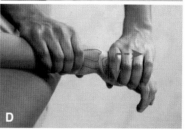

　　桡腕关节测试：(A)桡骨滑动；(B)尺骨滑动；(C)背侧滑动；和(D)掌侧滑动。注意，图片中手被展开是为了可以看见图中的骨骼。 当在临床上进行测试时，手要尽可能整个被握住。

患者体位	坐位
	手肘屈曲成 90°，使前臂掌心向下，手指呈屈曲放松状态
测试者位置	坐或站在被测试者的被测手腕一侧
	桡腕关节：一只手抓住桡骨远端，另一只手抓住腕骨近端
	腕中关节：近端手稳定住近端腕关节，紧接着桡骨远端。另一只手远离近端
评估过程	通过使远端部分沿桡骨和尺骨方向滑动，然后沿背部和手掌方向，将剪切力施加到手腕上
阳性测试结果	与另一侧相比，疼痛或滑动距离明显不同
结果提示	尺侧或桡侧副韧带扭伤，三角纤维软骨创伤。滑动距离减少可能提示损伤或手术后的粘连和囊状僵硬
注释	桡骨和尺骨方向滑动两侧副韧带都受力；根据疼痛的位置确定涉及的韧带
证据	文献中缺少证据或尚未得出结论

456　骨科与运动损伤检查手册

关节活动 14-2

腕骨间关节测试

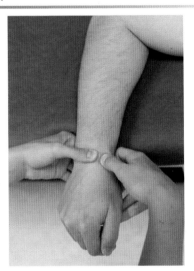

腕骨间关节测试。上图显示了舟月骨关节的运动。

患者体位	坐位
	手肘屈曲成90°,使前臂掌心向下,手指呈放松状态。
测试者位置	坐或站在被测试者的被测手腕一侧
	用一只手的拇指和示指稳定住被测试者的一侧腕骨,另一只手的拇指和示指稳定住另一侧腕骨(或桡骨)
评估过程	稳定住一侧腕骨的同时,对另一侧腕骨施加背侧或掌侧剪切力
阳性测试结果	与另一侧相比,疼痛或滑动距离明显不同
结果提示	腕骨间韧带扭伤。滑动距离减少可能提示损伤或手术后的粘连和囊状僵硬
注释	在测试期间对腕关节施加轻微的牵引力

证据

评估者间可信度

差　　　中等　　　好

0 ———————— 1

0.38

评估者内可信度

差　　　中等　　　好

0 ———————— 1

0.50

证据

腕关节病症

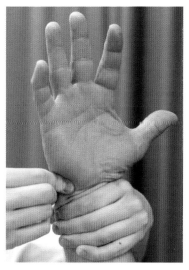

图 14-9　在三角骨的尺侧施加压力，用力压腕骨桡侧，以及对月三角骨间关节施加由背部至掌侧的压力，以压迫月三角韧带。

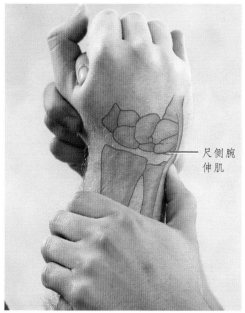

尺侧腕
伸肌

图 14-10　三角纤维软骨复合体损伤。若存在三角纤维软骨复合体撕裂，对尺骨关节进行深度触诊会产生疼痛。

选择性组织测试 14-2

舟月骨不稳定性的沃森(Watson)测试

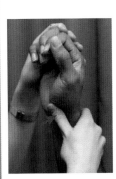
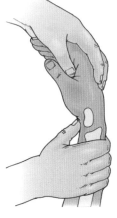
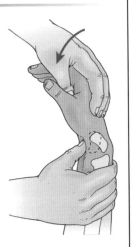

应用向背部的力量试图使舟骨向月骨移动。

患者体位	坐位,肘部弯曲并支撑在桌子上,前臂和手指向上,类似于掰手腕时的起始位置
	腕关节偏向尺侧
测试者位置	站在患者前面
评估过程	测试者用拇指向背侧用力压舟骨的远端,然后将患者的腕关节从尺侧向桡侧移动
阳性测试结果	舟月骨间关节存在持续疼痛,且产生明显的声响
结果提示	舟月骨分离
注释	该测试可能对急性损伤的患者难以进行
	双侧对比非常重要,因为许多患者存在非病理原因,但结果阳性[3]
证据	

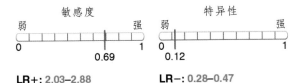

敏感度

弱   强

0   0.69   1

特异性

弱   强

0   0.12   1

LR+: 2.03-2.88   **LR-: 0.28-0.47**

选择性组织测试 14-3

腕管综合征 Phalen 测试

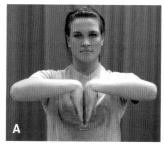
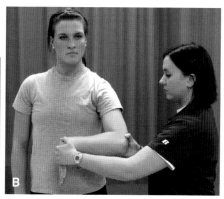

(A)Phalen 描述的最原始的测试。(B)改善后的 Phalen 测试(下面所描述)。

患者体位	站位
测试者位置	站在患者前面
评估过程	被测试者腕关节被动屈曲,施加压力并保持 1 分钟 对另一侧手臂重复此过程
阳性测试结果	分布在腕管远端的正中神经刺痛持续或加剧
结果提示	正中神经受压迫
修正	传统测试方法中, 患者需要通过将手背部推到一起而最大限度地弯曲腕关节, 不推荐这种测试方法, 因为患者可能耸肩,导致穿过胸廓出口的臂丛神经内侧分支受到压迫 反向 Phalen 测试:腕关节保持最大伸展状态,是压迫正中神经的另一个体位,具有基本相同的诊断价值[4-5]
注释	感觉麻痹的患者在测试中不会感到症状加重, 导致假阴性结果 这个测试在没有腕管综合征的人中也可表现为阳性

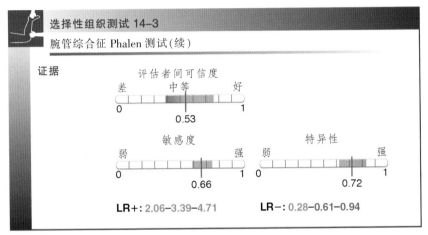

选择性组织测试 14-3

腕管综合征 Phalen 测试（续）

证据

CTS：腕管综合征

手部病症

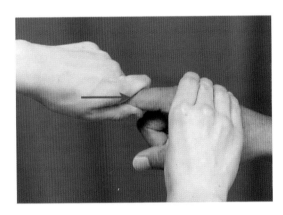

图 14-11　指骨骨折的长骨应力试验。对于中节和近节指骨和掌骨，需要进行轴向拉伸测试。

拇指病症

选择性组织测试 14-4

狄魁文症候群综合征芬克尔斯坦测试

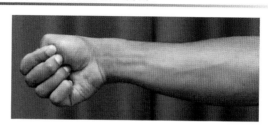

患者腕关节偏向尺侧，拇指被其他手指扣住。

患者体位	坐位或站位
测试者位置	站在患者前面
评估过程	患者通过握拳动作将拇指压在其他手指下面
阳性测试结果	桡骨茎突区域和拇短伸肌和拇长展肌的肌腱区域疼痛感增加
结果提示	狄魁文症候群综合征（拇短伸肌和拇长伸肌腱鞘炎）
注释	该测试通常产生假阳性结果，因此该结果必须与其他测试结果相结合
证据	评估者间可信度 差　中等　好 0　0.53　1

参考文献

1. Gunther, CM, et al: Grip strength in healthy Caucasian adults: reference values. *J Hand Surg Am.* 33: 558, 2008.

2. Clarkson, HM: *Musculoskeletal Assessment. Joint Range of Motion and Manual Muscle Strength.* (ed 2). Philadelphia, PA: Lippincott Williams & Wilkins, 2000.

3. Rettig, AC: Athletic injuries of the wrist and hand. Part I: Traumatic injuries of the wrist. *Am J Sports Med.* 31:1038, 2003.

4. MacDermid, JC, and Wessel, J: Clinical diagnosis of carpal tunnel syndrome: a systematic review. *J Hand Ther.* 17:309, 2004.

5. Aird, J, et al: The impact of wrist extension provocation on current perception thresholds in patients with carpal tunnel syndrome: a pilot study. *J Hand Ther.* 19:299, 2006.

第 5 部分
头部检查

眼部疾病

第 **15** 章

眼部损伤临床检查

检查大纲

病史

既往病史

受伤前的视力评估

心理健康状况

现病史

一般健康状况

疼痛部位

神经根症状

损伤机制

发病条件

视诊

眶周区域

变色

明显畸形

眼球视诊

总体外观

- 眼睑
- 角膜
- 结膜
- 巩膜

- 虹膜
- 瞳孔形状和大小

触诊

眶缘

额骨

鼻骨

颧骨

软组织

功能评估

视力评估

瞳孔对光反应

神经系统检查

颅神经

特殊区域病理和选择性组织测试

眶壁骨折

爆裂性骨折

角膜擦伤

角膜破裂

外伤性虹膜炎　　　　　　　　眼球破裂

眼前房积血　　　　　　　　　结膜炎

视网膜剥脱　　　　　　　　　异物嵌入

病史

表 15-1	闭合性眼外伤和眼部病症 *	
相对于眼眶的大小	眼球弹性	产生的病理变化
偏大	硬的	眼眶骨折,眼眶挫伤
偏大	有弹性的	爆裂性骨折,眼球破裂,角膜擦伤,外伤性虹膜炎,眼睑挫伤
偏小	硬的	眼球破裂,眼膜擦伤,角膜破裂,外伤性虹膜炎
偏小	有弹性的	眼球破裂,爆炸性骨折,角膜擦伤,外伤性虹膜炎

* 所有这些损伤机制都可以导致结膜下出血及视网膜病症

检查

表 15-2	需要立即就诊眼科医生的征象			
病史	**视诊**	**触诊**	**功能检查**	**神经系统测试**
视野部分或全部缺失	异物突入眼部	眶缘捻发音和(或)畸形	眼球运动受限	一侧鼻子或脸颊麻木或感觉异常
持久性视力模糊	累及眼睑边缘的撕裂伤		眼球运动性复视	异常瞳孔反应
复视	深部裂伤			
畏光	肿胀以致不能睁开眼皮			
眼周或眼内波动或穿透性疼痛	眼球突出(或其他明显移位)			
眼球破裂机制的描述	充血			
空气从眼皮溢出或者擤鼻涕时疼	小瞳孔结膜			
	角膜浑浊			
	眼前方积血			
	瞳孔扭曲			
	单侧瞳孔扩大或缩窄			

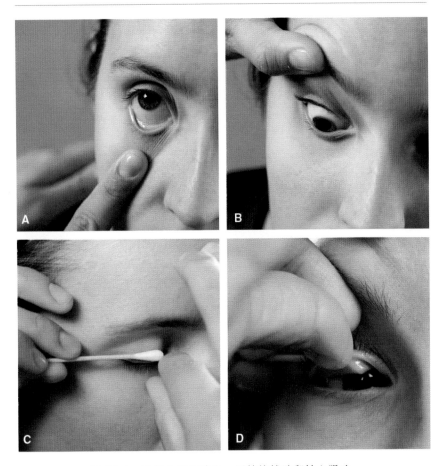

图 15-1　眼部上表面检查。用棉棒辅助翻转上眼睑。

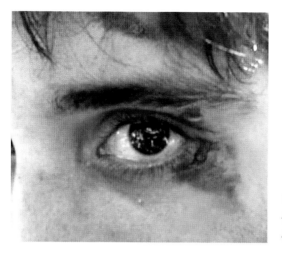

图 15-2 眼睑裂伤。这种损伤也可能掩盖潜在的眼部创伤。

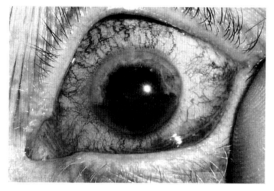

图 15-3 眼前房积血，眼前房内存在积存的血液。

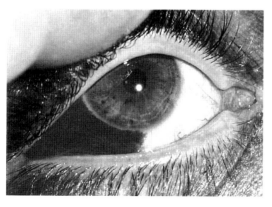

图 15-4 结膜下出血。这种情况通常是良性的但是可能存在潜在的疾病。

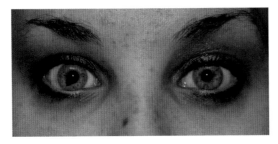

图 15-5　泪珠状瞳孔。这种情况，或瞳孔圆形形状的任何其他改变，提示严重的病理变化，如角膜裂伤或眼球破裂。

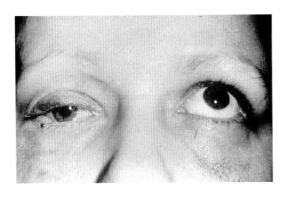

图 15-6　眶底破裂性骨折后的眼球运动受限。患者右眼不能往上看，表明下直肌卡压。

触诊

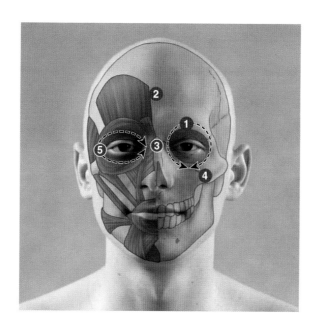

1 眶壁

2 额骨

3 鼻骨

4 颧骨

5 软组织

可能与眼部同时受伤的鼻部和其他面颅骨的触诊,将在第 16 章阐述。

功能评价

视力评估

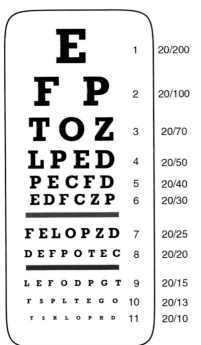

图 15-7 斯内伦表。这个表通常用来判定一个人的视力。

瞳孔对光反射

选择性组织测试 15-1

瞳孔反应评估

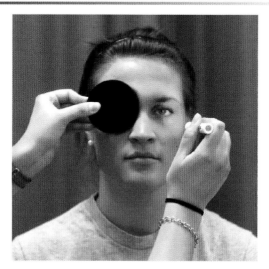

　　图为正在对正常瞳孔进行对光反射检查。如果没有小手电筒，可以覆盖被测眼睛，当眼睛暴露于光中时会发生瞳孔收缩。

患者体位	坐位或站立位
测试者位置	站立于患者前面
评估过程	将一个卡片、遮光板或患者的手放于没有进行检测的眼睛上，用手电筒照射被测瞳孔 1 秒钟，随即移开，检查者发现当照射瞳孔时瞳孔收缩，而当光源离开后瞳孔扩大 此步骤在对侧眼睛重复进行
阳性测试结果	对光无反应者、相较于对侧眼睛反应缓慢者以及反常地扩大或缩小者
结果提示	传入神经受损（视网膜或视神经）：当光从未受累侧移至患侧，患侧瞳孔扩大（反常扩大） 传出神经受损（动眼神经Ⅲ或瞳孔肌肉受损）：受累瞳孔对光无反应
证据	尚无明确文献依据

眼运动性

选择性组织测试 15-2

眼运动性评估

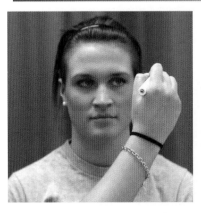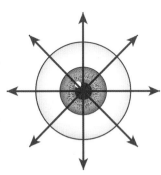

图为对眼运动性的检查。眼睛应该稳定地按轨道并等距运动。

患者体位	坐位或站立位
测试者位置	站立于患者前面，离患者的鼻子大约 2 英尺远的距离伸出一根手指
评估过程	患者集中注意力在检查者的手指，并被指示在测试期间报告任何复视的经历
	考官将手指相对于起点指向上、下、左、右
	患者只被允许使用这一只眼睛做这一运动，并被允许在每个运动方向的末端凝视,然后手指移动到目光的对角线
阳性测试结果	不对称的眼睛运动轨迹或在活动范围末尾产生复视
结果提示	运动性神经、肌肉损伤或视力下降产生的眼睛运动性下降
证据	尚无明确文献依据

选择性组织测试

选择性组织测试 15-3

荧光染料测试角膜擦伤(赛德尔测试)

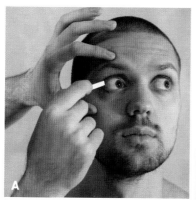
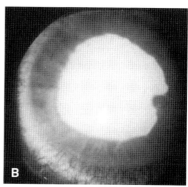

(A)荧光素片轻轻接触到结膜。(B)钴蓝色的光线集中到眼睛突出磨损区。

患者体位	坐位或仰卧位
测试者位置	站立于患者前面
评估过程	用无菌生理盐水浸泡荧光素片
	轻轻地将湿荧光素片接触到下眼睑结膜几秒钟
	避免将荧光素片直接放在角膜上
	让患者眨眼睛几次以使无菌生理盐水播散
	使房间变暗,用钴蓝光照射眼睛
阳性测试结果	当用钴蓝色光观察,眼睛的角膜擦伤区出现明亮黄绿色模式
结果提示	角膜磨损
证据	尚无明确文献依据

参考文献

1. Rodriguez, JO, Lavina, AM, and Agarwal, A: Prevention and treatment of common eye injuries in sports. *Am Fam Physician*, 67:1481, 2003.

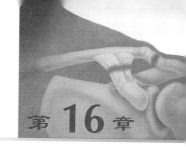

面部及相关结构损伤疾病

第 16 章

面部损伤的临床检查

检查大纲

病史

疼痛部位
发病时间
活性损伤机制
症状

视诊

耳
外耳
鼓膜
耳廓周边
鼻
对称外形
鼻出血
鼻中隔黏膜
喉
呼吸
甲状软骨和环状软骨
面颊
出血
瘀斑

对称性
肌张力
口腔检查
嘴唇
牙齿
舌头
舌系带
牙龈

触诊

前结构触诊
鼻骨
鼻软骨
颞颧弓
上颌骨
颞颌关节
耳廓周边
外耳
牙齿
下颌骨
舌骨

软骨
侧方结构触诊
颞肌
咬肌
颊肌

功能评估

耳
听力
平衡性
鼻
嗅觉
颞颌关节
关节活动度
轨迹

神经学检查

颅神经评估

特定区域的病症和选择性组织测试

耳病症

耳廓血肿
鼓膜破裂
外耳炎
中耳炎
鼻部病症
喉部病症
面部病症
下颌骨折
颧骨骨折
上颌骨折
LeFort 型骨折
牙齿状况
牙折
牙脱位
龋齿
颞下颌关节紊乱

视诊

检查结果 16-1

使用耳镜检查耳和鼻

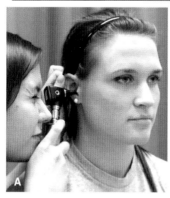
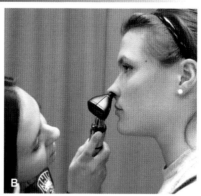

　　(A) 带有内窥器可紧贴在耳道内却不引起疼痛的耳镜通常用来检查鼓膜。内窥器放进耳道来观察耳内部的结构时要轻柔。当耳廓被向上或向后拉时耳内结构的可视化程度可以得到明显改善（一些临床医生更喜欢将耳垂向下拉）。**(B)** 使用耳镜观察鼻腔。

患者体位	坐立位或站立位
测试者位置	便于接触患者耳或鼻的体位
评估过程	选择带有合适内窥器的耳镜。当观察耳部时通过轻轻向上、向后或向下拉动耳廓来打开耳道。轻轻将内窥器插入耳内。深入插入是没有必要的
阳性测试结果	耳：鼓膜发红和（或）膨出；鼓膜后积液；耳道内有液体流出；鼓膜破裂 鼻：鼻道的偏离或畸形
结果提示	耳：鼓膜发红和（或）膨出提示中耳炎（急性中耳炎）。鼓膜后积液（中耳积液）代表感染。耳道内有液体流出可能是耳漏，或者是与颅骨骨折相关的脑脊液漏。鼓膜破裂可能是由于耳遭受外力打击所致 鼻：骨折，中隔偏曲
注释	耳耵可能会影响鼓膜。可以用双氧水（过氧化氢溶液）或温水轻轻冲洗以清洗耳耵。鼓膜破裂时请勿进行上述操作
证据	尚无明确文献依据

耳部检查

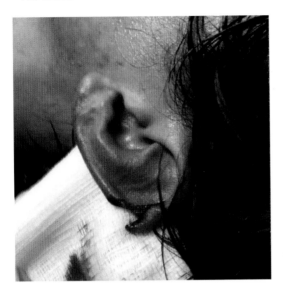

图 16-1　外耳裂伤。这种损伤需要缝合以防止永久性耳畸形。

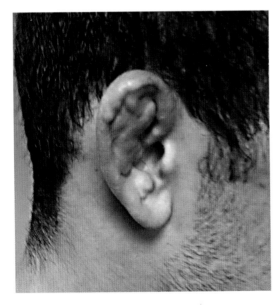

图 16-2　耳廓血肿或"菜花耳"。这种情况通常会出现在急性期。如果血肿继续进展，底层软骨破坏，将导致永久性外耳畸形。随着声音进入中耳的能力下降，听觉灵敏度也会随之下降。

眼部检查

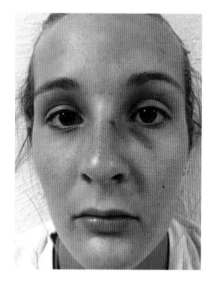

图 16-3　眶周瘀斑,或"浣熊眼"。鼻骨骨折后，出血会沿着眼睛下方面部轮廓中的凹处蔓延。这种情况也可能是由颅骨骨折导致的。

也可以参见第 15 章。

口腔检查

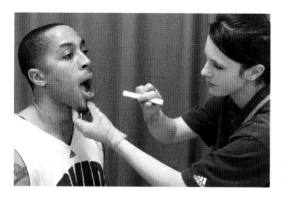

图 16-4　口腔检查排除牙齿断裂,定位出血源。

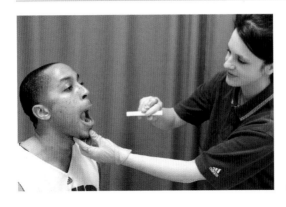

图 16-5　舌系带检查。要求患者将舌尖顶住上颚。

鼻部检查

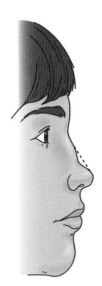

图 16-6　马鞍鼻畸形。未经处理的鼻中隔血肿及其继发感染导致的鼻软骨坏死可导致鼻畸形。

牙齿检查

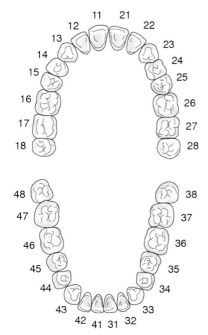

图 16-7　可用于参照的牙齿编号系统。右上牙齿采用 10s 编号，左上、左下、右下依次为 20s、30s、40s。

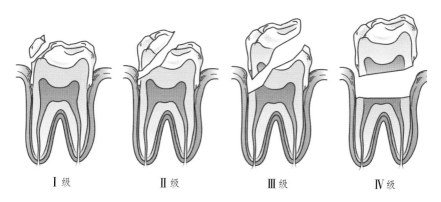

I 级　　　　II 级　　　　III 级　　　　IV 级

图 16-8　牙折的分类方法。

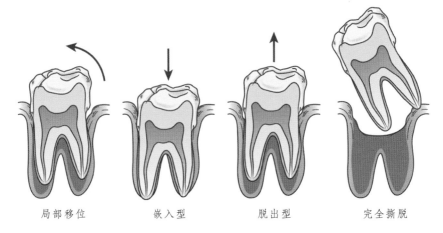

| 局部移位 | 嵌入型 | 脱出型 | 完全撕脱 |

图 16-9　牙脱位的分类。

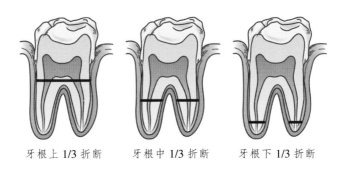

| 牙根上 1/3 折断 | 牙根中 1/3 折断 | 牙根下 1/3 折断 |

图 16-9　牙根骨折的分类。

触诊

前结构的触诊

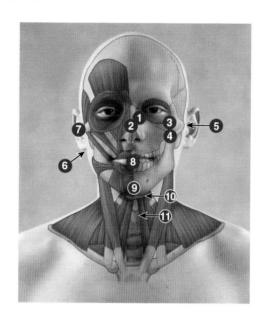

1 鼻骨

2 鼻软骨

3 颧骨

4 上颌

5 颞下颌关节

6 耳廓周围

7 外耳

8 牙

9 下颚

10 舌骨

11 软骨

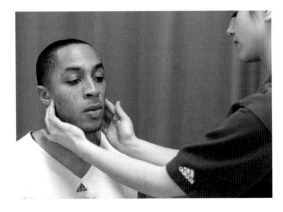

图 16-11　外颞下颌关节外触诊。在嘴巴张开时和关闭时进行颞下颌关节的触诊。注意不对称运动以及关节的弹响或绞琐。

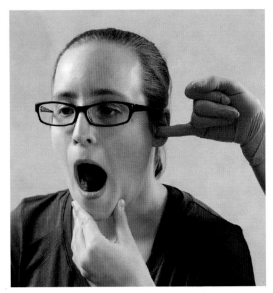

图 16-12　内颞下颌关节触诊。戴手套，当嘴巴在张开和闭合的时候，检查者轻轻地将手指放在耳道的最外面部分进一步触诊颞下颌关节。

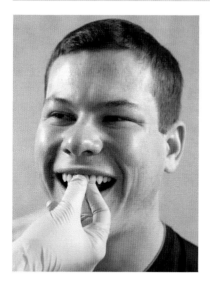

图 16-13　牙齿的触诊。在这个过程中必须戴手套。

侧方结构的触诊

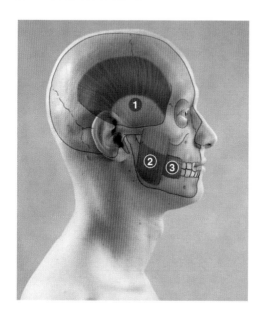

1 颞肌

2 咬肌

3 颊肌

功能评估

颞下颌关节检查

选择性组织测试 16-1

颞下颌关节运动范围

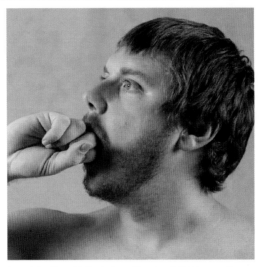

颞下颌关节应提供足够的动力以使两根手指插入口中。

患者体位	坐位或站位
测试者位置	在患者前面
评估过程	患者在上下牙之间尽可能多地放更弯曲的手指
阳性测试结果	患者至少要放两个指关节在口中
结果提示	少于两根手指：低活动度
	多于两根手指：高活动度
注释	应该应用标准化的测试工具来测量开口量
证据	尚无明确文献依据

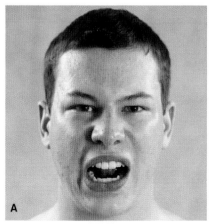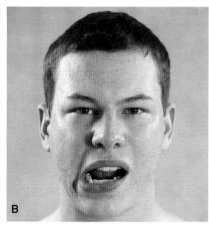

图 16–14　牙齿咬合不良的观察。(A)通常，下颌骨在一条直线上移动。(B)颞下颌关节的创伤或下颌骨骨折导致下颌骨横向移动并导致牙齿咬合不准。

选择性组织测试

选择性组织测试 16-2

舌板试验

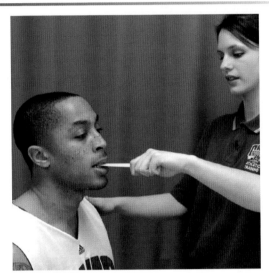

在下颌骨骨折的情况下,患者将无法用力咬住压舌板。如果下颌骨骨折明显,则不应进行这个测试。

患者体位	坐位
测试者位置	在患者前面
评估过程	将压舌板放在患者口中
	当患者试图将压舌板固定就位时,检查者旋转(扭曲)压舌板
阳性测试结果	患者无法牢固地咬住压舌板或疼痛
结果提示	可能存在骨折
	阳性测试也表明可能的 LeFort 或上颌窦骨折

证据

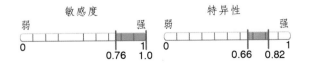

敏感度		特异性	
弱	强	弱	强
0	1	0	1
	0.76 1.0		0.66 0.82

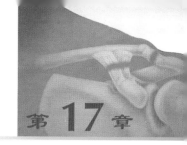

头部和急性颈椎损伤疾病

头部损伤检查

检查大纲

一字行走试验
改良的平衡误差评分系统
生命体征
呼吸
脉搏
血压
脉压

脑震荡
脑震荡后综合征
弥漫性脑肿胀
颅内出血
　硬脑膜外血肿
　硬脑膜下血肿
颅骨骨折
　晕圈测试

区域特异性的病理和选择性组织测试

创伤性脑损伤

意识测定

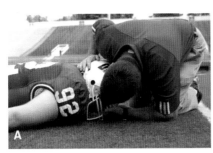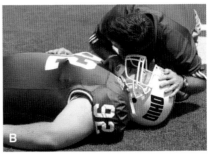

图 17-1　确定是否存在意识。**(A)** 如果运动员失去意识,或者有陷入昏迷的倾向;**(B)** 翻动,使其处于仰卧位,并且确定气道开放,能够人工呼吸,胸外按压。

检查

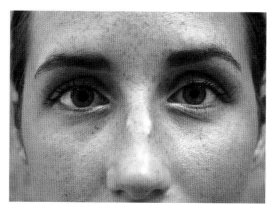

图 17-2 瞳孔不等圆,或者瞳孔大小不等。注意患者右眼瞳孔增大的直径。这种情况可能是由于动眼神经 (颅神经 Ⅲ)受到的压力造成的,也可能是先天性的。

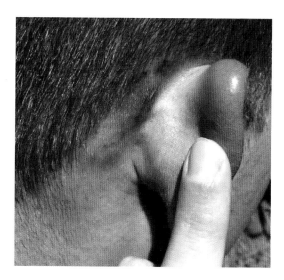

图 17-3 乳突瘀斑,耳后瘀斑,可能表明为颅骨骨折。

功能性评价

表 17-1	颅神经功能

编号	部位	类型	功能
I	嗅神经	感觉	嗅觉
II	视神经	感觉	视觉
III	动眼神经	运动	调节瞳孔的反应和大小 上眼睑抬高 眼内收和向下滚动
IV	滑车神经	运动	向上翻眼
V	三叉神经	混合型	运动:咀嚼肌 感觉:鼻子、前额、太阳穴、头皮、嘴唇、舌头和下颚
VI	展神经	运动	眼外展
VII	面部神经	混合型	运动:表情肌 感觉:味觉
VIII	前庭蜗神经	感觉	平衡 听觉
IX	舌咽神经	混合型	运动:咽肌 感觉:味觉
X	迷走神经	混合型	运动:咽肌和喉肌 感觉:咽反射
XI	副神经	运动	斜方肌和胸锁乳突肌
XII	舌下神经	运动	舌运动

临床应用

功能	颅神经	测试方法
眼睛评价	II、III、IV、VI	视力、瞳孔反应和示踪
平衡性	VIII	龙伯格测试、平衡误差评分系统(BESS)
说话/听力	VIII、IX、X、XII	说话给患者听;让患者说话
面部表情	V、VII、XII	微笑,皱眉,伸出舌头
嗅觉	I	根据自我报告的症状(通常是一个"不好的味道")
肩背肌拉力	XI	对抗耸肩

神经认知功能

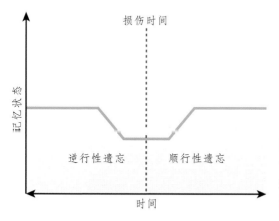

图 17-4 健忘症类型:逆行性遗忘是指损伤前的记忆丧失;顺行性遗忘是指损伤后记忆丧失。

平衡性和协调性

选择性组织测试 17–1

闭目直立检查法

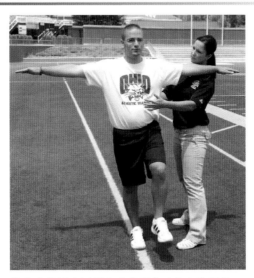

闭目直立检查法是用来评判患者的平衡功能和协调性。

患者体位	站立位,脚与肩同宽
测试者位置	站在患者的侧面或后面,当患者需要的时候,随时准备支撑他(她)
评估过程	患者闭上眼睛,外展双臂,使之与身体成 90°,并保持肘部的伸展状态
	如果这一部分的检查已经完成, 要求患者用示指触摸鼻子(眼睛保持闭合)
阳性测试结果	患者表现出严重的不平稳
结果提示	缺乏平衡和(或)协调表明小脑或颅神经Ⅷ功能障碍
注释	通过临床平衡设备测量与脑震荡有关的平衡功能的变化是非常常见的
	由于椎动脉可能堵塞,因此不建议患者伸展颈部
证据	尚无明确文献依据

选择性组织测试 17-2

一字步行试验

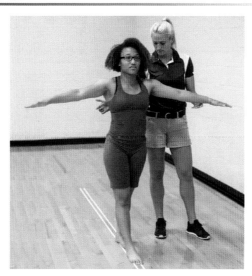

串联行走测试判断患者的平衡性。

患者体位	双足站立,脚沿着 3 米(9 英尺 10 英寸)长的直线(比如边线或透气胶带)跨越行走
测试者位置	在患者旁边随时准备提供帮助
评估过程	记录患者脚尖抵着脚跟沿着直线行走到终点后 180°转身走回起始点所需要的时间 总共试验 4 次,以最佳时间为准
阳性测试结果	如果患者的最佳时间超过 14 秒,或者患者偏离直线、抓住检查者,或步态失稳,则测试验失败
结果提示	脑或内耳功能障碍会抑制平衡功能
证据	尚无明确文献依据

选择性组织测试 17-3
改良的平衡误差计分系统

坚测试地表面回合

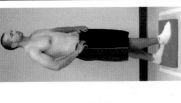
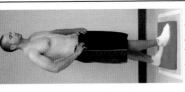
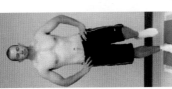

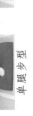

双腿步型　　单腿步型　　串联步型

柔软地表面回合

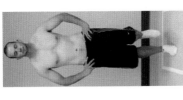

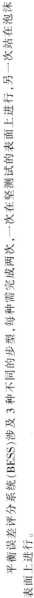

双腿步型　　单腿步型　　串联步型

患者体位

平衡误差评分系统（BESS）涉及 3 种不同的步型，每种需完成两次，一次在坚测试的表面上进行，另一次站在泡沫表面上进行。

患者光脚或者穿袜子。在测试过程中，踝关节不能被包扎。

患者在测试的每一个阶段设定为下列步型。在每个阶段，患者的手放在臀部，眼睛闭合

阶段一：双腿步型。患者将重量均匀分布在两腿之间，试图保持稳定地站立

阶段二：单腿步型。用优势腿站立，没有负重的髋关节屈曲 20~30°，膝盖弯曲至 40~50°

阶段三：串联步型。患者将非惯用的腿放在后面，以脚尖抵着脚跟的姿势站立

测试者位置

检查者站在患者前面。需要一个计时器记录测试的时间。还需有临床医生作为观察员

选择性组织测试 17-3

改良的平衡误差计分系统（续）

评估过程	这套试验的第一步（阶段一至三），让患者站在坚实的地面上进行。成套试验的第二步，让患者站在中等密度的泡沫上进行（60 kg/m³），规格为 45 cm × 45 cm，13 cm 厚。每回合由 20 秒及每次记录在错误次数组成。如果患者不能保持测试位置至少 5 秒，则认为试验是未完成的。
评分	下列的每一项错误都记为 1 分： 双手脱离髂嵴 睁开双眼 原地踏步、绊倒或者跌倒 移动髋关节曲或外展超过 30° 抬起脚前或脚跟 剩余的测试位置停留超过 5 秒 如果同时发生多个错误，则只记录一个错误 无法保持 5 秒的测试位置的患者的得分记为 10 分
阳性测试结果	得分高于患者基线或标准的 25%[2] 在平衡误差评分系统评分增加了 3 分代表临床上显著的变化[2,3] 平衡记分系统的性能随着重复测试的提高而提高
结果提示	脑功能受损
修正	正如反复试验一样，患者学会了如何适应试验和系统的学习效应，从而提高试验结果的可靠性[4] 得分可以降低学习效应，从而提高试验评分和后测结果在相同的环境条件下测试的可靠性[5]
注释	为了提高有效性，平衡计分得分能从更复杂的平衡测试应在相同的环境条件下使用（例如运动训练设施，边线）[6] 平衡计分系统评分与得分能获得良好的相关性[6]

500　骨科与运动损伤检查手册

生命体征

呼吸

类型	特征	结果释义
长吸式呼吸	吸气时间延长偶尔会被短暂的呼气打断	脑桥创伤
间停呼吸	呼吸暂停一段时间后恢复有规律的呼吸	颅内压增高
潮式呼吸	呼吸暂停期间后呼吸深度和频率增加	额叶或脑干损伤
缓慢的呼吸	每分钟呼吸少于 12 次	中枢神经系统紊乱
胸式呼吸	膈肌处于静止状态，呼吸仅通过胸部扩张，正常的腹部运动不存在	膈神经或膈神经根断裂

脉搏

类型	特征	结果提示
加速脉冲	每分钟脉冲>150 次（BPM）(> 170 BPM 通常有致命的结果)	脑底压；休克
洪脉	脉冲迅速达到比正常时更高的强度，然后迅速消失	心室收缩和外周压降低
赤字脉冲	在桡动脉脉冲计数的搏动数小于心脏本身计数的脉冲	心律失常
高张力脉	脉搏跳动力度增加的脉冲；增加的压力量是抑制桡动脉脉冲所必需的	脑外伤
低张力脉	短、快、微弱的脉冲有迅速下降的倾向	休克；心力衰竭

选择性组织测试

创伤性脑损伤

表 17-2	分级症状自评量表							
	无	轻微		中度		严重		总分
头痛	0	1	2	3	4	5	6	
恶心	0	1	2	3	4	5	6	
平衡问题 (眩晕)	0	1	2	3	4	5	6	
疲劳	0	1	2	3	4	5	6	
困倦	0	1	2	3	4	5	6	
感觉像"在雾中"	0	1	2	3	4	5	6	
注意力集中困难	0	1	2	3	4	5	6	
记忆困难	0	1	2	3	4	5	6	
对光的敏感性	0	1	2	3	4	5	6	
对噪声的敏感性	0	1	2	3	4	5	6	
视力模糊	0	1	2	3	4	5	6	
感觉慢了下来	0	1	2	3	4	5	6	
受伤后其他明显的症状?								

来源于:Randolph, C, et al: Concussion symptom inventory: an empirically derived scale for monitoring resolution of

康复进展

阶段	功能训练	目标
1.没有活动	基于症状的身体和认知休息	痊愈
2.轻度有氧活动	低强度(< 70 最大心率)运动,如步行或自行车原地骑行。避免阻力训练	加心率
3.运动专项训练	逐步形成专项运动模式和活动。避免涉及或可能涉及头部伤害的活动	机能性运动
4.非接触式训练	相对于第 3 阶段的分级运动/技能进步。开始的阻力训练	运动,协调,认知负荷
5.全面接触式训练	体检参加正常的培训活动	恢复信心。允许教练
6.恢复正常运动	正常运动	评估功能能力

来源:McCrory,P,et al: Consensus statement on concussion in sport: the 4th International conference on concussion in sport held in Zurich, November 2012. Br J Sports Med, 47: 250, 2013.

选择性组织测试 17-4

晕圈测试

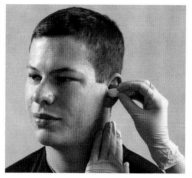
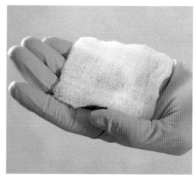

晕圈测试测定任何从耳朵或鼻子溢出的脑脊液（CSF）。

患者体位	平躺位或者坐位
测试者位置	对着患者的一侧耳朵
评估过程	将无菌纱布折成三角形
	用这块三角形纱布的一角收集从耳朵或鼻子渗漏出的液体样品，使其吸附在三角形纱布的一角上
阳性测试结果	纱布周围会形成淡黄色的"光晕"
结果提示	脑脊液渗漏，表明颅骨骨折。额骨和筛骨是最常见的涉及部位
注释	脑脊液从颅内到鼻腔的泄漏显著增加了感染风险[7]
证据	尚无明确文献依据

急性颈椎损伤的检查

检查大纲

病史记录

病症的位置

颈部疼痛

损伤机制

- 弯曲(轴向)载荷
- 伸展
- 侧向弯曲(旋转)

无力

检查

骨结构检查

头部位置

颈椎

乳突

功能评估

评估移动远端肢体的能力(例如手指、脚趾)

触诊

骨性结构触诊

棘突

横突

颅骨

软组织触诊

肌肉组织

咽喉

神经学检查

脊髓神经根评价

上肢检查

下肢检查

部位特异性病症和选择性组织测试

颈椎骨折(脱位)

暂时性四肢瘫痪

框 17-2

颈椎临床决策规则

加拿大颈椎规则用于遭受颈椎损伤但意识清醒的患者是否需要应用 X 光线照相术来检查[8]

如果满足下列条件,则需要射线照相技术

1. 存在高风险因素:
   - 患者年龄大于或等于 65 岁
   - 有发生"危险机制"的历史,如从高处坠落、颈椎纵向受力、自行车事故
   - 四肢感觉异常

2. 如果没有上述风险因素存在,下一步是确定活动范围(ROM)是否安全。如果下列任何低风险因素存在,则应该对活动范围(ROM)进行评估:
   - 简单的机动车追尾事故(如果适用)
   - 坐姿
   - 随时可以走动
   - 迟发性颈痛
   - 没有颈部中线的疼痛

3. 如果有任何低风险因素存在,则评估患者转动颈椎的能力:
   - 如果患者不能主动旋转 45° 左右,那么 X 线拍片是必需的

检查结果 17-1

脊髓损伤后姿势假定

去脑强直

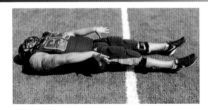

描述：肢体伸展和头部回缩

病症：脑干病症；继发于中暑

去皮质强直

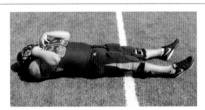

描述：手肘和手腕的弯曲，握紧的拳头和伸展的下肢

病症：脑干以上病症

屈曲挛缩

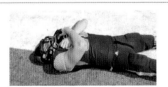

描述：双臂交叉在胸前

病症：C5 至 C6 水平损伤

现场处理

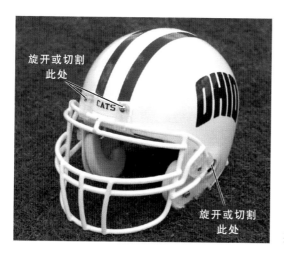

旋开或切割
此处

旋开或切割
此处

图 17-5　将面罩固定在头盔上的夹子。

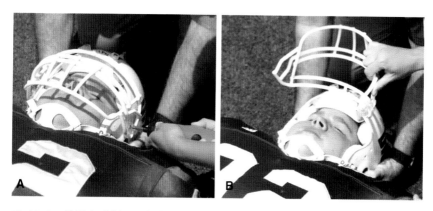

图 17-6　使用电动螺丝刀拆卸将面罩固定在头盔上的螺丝，暴露出运动员的气道。由于螺丝或螺栓有损坏或生锈的可能性，切割面罩的去除工具应触手可及。

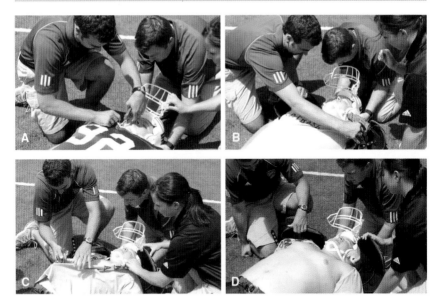

图 17-7 暴露运动员胸骨以便进行心肺复苏。(A)将球衣切断；(B)将连接肩垫的绳子一起剪断，把原先系在一起的两瓣分开；(C)将里层的 T 恤切割；(D)将肩垫和衬衫向后移动，暴露出运动员的胸部。也可参见图 17-21，体外自动除颤器应用程序(AED)的放置。注意，颈椎损伤时面罩应该完全移除。

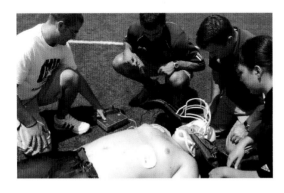

图 17-8 为患者进行体外自动除颤器应用程序(AED)做好准备。

头盔的摘除

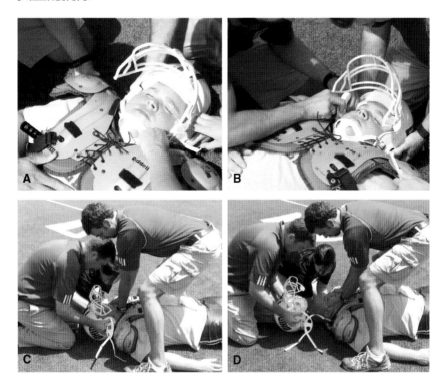

图 17–9　移除足球头盔。**(A)** 在使用钝性工具去除面颊垫的同时保持直线稳定；**(B)** 将对面的护颊摘除；**(C)** 将下巴托的扣子解开；**(D)** 当头盔被展开并从运动员头部滑下时，二次稳定应被应用到颈椎上。

肩垫的去除

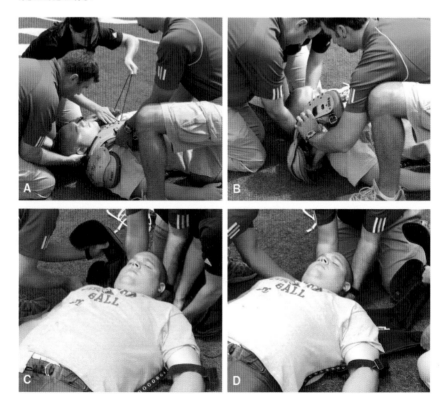

图 17-10　拆肩垫。在去除运动员的球衣和解开扣子或切割轴带后：(A)将固定衬垫的胸骨带一起剪掉或解开；(B)拆除肩垫；(C)肩垫的一半从运动员下方滑落；(D)将肩垫从运动员下方拉出。请注意，在整个过程中保持运动员颈椎稳定。

神经学测试

感官测试

上肢		下肢	
区域	皮区	区域	皮区
肩上	C4	股外侧	L1、L2、L3
肱骨外侧	C5	小腿和脚外侧	L5、S1
前臂外侧	C6	小腿和足部内侧	L4
中指	C7		
前臂内侧	C8		
肱骨内侧	T1		

使用脊柱板

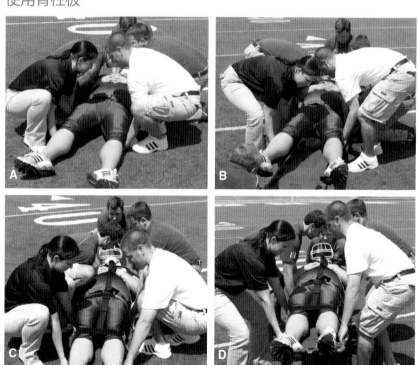

图 17-11　6 个人抬起仰卧着运动员的脊柱板。

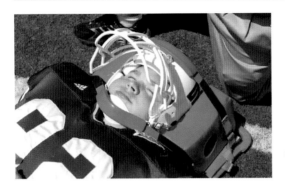

图 17-12　脊柱固定术是通过固定患者的头部来完成的。

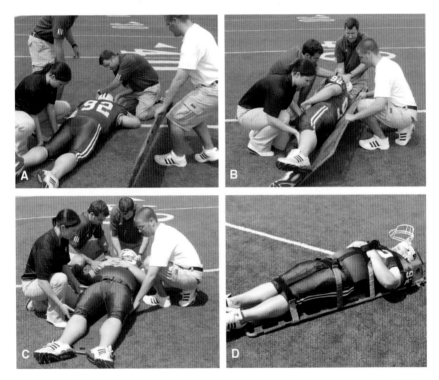

图 17-13　脊柱板固定俯卧位的运动员。应该注意交叉臂位应首先应用在线性稳定上。

参考文献

1. Broglio, SP, et al: Sensitivity of the concussion assessment battery. *Neurosurgery*, 60:1050, 2007.
2. Valovich, TCV, et al: Psychometric and measurement properties of concussion assessment tools in youth sports. *J Athl Train*, 41:399, 2006.
3. Valovich, TC, et al: Repeat administration elicits practice effect with the Balance Error Scoring System but not with the Standardized Assessment of Concussion in high school athletes. *J Athl Train*, 38:51, 2003.
4. Broglio, SP, et al: Generalizability theory analysis of balance error scoring system reliability in healthy young adults. *J Athl Train*, 44:497, 2009.
5. Onate, JA, et al: On-field testing environment and Balance Error Scoring System Performance during preseason screening of healthy collegiate baseball players. *J Athl Train*, 42:446, 2007.
6. Riemann, BL, and Guskiewicz, KM: Effects of mild head injury on postural stability as measured through clinical balance testing. *J Athl Train*, 35:19, 2000.
7. Abuabara, A: Cerebrospinal fluid rhinorrhea: diagnosis and management. *Med Oral Patol Oral Cir Bucal*, 12:E397, 2007.
8. Stiell, IG, et al: Canadian C-spine rule study for alert and stable trauma patients: I. Background and rationale. *CJEM*, 4:84, 2002.

索　引